V. Tschuschke

Psychoonkologie

Volker Tschuschke

Psychoonkologie

Psychologische Aspekte der Entstehung und Bewältigung von Krebs

Mit 13 Abbildungen
und 17 Tabellen

Schattauer Stuttgart New York

Univ.-Prof. Dr. Volker Tschuschke
Leiter der Arbeitsgruppe Medizinische Psychologie
Institut und Poliklinik für Psychosomatik und Psychotherapie
der Universität zu Köln
Joseph-Stelzmann-Str. 9
50924 Köln

Die Deutsche Bibliothek – CIP-Einheitsaufnahme
Ein Titeldatensatz für diese Publikation ist bei Der Deutschen Bibliothek erhältlich

Besonderer Hinweis:
Die Medizin unterliegt einem fortwährenden Entwicklungsprozess, sodass alle Angaben, insbesondere zu diagnostischen und therapeutischen Verfahren, immer nur dem Wissensstand zum Zeitpunkt der Drucklegung des Buches entsprechen können. Hinsichtlich der angegebenen Empfehlungen zur Therapie und der Auswahl sowie Dosierung von Medikamenten wurde die größtmögliche Sorgfalt beachtet. Gleichwohl werden die Benutzer aufgefordert, die Beipackzettel und Fachinformationen der Hersteller zur Kontrolle heranzuziehen und im Zweifelsfall einen Spezialisten zu konsultieren. Fragliche Unstimmigkeiten sollten bitte im allgemeinen Interesse dem Verlag mitgeteilt werden. Der Benutzer selbst bleibt verantwortlich für jede diagnostische oder therapeutische Applikation, Medikation und Dosierung.
In diesem Buch sind eingetragene Warenzeichen (geschützte Warennamen) nicht besonders kenntlich gemacht. Es kann also aus dem Fehlen eines entsprechenden Hinweises nicht geschlossen werden, dass es sich um einen freien Warennamen handelt.

Internet http://www.schattauer.de

1. Nachdruck 2002
Printed in Germany

Umschlagabbildung: Henri Matisse, Nu bleu I, 1952

Umschlaggestaltung: Bernd Burkart

Satz: Schreibbüro Ilchmann, Wolfschlugen
Druck und Einband: Druckhaus Köthen GmbH, Köthen

Gedruckt auf chlor- und säurefrei gebleichtem Papier.

ISBN 3-7945-1986-8

Vorwort

„Warum können die Ärzte nicht erkennen,
dass gerade der Augenblick,
in dem sie sonst nichts mehr zu bieten haben,
der Augenblick ist, in dem man sie am nötigsten hat?“

Irvin D. Yalom

Die Diagnose einer Krebserkrankung löst in aller Regel immer noch einen Schock beim Betroffenen aus. Was vor einigen Jahrzehnten noch unweigerlich quasi mit einem Todesurteil in Verbindung gebracht werden musste, ist heute und in Zukunft zunehmend für viele Menschen als eine chronische Erkrankung anzusehen, für immer mehr Betroffene wird Krebs sogar heilbar sein. Zugleich wird in den nächsten zehn Jahren die Erkrankungswahrscheinlichkeit im Laufe des Lebens von derzeit 25 % auf 33 % ansteigen, wie der bekannte deutsche Onkologe Volker Diehl aufgrund des stets steigenden durchschnittlichen Lebensalters in der Bevölkerung feststellte (pers. Mitteilung).
Dennoch wächst die Zahl so genannter Krebsüberleber stetig. 1997 gab es davon in den USA 8 Millionen Menschen, wobei 5 Millionen von ihnen vor mehr als fünf Jahren mit der Diagnose konfrontiert worden waren. Bei einigen Krebsarten wird die große Mehrheit der betroffenen Patienten von ihrer Krankheit ganz geheilt werden können (z. B. viele Hodgkin-Kranke, Hodenkrebserkrankte oder Leukämien im Kindesalter) (nach Green et al., 1997). Sehr viele Patienten werden für lange Zeit mit ihrer Krankheit leben müssen und auch können. Um diese Fortschritte zu erzielen, mussten jedoch die Behandlungsmaßnahmen aggressiver, länger andauernd und toxischer werden. Als Konsequenz davon wurde „Krebs“ für viele Krebsüberlebende zu einer chronischen Erkrankung.
Dies heißt mit anderen Worten, dass der Betroffene für die Dauer seines Lebens wird lernen müssen, mit den Risiken und Beeinträchtigungen umzugehen, um eine maximale Lebenschance und -qualität erreichen zu können. Und das gilt prinzipiell so lange, wie „Krebs“ nicht grundsätzlich heilbar ist. Die Auseinandersetzung mit der ständigen Bedrohung durch ein Rezidiv oder eine Aggressivierung der Grunderkrankung bleibt in vielen Fällen gegeben; sie erfordert vielfältige Anstrengungen vom betroffenen Individuum und eine grundlegende Lebensumstellung, die ihrerseits vielfältige Auswirkungen auf die Lebensführung und damit -qualität mit sich bringt.
Die vergleichsweise neuen Gebiete der Psychoonkologie und Psychoneuroimmunologie mit ihren mittlerweile kontinuierlich sich mehrenden Forschungsergebnissen versprechen jedoch zusätzliche Hilfen und Wege neben der routinemäßigen fachonkologischen Behandlung, so dass Betroffenen – Erkrankten und Angehörigen – Wissen und Strategien an die Hand gegeben werden können, **psychosoziale**

Bewältigungsmöglichkeiten zu erwerben, die es ihnen gestatten, ihren Ängsten und Nöten aktiv zu begegnen. Es gibt in vielen Fällen nachweisbare Einwirkungen auf den Erkrankungsprozess, die sich aus der Qualität des Erlebens der Situation, dem Gefühl der persönlichen Einflussmöglichkeit auf den Fortgang der Erkankung und der Qualität sozialer bzw. emotionaler Unterstützung heraus ergeben. Solche Einflussmöglichkeiten zu optimieren, um günstige Einwirkungen auf den Erkrankungsprozess bzw. die Gesundung erreichen zu können, ist eine der Hauptaufgaben der Psychoonkologie.
Dieses Buch stellt eine aktuelle Bestandsaufnahme der relativ jungen Disziplinen Psychoonkologie und Psychoneuroimmunologie dar. Alle wichtigen und neuesten internationalen Forschungsergebnisse werden im Überblick und integrierend dargestellt und diskutiert. Die möglichen Beiträge psychosozialer Aspekte zur Krebsentstehung werden ebenso umfangreich diskutiert und kritisch gewürdigt wie die Befunde zu den Einwirkungen psychosozialer Phänomene auf das Krankheitsgeschehen bei bereits bestehender Erkrankung. Darüber hinaus werden alle wichtigen psychologisch-psychotherapeutischen Interventionstechniken auf ihre Möglichkeiten der günstigen Beeinflussung des Krankheitsprozesses und des Befindens betroffener Patienten bzw. Angehöriger vorgestellt und ausführlich auf ihre Wirkungen hin betrachtet. Ein weiteres Kapitel bietet einen Einblick in die möglichen Wirkweisen psychosozialer Hilfen auf den Organismus – psychologische und soziale Hilfen wirken offenbar auf endokrine und immunologische Funktionen des Organismus ein, die ihrerseits auf Krebszellen einwirken können.
Abschließend werden Einzelfälle an unterschiedlichen Krebserkrankungen leidender Menschen vorgestellt, der Verlauf ihrer Erkrankungen über die Zeit sowie ihre Art des Umgangs mit ihrer jeweiligen Erkrankung eingehend betrachtet.

Dieses Buch kann Mut machen, auch wenn ganz deutlich unterstrichen werden muss, dass Vieles noch vorläufig ist und die hochkomplexen Zusammenhänge in den meisten Fällen noch nicht ausreichend verstanden sind. Dennoch deuten einige kohärente, sich mehrende, in gleiche Richtung gehende Forschungsergebnisse an, *dass* es durch optimierte psychologische und soziale Hilfe in sehr vielen Fällen günstige Einwirkungen auf onkologische Krankheiten geben kann, sodass diese Option neben die übliche onkologische Routineversorgung treten und zur Regel werden sollte.

Ich danke an dieser Stelle ganz besonders Herrn Dipl.-Psych. Dr. Wulf Bertram vom Schattauer-Verlag, der dieses Projekt stets und nicht verzagend unterstützt hat, sowie meinem Kollegen Prof. Dr. Manfred Schedlowski vom Institut für Medizinische Psychologie der Universität Essen für seine sehr hilfreiche Unterstützung bei der Abfassung des Kapitels IV. Auch danke ich meinem Mitarbeiter, Herrn Dipl.-Psych. Rainer Weber, sehr für seine verlässliche Hilfe bei der Suche nach Literatur und der Erstellung der zahlreichen Tabellen.

Mein größter Dank, verbunden mit großem Respekt, geht aber an die vielen Patientinnen und Patienten, die sich für psychoonkologische Forschung zur Verfügung stellten und stellen – und die ich kennen lernen durfte, um unsere Kenntnisse zu verbessern, damit zukünftig noch menschenwürdiger und besser behandelt und geholfen werden kann. Sie haben mich gelehrt, anders über das Leben nachzudenken.

Köln, Frühjahr 2002 **Volker Tschuschke**

Inhalt

I

Zur psychosozial bedingten Genese von Krebserkrankungen

Zu wohl keiner anderen Erkrankung gibt es so viele Theorien und Meinungen in der Bevölkerung wie speziell zur Krebserkrankung. Entsprechend vielgestaltig zeigen sich auch die Empfehlungen und Maßnahmen, die zur Heilung führen sollen. Mannigfaltige Angebote im klinischen Bereich leben von so genannten *alternativen Therapien*, von denen sich ein Großteil speziell auf die Krebsbekämpfung konzentriert. Bei den allgemein als *Krebs* bezeichneten Erkrankungen handelt es sich um unterschiedlichste Erkrankungsformen, denen allen lediglich gemeinsam ist, dass es sich um maligne neoplastische Prozesse im Organismus handelt, die – ungehindert – unweigerlich zum vorzeitigen Tode des Organismus führen. Das Interesse am „Krebs" ist seit jeher so groß wie an keiner anderen Krankheit. „Krebs, eine Krankheit wie keine" (Meinhold, 1996) ist die gefürchtetste aller medizinischen Diagnosen. Eine mystische Aura umgibt „den Krebs". Tatsächlich aber handelt es sich nur um eine Sammelbezeichnung unterschiedlichster Formen eines bösartigen Zellwachstums mit größtenteils ganz unterschiedlichen Prognosen und vermutlich ganz verschiedener Ursache und Genese.
Krebs wird mit dem Bösen schlechthin identifiziert, obwohl auch andere schwere chronische Erkrankungen tödlich verlaufen können und derzeit noch mehr Menschen in den westlichen Gesellschaften z. B. an Herz-Kreislauf-Erkrankungen versterben als an Krebserkrankungen. Bereits die metaphorische Assoziation, die der Begriff „Krebs" auslöst, spricht für sich:

„Sie [die Krebskrankheiten, d. Verf.] gelten, wie Krebstiere, als meist unsichtbare Lebewesen der Nacht, die sich in unberechenbarem ‚Krebsgang' scheinbar widersinnig fortbewegen. Wie durch Schalen geschützte Krebse sind auch die Krankheiten ‚Krebs', dieser Metapher folgend, zupackend, mit starrem Blick verfolgend, unersättlich Qualen bereitend und den Tod des Opfers zum Ziele habend (Lockhart, 1977)." (Meerwein, 1991, S. 13)

Erstmals wurde von Galen die Metapher des Tieres Krebs für die Erkrankung gewählt, der angeblich beobachtet haben wollte, dass Frauen mit einem Mammakarzinom ein krebsartiges Gebilde auf der Brust entwickelten (Bahnson, 1997).
Die mit der Erkrankung verbundenen innerorganismischen, entgleisten Zellwachstumsprozesse werden in der Metapher quasi personifiziert. Sie werden zu dem Gegner, dem Bösen (besser: Bösewicht) erklärt. „Plötzlich auftauchend, dort, wo alles gut schien, unbegreiflich in ihren Gründen und in ihrem Ablauf, und ein Widersacher des Lebens, so wie der personifizierte Böse, der aus dem Mittelalter bis in die neueste Katechismusausgabe herüber gerettet wurde." (Meinhold, 1996, S. 21)
Aber selbst in einer aufgeklärteren Sichtweise wird eine Krebserkrankung wie eine „moderne Seuche" empfunden:

„Krebs bedeutet schweren Schicksalsschlag, unheilbare, unbeeinflussbare Krankheit, sicheren und nicht plötzlichen Tod, sondern langsames qualvolles Dahinsiechen. Dem Krebs haftet etwas Unheimliches, Hinterlistiges und Böses an. Er kann Strafe, Schuld oder Sühne bedeuten. Krebs heißt auch fehlendes Leistungsvermögen, somit Wertlosigkeit und Verachtetwerden, den anderen zur Last fallen. Er trägt die Zeichen des Aussatzes, des Ausgestoßenseins, der Isolation, der Hilf- und Hoffnungslosigkeit." (Hürny und Adler, 1991, S. 16)

Nicht das dunkle unbekannte Böse, sondern gar der Böse, der Teufel oder das Teuflische in Gestalt des Krebses ist der personifizierte Gegner, der Feind des Lebens, der sich in den Leib eingeschlichen hat, der sich nun des Leibes und damit der Person bemächtigt. So wird verständlicher, warum „der" Krebs seit der Antike mit Wesenheiten des Bösen im Menschen in Verbindung gebracht wird, denen aus dem Weg zu gehen sei. Und damit ist auch klar, warum viele an Krebs Erkrankte davon berichten, dass sie sich auf für sie unverständliche Weise plötzlich von Freunden oder Bekannten gemieden fühlen.

Bahnson (1997) sieht verschiedene Aggressionskreise bei der Entstehung und beim Verlauf einer Krebserkrankung ineinander greifen: intrazelluläre Aggression, intrapersonale Aggression, interpersonelle Aggression, ja, bis hin zur aggressiven Behandlung des Krebses durch aggressive medizinische Behandlung (inkl. der Aggressivität des medizinischen Personals beim Umgang mit den Kranken und bei der Behandlung selbst).

Die Emotionalisierung von Krebserkrankungen führte somit zur Suche nach Auswegen, wie mit dem Bösen umzugehen sei, wie das Böse in den Körper kommen konnte oder könnte und wie es wieder hinauszubringen bzw. wie es fernzuhalten sei. Der Glaube – in Form von so genannten Laientheorien – ist in der Bevölkerung weit verbreitet, dass man deswegen an einem Krebs erkrankt sei (der Betroffene selbst oder andere), weil irgend etwas in der Lebensführung im Vorfeld der Erkrankung beim Betroffenen nicht gestimmt habe (Verres, 1991). Der häufig zu beobachtende und von vielen Patienten berichtete Bruch in sozialen Beziehungen mit ihren einhergehenden bzw. zugrunde liegenden massiven Veränderungen in der Kommunikationsstruktur mit der vertrauten Umgebung könnten hier ihre Wurzel haben (Benioff und Vinogradov, 1993): man geht auch dadurch dem Bösen aus dem Weg, indem man den Kranken meidet, in den ja das Böse Einzug gehalten hat.

Die Auswirkungen einer Krebserkrankung auf interpersonelle Beziehungen wird in **Tabelle 1.1** deutlich.

Tab. 1.1 Auswirkungen von Krebserkrankungen auf interpersonelle Beziehungen (nach Benioff & Vinogradov, 1993)

Gefühle von Vereinsamung in Patienten durch • die Unfähigkeit wichtiger Bezugspersonen, schmerzhafte Affekte tolerieren zu können • die Wahrnehmung des Patienten, anders zu sein und von anderen wegen Krebs gemieden zu werden
Gestörte interpersonelle Interaktionen, ausgelöst durch Widersprüche zwischen • negativen Gefühlen und Ängsten über Krebs • und dem Glauben, dass die einzig geeignete Haltung die ist, Optimismus und Liebenswürdigkeit auszudrücken

„D. h., die Diagnose ‚Krebs‘ *kann* erhebliche soziale Auswirkungen haben, die dem Patienten in Verzweiflung und Vereinsamung werfen können, als Konsequenz der Unfähigkeit wichtiger anderer, die schmerzlichen Affekte und Nöte des Patienten, die mit der Krankheit einhergehen, ertragen zu können. Die vom Patienten schmerzlich als verändert erlebten sozialen, interpersonellen Bezüge bewirken bei ihm Konfusion, Verletztheit und ein einbrechendes Selbstwertgefühl.“ (Tschuschke, 1996, S. 187)

Im Altertum wurden Thesen darüber aufgestellt, dass der Krebs durch „schwarze Galle“ oder durch „Melancholie“ hervorgerufen werde (Galen, Hippokrates), durch Unstimmigkeiten im seelischen Gleichgewicht eines Individuums. Wie Schwarz (1994) eindrucksvoll zeigt, durchziehen die historischen Abschnitte sehr vergleichbare Annahmen zur Krebsentstehung, speziell wurde die Annahme kultiviert, dass die Krebserkrankung durch seelische Be- oder Überlastungen im Vorfeld einer manifesten Erkrankung bedingt sei. War es zur Zeit der industriellen Revolution die Überlastung, so war es späterhin der depressive Zustand, der mit dem Ausbruch eines onkologischen Leidens in Verbindung gebracht wurde.

„In der Erklärungsabfolge von psychosomatischen Krebsursachen wurde also eine leib-seelische Koinzidenz durch eine Persönlichkeitstheorie abgelöst, die sich schließlich unter der gleichen Begrifflichkeit in ein Überlastungsmodell wandelte, um dann im Schrifttum der vergangenen 50 Jahre wieder in eine Persönlichkeitstheorie, die von der ‚Krebspersönlichkeit‘, überzugehen… “ (Schwarz, 1994, S. 3)

Der Begriff der „Krebspersönlichkeit“, Typus carcinomatosus oder auch **Typ C** genannt (siehe Kap. 1.1.1), bevölkert seit einigen Jahren selbst die psychosomatische oder psychoonkologische Literatur (Schwarz, 1994). Hierunter werden bestimmte psychosoziale Persönlichkeitseigenschaften zusammengefasst, die im Folgenden näher beschrieben und auf eine empirische Substanziierung anhand der verfügbaren Studien hin betrachtet werden sollen.

1 Psychosoziale Variablen und Krebsentstehung

1.1 Intrapsychische Variablen

Trotz umfangreicher und intensiver Forschungen sind die Ursachen maligner neoplastischer Prozesse bis heute nur zu einem kleinen Teil bekannt. Dennoch gilt es heute als wenig wahrscheinlich, dass lediglich ein einzelner Faktor für den Ausbruch der Erkrankung verantwortlich gemacht werden kann. Dem heutigen Wissensstand gemäß muss meist von einer multifaktoriellen Genese ausgegangen werden, bei der Umwelteinflüsse (Strahlen, Viren, Karzinogene), psychosoziale Faktoren (Stress, Fehlverhaltensweisen), immunologische, endokrine und genetische Faktoren auf unbekannte Weise interaktiv oder kumulierend wirken (Hürny, 1996) (vgl. **Abb. 1.1**).
Die Persönlichkeit war bislang ein Feld von ziemlichem Interesse und der Diskussion in der **Psychoonkologie**. Die Psychoonkologie ist ein vergleichsweise neues Gebiet von interdisziplinärer Kooperation zwischen Onkologen, Immunologen, Endokrinologen, Psychologen und Soziologen (Hasenbring, 1994; Holland, 1998a; Schwarz, 1994; Larbig und Tschuschke, 2000). Eine Abzweigung dieser neuen Disziplin und in enger Beziehung zu ihr steht die weitere Spezialisierung der **Psychoneuroimmunologie** (Schedlowski und Tewes, 1996), in deren Namen sich die interdisziplinäre Zusammenarbeit verschiedenster medizinischer Teildisziplinen ausdrückt.

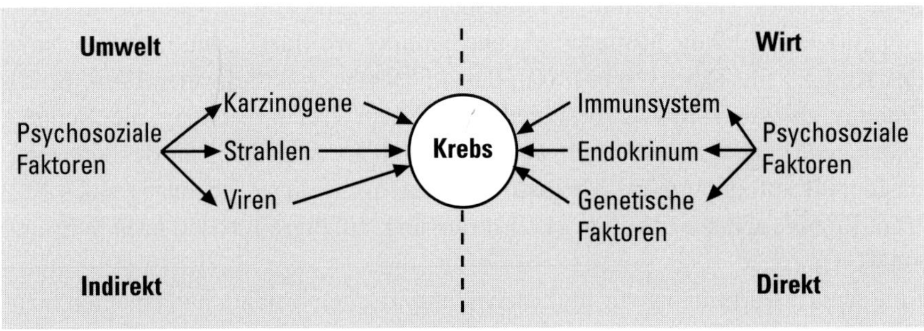

Multifaktorielle Karzinogenese (nach Hürny, 1996) **Abb. 1.1**

Die seit dem Altertum vermutete Beziehung zwischen der Natur der Persönlichkeit eines Individuums und einer Krebsinzidenz wurde dazu missbraucht, an Krebs erkrankte Patienten für ihre Erkrankung zu beschuldigen, weil sie mit Stress, Gefühlen und Beziehungen fälschlich umgegangen seien (Spiegel und Kato, 2000). Die Psychoonkologie moderner Prägung nun sieht sich auf einem schmalen Grad wandelnd, tatsächlich gegebene Persönlichkeitsmerkmale in Verbindung zur Krebsinzidenz und -progression untersuchen zu müssen, ohne in den Verdacht einer Klischeebedienung zu geraten. Entsprechende Kontroversen gibt es bei der Diskussion um die so genannte „Typ-C-Persönlichkeit" oder beim „Fighting Spirit"-Konzept (siehe weiter unten).

Als grundlegende psychologische Theorie zu seelisch mitbedingten körperlichen Störungen erschien zuerst die *Psychoanalyse* auf der Bildfläche, erst sehr viel später entstand im angelsächsischen Bereich die *Behavioral Medicine*, die eine psychosomatische Schiene innerhalb der experimentell ausgerichteten Sozialpsychologie entwickelte, dabei lerntheoretische und kognitive Erklärungsansätze und daraus abgeleitete Interventionsmaßnahmen benutzend (Schwarz, 1994). Die psychodynamisch angelegte, von der Psychoanalyse her abgeleitete psychosomatische Sichtweise umfasste folgende Perspektiven zur Erklärung onkologischer Erkrankungen (Schwarz, 1994):

- Krebs als Aktualneurose
- Krebs als Konversionssymptom
- Krebs bei alexithymen/psychosomatischen Patienten

Klassische psychoanalytische Sichtweisen hinsichtlich einer sich in der Krebserkrankung ausdrückenden **Aktualneurose**, die heute kein vernünftiger Mensch mehr vertreten würde, gingen von einer gestauten sexuellen, libidinösen oder gestauter aggressiver Energie aus (Reich, 1942; Grinker, 1966; Grunberger und Chasseguet-Smirgel, 1979; Büntig, 1982). Hier finden wir eine Verbindung zum **Konzept des emotionalen Ausdrucks**, das weiter unten behandelt wird.

Krebserkrankung aufgrund eines **Konversionssymptoms** greift die Sichtweise des symbolischen Ausdrucks von Triebkonflikten im Sinne einer „Organsprache" (Schwarz, 1994) auf. Ein Mammakarzinom würde demzufolge Konflikte mit der Mutter bzw. der Mutterschaft symbolisieren, während ein „... Gebärmutterkrebs von ‚Sünden wider die Mutterpflicht und bereuter Wolllust' ... und von der ‚Natur des Krebses als Kindssymbol' (Groddeck, 1934) ... " (Schwarz, 1994, S. 10) Zeugnis ablegte. Schwarz beschreibt in diesem Zusammenhang die Neigung mancher Psychoanalytiker, bereitwillig die von Deutsch 1959 in das Konversionsmodell aufgenommene **Verlusthypothese** als weiteres begünstigendes Moment für eine spätere onkologische Erkrankung, aufzugreifen (zit. nach Schwarz, 1994).

Eine direkte Verbindung zur in manchen empirischen Studien untersuchten mangelnden emotionalen Ausdrucksfähigkeit bei Krebspatienten, die als **Typ-C-Persönlichkeit** bezeichnet werden (siehe auch noch weiter unten) (Temoshok, 1985), wurde bei der Heranziehung des **Konzepts der psychosomatischen Persönlichkeit** oder **alexithymen Persönlichkeit** (Sifneos, 1973; von Rad, 1983) hergestellt.

„Diese so genannte psychosomatische Struktur sei gekennzeichnet durch gegenständlich-konkretistisches Denken, gering entwickelte Fantasietätigkeit, farblose sprachliche Ausdrucksweise, Leere im zwischenmenschlichen Kontakt bei symbiotischer Verkettung mit Partnern in depressiv-anklammernder Abhängigkeit und durch hilflose Verzweiflung nach Trennungen als krankheitsauslösendem Ereignis.“ (Schwarz, 1994, S. 13)

Schwarz sieht in in all diesen psychodynamisch orientierten Sichtweisen „zum dritten Mal die Depressivitätshypothese des Krebses“, aus der psychosomatischen Struktur sei übergangslos die „Krebspersönlichkeit“ geworden.
Eine Zusammenstellung über die *psychosozialen* Faktoren, die in Untersuchungen mit Entstehung, Inzidenz und Progression von Krebserkrankungen in Verbindung gebracht worden sind, ist **Tabelle 1.2** zu entnehmen.

1.1.1 Depressive Persönlichkeit

Das Ausmaß an **Depressivität** als prädiktiver Faktor für eine Krebserkrankung ist in einigen Untersuchungen als zentrale psychosoziale Variable untersucht worden. Man ist versucht, die eingangs beschriebene historische Sichtweise der Krebsentstehung aufgrund eines melancholischen Charakters hier als treibende Kraft wieder zu erkennen. Viele der Untersuchungen haben an Krebs erkrankte Patienten mit einer depressiven Gestimmtheit gefunden, mehr als bei Kontrollpersonen. Fox (1998) empfindet es als „kurios“, dass die meisten Forscher der Möglichkeit wenig Beachtung geschenkt haben, dass das Bewusstsein darüber, an Krebs erkrankt zu sein, die Patienten in depressive Stimmungen versetzt haben könnte, **Depression mithin eine Folge** der Erkrankung und keine die Erkrankung auslösende Komponente sei.
Eine immer wieder zitierte große Studie untersuchte eine Kohorte von 2 018 männlichen Arbeitern der *Western Electric Company* (Shekelle et al., 1981) mit dem MMPI (Minnesota Multiphasic Personality Inventory, einem Persönlichkeitstest, der unter anderem auch Depression erfasst). Die Arbeiter mit dem höchsten Wert aller 13 Skalen in der Depressionsskala wiesen innerhalb eines 17-Jahres-Zeitraums nach der Testung ein 2.3-faches Krebssterberisiko auf. Dem stehen nun allerdings vier weitere Studien mit sogar größeren Stichprobenumfängen gegenüber, die allesamt keine erhöhte Krebssterblichkeit für diejenigen Personen aufweisen, die erhöhte Depressionswerte hatten (Kaplan und Reynolds, 1988; Hahn und Petitti, 1988; Linkins und Comstock, 1990; Zonderman et al., 1989).
Die neuere epidemiologische prospektive *Walnut Creek Contraceptive*-Studie von Hahn und Petitti (1988) umfasst 9 832 Frauen über einen Zeitraum von 10 bis 14 Jahren und weist keinerlei Zusammenhänge zwischen Werten in der Depressions-

Tab. 1.2 Selektive Auswahl psychosozialer Variablen, die mit Auftreten oder der Prognose von Krebs in Verbindung gebracht wurden (Fox, 1998)

• Stress*	• Tiere
• Menschen	• Trauerreaktionen*
• Psychosen, speziell Schizophrenie	• Depression*
• Unterdrückung von Gefühlen, speziell Ärger*	• Hilf- und Hoffnungslosigkeit*
• Soziale Unterstützung*	• Psychotherapeutische Interventionen*
• Hospitalisierungsdepression	• Hohes Neurosenniveau
• Niedriges Neurosenniveau	• Schwere andauernde ungelöste psychische Konflikte
• Verleugnung*	• Starke Unterdrückung
• Nicht ausgeprägte Unterdrückung	• Ausgeprägte Angst, Anspannung und Feindseligkeit
• Nicht ausgeprägte Angst	• Gehemmte Sexualität
• Eltern-Kind-Probleme nach Trauerreaktionen	• Schwacher emotionaler Ausdruck bei Kindern
• Geringes Ausmaß psychosomatischer Symptome mit Ausnahme von Ulcera	• Anale Persönlichkeit
• Frühe Neurose	• Auftreten von als stressvoll erlebten Ereignissen, wie z. B. Katastrophen, Scheidung, Arbeitsplatzverlust, Familienerkrankungen oder Todesfall*
• Eingeengte Persönlichkeit	• Schwierigkeiten, Träume zu erinnern
• Religiosität in Verbindung mit spontaner Tumorremission	• Rigidität
• Konventionalität	• Selbstentfremdung
• Emotionale Ausdrucksarmut*	• Masochistischer Charakter
• Sexuelle Störungen	• Extraversion
• Soziale Introversion	• Gestörte weibliche Identifikation (Brustkrebs)
• Starkes, unausgeglichenes Nervensystem	• Unterwürfigkeit
• Freundlichkeit als Fassade	• Starke Gefühlsausdrücke
• Hoher verbaler IQ und die Möglichkeit, Feindseligkeit zu kontrollieren	• Vier Validitäts-Skalen des MMPI (Minnesota Multiphasic Personality Inventory)
• Neun klinische Skalen des MMPI	• Warmherzigkeit, soziale Sensibilität
• Niedrige Werte auf der Eltern-Nähe-Skala	• Geringe Bedürftigkeit in der Lebensanpassung nach Krebsoperation

* Diese Aspekte wurden am häufigsten untersucht und werden in diesem Buch speziell behandelt.

skala des MMPI und Brustkrebserkrankung bei Frauen auf, die initial krebsfrei gewesen waren. Auch ergaben sich keine Zusammenhänge, wenn man nur die schweren Depressionsausprägungen (MMPI-D-Score > 70) betrachtete.
Kaplan und Reynolds (1988) untersuchten 688 gesunde Personen prospektiv über 17 Jahre hinsichtlich der Entwicklung einer Krebserkrankung. Auch hier zeigte sich kein Zusammenhang zwischen einem Wert auf einem 18-Item Selbsteinschätzungs-Depressions-Index und einer Krebserkrankung.
Weisman et al. (1980) verfolgten 515 nach Zufall ausgewählte Personen über 6 Jahre lang und fanden, dass depressive Symptome, erfasst über die Selbsteinschätzungs-Depressivitäts-Skala, eine nachfolgende Mortalität nicht prognostizierten.
Dattore et al. (1980) fanden sogar signifikant **niedrigere** MMPI-Depressionswerte bei Männern, die nachfolgend irgendeine Krebserkrankung entwickelten.
Die Untersuchung von Zonderman et al. mit dem *National Health and Nutrition Examination Survey* (1989) mit einem 10-Jahres-Follow-up konnte keine signifikanten depressiven Symptome als Prädiktoren einer Krebsmorbidität oder -mortalität mittels der *Cheerful vs. Depressed-Unterskala* der *General Well-Being Schedule* und der *Center for Epidemiologic Studies Depression-Skala* finden.
Die Studie von Shekelle et al. (1981) wurde lange Zeit als methodisch unangreifbar angesehen, sie hat indes ihre möglichen methodischen Fehler, wie Fox (1998) darlegt: ubiquitäre elektrische Spannungsfelder in der Fabrik und das weitverbreitete polychlorinierte Biphenyl (PCB), das sich bei der Herstellung von Kondensatoren und Transformatoren an der Luft verflüchtigt, hätten nicht Eingang in die Betrachtung gefunden.
Stress löst häufig negative Affekte wie Depression aus. Vogt und Mitarbeiter (1994) untersuchten die Beziehung zwischen Depression (sowie anderen psychologischen Prädiktoren) und körperlicher Gesundheit einschließlich Krebserkrankungen in einer Zufallsstichprobe von 2 573 erwachsenen Mitgliedern einer Gesundheits-Organisation. Depression, gemessen mit dem *Langner Mental Health-Index*, erwies sich 15 Jahre später für Krebserkrankungen nicht als Prädiktor bezüglich Morbidität oder Mortalität. Wie bereits früher erwähnt, mag eine beträchtliche Zahl von Fällen selbst innerhalb von 15 Jahren nicht entdeckt worden sein, wenn man die lange Zeit zwischen Krebsmanifestation und klinischer Diagnose mit berücksichtigt.
In einer Tierstudie untersuchten Hilakivi-Clarke und Mitarbeiter (1993) Clomipramin bei frischgeborenen Ratten, um depressionsähnliches Verhalten hervorzurufen. Mammakarzinome wurden nachfolgend induziert, indem 7.12-Dimethylbenzol(*a*)-Anthrazen den erwachsenen Ratten appliziert wurde. Die Auswirkungen auf das Überleben waren gemischt. Verglichen mit Ratten, die Salin injiziert erhielten, entwickelte eine größere Zahl von depressionsinduzierten Ratten Mammakarzinome. Allerdings entwickelten sowohl die depressionsinduzierten wie die Salin-injizierten Kontrolltiere weniger Tumoren und überlebten länger als die Tiere der Kontrollgruppen-Ratten, die nicht injiziert oder irgendwie behandelt worden waren. Es sollte größte Vorsicht walten, solche Ergebnisse von Tieren auf Menschen zu verallgemeinern.

Als Fazit zieht Fox (1998) aus den verfügbaren fünf großen Kohorten-Studien den Schluss, dass das Vorhandensein depressiver Stimmungslagen bzw. Symptome nachweislich nicht über das relative Risiko von 1.0, also einer Zufallswahrscheinlichkeit, hinausgehe. Das heißt bislang, **dass es keinen gesicherten Zusammenhang mit dem Ausmaß bzw. dem Vorhandensein von Depression und einer nachfolgenden Krebserkrankung gibt.**
Generell muss man von einem Defizit der Studien hinsichtlich einer Spezifikation der depressiven Stimmung oder depressiven Charaktereigenschaft ausgehen (Levenson et al., 1994).

„Ob Unterschiede in depressiven Stimmungen Krebserkrankungen beeinflussen können oder nicht (z. B. charakterbedingte Depressionen vs. melancholische Depressionen), bleibt weiterhin unklar. Viele Untersuchungen haben Gefühle von Hoffnungslosigkeit und Hilflosigkeit als gleichbedeutend mit dem Vorhandensein von Depression aufgefasst. Zusätzlich ist es problematisch, Untersuchungen miteinander zu vergleichen, die unterschiedliche Messinstrumente benutzt haben, um das Vorhandensein von Depression zu erfassen. Diese Instrumente variieren im Hinblick darauf, ob sie dafür konstruiert wurden, depressive Affekte, Persönlichkeitszüge oder klinische Depression zu erfassen, was weiterhin die Vergleichbarkeit zwischen den Untersuchungen beeinträchtigt.“ (Levenson et al., 1994, S. 249; Übers. v. Verf.)

Damit wäre die **Depressivitätshypothese** zunächst vom Tisch, es verbleibt theoretisch dennoch die Möglichkeit, bei einer methodisch exakten, prospektiven Studie den Beitrag von Depressivität bei der Krebsentstehung zu klären. Allerdings dürfte die monokausale Betrachtungsweise – Krebsentstehung in Abhängigkeit von Depressivität – in jedem Falle zu kurz greifen. Depressives Erleben hat klare Auswirkungen auf die Lebensweise: Betroffene ernähren sich anders, gehen unbewusst autodestruktiver mit ihrem Körper und ihrer Gesundheit um (Rauchen, Trinken, Mangelernährung) und bewegen sich weniger. Es ist klar, dass diese Faktoren zur multiplen faktoriellen Genese von Krebserkrankungen alle ihren Beitrag liefern (Holland, 1998b), letztlich aber durchaus einer larvierten depressiven Stimmungslage zuzuschreiben sind.
Neben den genannten epidemiologischen Studien gibt es eine große Zahl von klinischen Studien, die die Auswirkung von Depression auf den Krankheitsverlauf untersucht haben. Die meisten dieser Studien haben Patientinnen mit einer Brustkrebserkrankung untersucht.
Die Hormonsensitivität vieler Brustkrebserkrankungen gibt ein Rational ab für die Untersuchung gerade dieser Erkrankungsform wie auch die Bereitschaft vieler junger betroffener Frauen, in Forschungsfragen mit psychosozialen Aspekten zu kooperieren (Barraclough, 1994).
Die meisten der verfügbaren Studien sind jedoch retrospektiver Natur, sie weisen außerdem meist keine Kontrollgruppe auf. Das methodisch schwerwiegendste Argument gegen die Ergebnisse solcher Studien ist der Einwand, dass ein Bias (methodischer Fehler) in keinem Fall ausgeschlossen werden kann, wenn Patienten ihre Diagnose kennen und über ihren Lebensstil und ihre Stimmungslagen befragt werden.

Es gibt also wenig Unterstützung für die These einer Beziehung zwischen Depression und Krebsinzidenz, was konsistent ist mit dem insgesamt schwachen Nachweis für eine Beziehung zwischen psychosozialen Variablen und dem *Auftreten* einer Krebserkrankung, wie Spiegel und Kato (2000) diskutieren. Dieses Forschungsgebiet leide unter erheblichen methodologischen Schwächen wie z. B. eben die vielen Studien, die im Design retrospektiv angelegt seien, Patienten also rückblickend befragten. Solche Untersuchungen gestatteten keine kausalen Schlussfolgerungen bezüglich der Beziehung zwischen psychosozialen Variablen und einer Krebsentstehung. Darüber hinaus unterlägen solche Untersuchungen einem Erinnerungs-Bias. Mit wenigen Ausnahmen – Ewertz (1986) und Vogt et al. (1994) – untersuchten die meisten Studien nicht die Bedeutung der untersuchten Variablen über einen adäquaten Zeitraum, um die kausale Rolle der psychosozialen Variablen auf die Krebsinzidenz zu überprüfen. Die Verdopplungsrate von kanzerogenen Zellen könne von 36 Tagen bis 10 Jahren reichen (Fournier, 1982). Aus diesem Grunde könnten sogar prospektive Studien, die Studienteilnehmer über 15 Jahre verfolgten, nicht lange genug dauern, um alle Krebserkrankungen zu erfassen, die psychosoziale Variablen innerhalb der Stichprobe beeinflussten.
Hürny (1996) schlussfolgert gleichfalls aus den vorliegenden Ergebnissen, dass „Depression … als wesentlicher, spezifischer Risikofaktor für Krebs verworfen werden muss." (Hürny, 1996, S. 957) Als Haupt-Kritikpunkt hebt er einen Aspekt hervor, der in der anglo-amerikanischen Literatur bei den kritischen Bewertungen der methodischen Schwächen der vorliegenden Untersuchungen keine gesonderte Beachtung findet, nämlich, dass die meisten kleineren Studien, die einen Zusammenhang zwischen psychosozialen Faktoren und Krebs gefunden haben, „… auf offenen klinischen Interviews beruhen…" (S. 957) und nicht auf einmaligen psychometrischen Messungen mit standardisierten Fragebögen, die mögliche Interaktionen zwischen biologischen, psychologischen und sozialen Faktoren nur grob berücksichtigten. Dieser Aspekt beleuchtet ein mögliches methodisches Problem in vielen Untersuchungen innerhalb der Psychoonkologie, das noch weiter unten zu erörtern sein wird.

1.1.2 Trauerreaktionen

Trauerprozesse als Reaktionen auf Verluste (Partner, Eltern, Kinder, Freunde oder wichtige Bezugspersonen) sind normale menschliche Erlebnisformen und sogar vonnöten, um zu einer Verarbeitung und Überwindung des Verlusts zu gelangen. Insofern haftet der Trauerreaktion an sich nichts Pathologisches an. Die Grenzen zur nicht gelungenen Trauer allerdings scheinen fließend zu sein. Eine fortgesetzte Trauerreaktion allerdings wird als ein chronischer Stressor verstanden. Sie mündet häufig in Hilf- und Hoffnungslosigkeit – wie dies Le Shan (1982) bei der psychoanalytischen Behandlung von Krebspatienten beobachtet hat – und wird als eine pathologische, andauernde Trauerreaktion verstanden (Piper et al., 1992).

„Es stellt sich die Frage nach der Natur der nachfolgenden Krankheit bzw. nach der spezifischen Todesursache. Das beobachtete Spektrum reicht von der banalen Erkrankung über psychische Dekompensation, Suizid, Unfall, kardiovaskuläre Erkrankungen zum Krebs. Mit anderen Worten sind alle möglichen Krankheiten und Todesursachen vertreten. Wie sich der Verlust auf der Körperebene auswirkt, ist nicht bekannt, humorale und immunologische Mechanismen werden vermutet." (Hürny und Adler, 1991, S. 25)

Hürny und Adler zitieren eine Reihe von kontrollierten, häufig prospektiven Untersuchungen, die sämtlich nachweisen, dass in den ersten zwei Jahren nach dem Tod einer nahen Bezugsperson (z. B. Ehepartner) die Erkrankungshäufigkeit und die Sterberate um das 2–10fache höher war als bei entsprechenden Vergleichsgruppen. Auch wird die erhöhte Sterblichkeit von Männern innerhalb des ersten Jahres des Ruhestandes – einem Verlust der beruflichen Tätigkeit also – zu diesem Zeitpunkt als höher als zu jedem anderen angeführt. Trauerreaktionen sind bei Männern < 75 Jahren im ersten Jahr der Trauer signifikant mit Mortalität verknüpft (Levenson et al., 1994). Eine Krebsspezifität ist allerdings nicht festzustellen, d. h., dass prolongierte und pathologische Trauerreaktionen das allgemeine Erkrankungs- und Mortalitätsrisiko anheben und nicht spezifisch eine Krebserkrankung auslösen.
Eine sehr große finnische Kohorten-Studie (Kaprio et al., 1987) mit 95 647 in 1972 verwitweten Personen weist keine gestiegene Sterberate im Laufe der folgenden vier Jahre bei 7 600 Krebserkrankten auf. In einer Kohorten-Studie über 4 032 weiße US-Amerikaner in Washington County/Maryland, die zwischen 1963 und 1974 verwitweten, konnte über 12 Jahre nach der Verwitwung kein Anstieg an durch Krebs verursachten Sterbefällen festgestellt werden (Helsing et al., 1982).
Eine britische Untersuchung bezog sogar 1 % der Gesamtbevölkerung von Großbritannien und Wales ein (Jones und Goldblatt, 1987), um die Todesursachen unter verwitweten Personen zu überprüfen. Es konnte kein Mortalitätsanstieg aufgrund von Trauer nach Verlusten festgestellt werden, weder für Frauen noch für Männer.
Eine weitere Studie untersuchte in Dänemark zwischen März 1983 und Ende Februar 1984 1 782 Brustkrebspatientinnen im Vergleich mit 1 738 Kontrollpersonen und kam zu keinen Unterschieden bei den Todesraten von verheirateten und verwitweten Patientinnen (Ewertz, 1986).
Fox (1998) schließt aus diesen doch sehr umfangreichen und damit ziemlich aussagekräftigen Studien mit häufig prognostischem Charakter, dass man generell nicht davon ausgehen könne, dass eine gestiegene Krebsinzidenz oder -sterberate aufgrund von Trauerreaktionen ins Kalkül gezogen werden müsste.
Psychoimmunologische Studien allerdings, die das neuerliche Interesse an der Rolle von Trauerreaktionen wieder erhöhten, konnten zeigen, dass die Immunfunktion bei akuter Trauer herabgesetzt ist (Bartrop et al., 1977; Schleifer et al., 1983). Allerdings waren die herabgesetzten Niveaus der Immunfunktion in diesen Untersuchungen nicht abnorm niedrig. Irwin et al. (1987) untersuchten die Aktivität der natürlichen Killerzellen (NK) und von T-Zell-Subpopulationen bei drei Gruppen von Frauen: trauernden Frauen, Frauen, die mit dem Ableben ihrer Ehemänner aufgrund von Lungenkrebs rechnen mussten und einer Kontrollgruppe.

Die NK-Aktivität war in beiden Gruppen, die mit der Kontrollgruppe verglichen wurden, signifikant niedriger, wobei die am stärksten betroffenen Frauen die niedrigste NK-Aktivität und Veränderungen in der Beziehung zwischen T-Helfer- und T-Suppressor-Zellen aufwiesen.
Diese Untersuchungen verweisen auf möglicherweise hochwichtige Zusammenhänge (vgl. hierzu Kap. IV), endgültige Schlussfolgerungen bezüglich einer kausalen Beziehung zwischen einer herabgesetzten Immunfunktion und Einflüssen auf krebsauslösende und die Krankheitsprogression maßgeblich beeinflussende Wirkungen werden allerdings als verfrüht bezeichnet (Levenson et al., 1994).
Aspekte psychoneuroimmunologischer und psychoendokrinologischer Faktoren werden ausführlicher im Kapitel IV behandelt.

1.1.3 Stress

Spiegel und Kato (2000) geben in einem Überblick zum möglichen Einfluss von Stress auf die Entstehung einer Krebserkrankung zu bedenken, dass Stress oft als Resultat negativer Ereignisse angesehen werde. Belastung, die Stress begleite, trete gewöhnlich nur dann auf, wenn die sich stellenden Anforderungen, die mit dem negativen Ereignis verknüpft seien, von der Person als ihre Bewältigungsressourcen überschreitend wahrgenommen würden. Obwohl sehr stresshafte Lebensereignisse nachweislich eine Unterdrückung der Immunfunktionen bewirkten (Schulz und Schulz, 1997) (siehe auch Kap. IV), sei die Beziehung zwischen Stress und Krebs nach wie vor unklar.
Hatch und Mitarbeiter (1991) analysierten Krebsraten bei Personen, die nahe *Three Mile Island* lebten, indem die Auftretensraten von Krebserkrankungen vor 1975 und 1985, nach dem nuklearen Zwischenfall, verglichen wurden. Die Autoren benutzten die Nähe zum Atomkraftwerk als einen Indikator für Stress. Es ergab sich nur eine schwache Beziehung zwischen den Krebsraten nach dem Vorfall und der Nähe. Die Beziehung reduzierte sich, nachdem die Forscher das Krebserkrankungsrisiko vor dem radioaktiven Fallout berücksichtigten (nichtangepasste odd ratio (OR) = 1.4; angepasste OR = 1.2). Spiegel und Kato (2000) kommentieren diese Studie zu Stress und Krebserkrankung als dahingehend eingeschränkt, dass die Einschätzungen der Individuen nach dem Vorfall nicht erhoben worden seien. Auch könnte die Zunahme der Krebsentdeckungen unter den nahe an dem Kraftwerk Lebenden auf direkte Effekte einer erhöhten Radioaktivitätsexposition zurückgeführt werden, wie angewachsener Vorsorgegebrauch aufseiten der Anwohner bzw. offensivere diagnostische Praxis unter besorgten Ärzten. Nichts davon sei in der Studie überprüft worden.
Forsén (1991) verwendete eine fallkontrollierte Studie, um 87 Patientinnen mit Brustkrebs zu untersuchen, und fand, dass Stressoren, speziell im Hinblick auf Beziehungen (andauernder Stress oder Verlust), mit einem höheren Risiko für die Entwicklung von Brustkrebs assoziiert waren sowie mit einer geringeren Wahr-

scheinlichkeit für krankheitsfreies und generelles Überleben. Die Teilnehmer mit der Krebserkrankung wurden über stressvolle Lebensereignisse befragt, die sich vor der Diagnose ereignet hatten, als sie sich im Krankenhaus von der Operation erholten. Das Timing des Interviews mag ein Erinnerungs-Bias bei diesen Patientinnen bewirkt haben, wie Spiegel und Kato (2000) zu dieser Studie kommentieren. Die Autoren zitieren weiterhin eine Studie von Geyer (1991), die bei 97 Frauen mit einer Brustgeschwulst, die sich diagnostizieren ließen, feststellte, dass schwerwiegende Lebensereignisse signifikant mehr unter denjenigen zu finden waren, bei denen sich eine maligne Geschwulst ergab. Die Frauen wurden über Ereignisse in der Vergangenheit befragt, und ihre Angaben wurden im Hinblick auf den Schweregrad in der *Life Events and Difficulties Scale* bewertet. Auch wenn diese Untersuchung einem Erinnerungsfehler (Bias) unterworfen sein mag, kannten die Teilnehmerinnen doch ihre Diagnosen nicht, als sie befragt wurden, was die Wahrscheinlichkeit eines Bias in gewisser Weise herabsetzt. Ein Bias hätte gleichfalls entstehen können, wenn der Untersucher über die Diagnosen der Teilnehmer informiert gewesen wäre, als er die Berichte im Hinblick auf Stress bewertete. Eine mögliche Kenntnis der Diagnosen durch den Untersucher wurde nicht thematisiert.

Goodkin und Mitarbeiter (1993) führten eine Serie von Untersuchungen mit Frauen durch, die eine Diagnose mit abnormer Pap-Diagnose (nach Papanicolaou ein Stadium abnormer Zervix-Zellentwicklung, ab Stufe IV) verarbeiteten. Um ein mögliches Antwort-Bias zu kontrollieren, wurden die Teilnehmerinnen eingeschätzt, bevor sie das Ausmaß der Dysplasie erfuhren. Die Forscher untersuchten psychosoziale Faktoren, einschließlich Stress, sowie ihre Beziehung zur menschlichen Papilloma-Virusinfektion und zur zervikalen intraepithalen Neoplasie.

In einer Studie mit 73 Frauen – die meisten waren Afro-Amerikanerinnen – ergab sich eine moderate positive Korrelation, die darauf hindeutete, dass Frauen, die eine starke Beeinflussung durch größere Lebensstressoren erlebten, ein größeres Ausmaß an Dysplasie ($r = +0.25$, $p < 0.05$) aufwiesen.

In einer weiteren, bei Spiegel und Kato (2000) zitierten Studie mit 75 Frauen schließlich ergab sich eine negative Korrelation zwischen schwereren Stressoren und dem Ausmaß der Dysplasie. Die meisten der Frauen waren keine Latinos, sondern kaukasischer, also ethnisch gesehen europäider Herkunft. Dies bedeutet, dass Frauen, die einen stärkeren Einfluss der Stressoren bei sich erlebten, tatsächlich ein geringeres Ausmaß an Dysplasie aufwiesen. Dieses Ergebnis wurde durch die *post hoc*-Analyse der Coping-Strategien erklärt, die zeigen, dass die aktiven Bewältiger unter den Frauen – mit kräftigen und selbstvertrauenden Coping-Stilen – eine unverwüstlich anmutende Subgruppe neben einem hohen Level an Stress mit geringem Ausmaß an Dysplasie ausmachten.

Dieses Ergebnis legt Spiegel und Kato (2000) zufolge nahe, dass zukünftige Forschung **Coping-Strategien gemeinsam mit Maßen für Stress** untersuchen sollte. Die zwischen ethnischen Gruppen gefundenen Unterschiede implizierten, dass die Beziehung zwischen Stress und Krebs durch verschiedene Faktoren in verschiedenen ethnischen Gruppierungen moderiert werden könnte.

Abschließend lässt sich nach Spiegel und Kato (2000) sagen, dass die genannten Studien nicht die Rolle anderer moderierender Faktoren wie z. B. Rauchen oder sexuelle Aktivität untersuchten, sodass der Effekt des Stresses nicht im Vergleich zu diesen bekannten Risiko-Verhaltensfaktoren bewertet werden konnte. Zukünftige Untersuchungen sollten diese Beziehungen detailliert mit einbeziehen.
Das Problem von fallkontrollierten Untersuchungen bezüglich des subjektiv erlebten (oder erinnerten) Stresses ist es, dass Patienten erstens physische, psychologische und einstellungsbezogene Veränderungen erleben, die mit dem Bewusstsein über die Erkrankung einhergehen (Fox, 1998). Patienten mit negativen Affekten, wie bei Krebspatienten eben dies aufgrund der Erkrankung natürlich ist, neigten dazu, in ihren retrospektiven Lebensberichten die Aufzählung bzw. Erwähnung von als stressvoll erlebten Ereignissen gegenüber Kontrollpersonen deutlich zu erhöhen. Außerdem seien die Stichproben solcher fallkontrollierter Untersuchungen naturgemäß gering im Umfang, was die Wahrscheinlichkeit von Fehlervarianz in der Patientengruppe erhöhe, wie Fox darlegt.
Insofern könne auf retrospektive Berichte über stressvolle Lebensereignisse (so genannte life events) im Vorfeld der Manifestation der Erkrankung im Grunde nicht zurückgegriffen werden. Eher schon seien Studien interpretierbar, die belastende Ereignisse in ihrer Auswirkung auf den weiteren Krankheitsverlauf betrachteten. Eine solche Studie ist die von Ramirez et al. (1989), die traumatische Ereignisse zwischen der Diagnose einer Mammakarzinom-Erkrankung und dem Auftreten von ersten Rezidiven bei 50 Patientinnen im Vergleich zu 50 Patientinnen ohne Rezidiv verglichen. Tatsächlich fanden die Untersucher bei den Patientinnen mit einem Rezidiv vermehrt Berichte über stressvolle Lebensereignisse als bei den Patientinnen der Kontrollgruppe.
Dagegen stehen die Ergebnisse einer großen anderen Studie von Priestman et al. (1985). Bei 300 Frauen, 100 mit malignen Tumoren, 100 mit gutartigen und 100 Kontrollen, unterschieden sich die Gruppen nicht in der Schwere und Art der Stressoren. Im Gegensatz zu der Studie von Ramirez und Mitarbeitern erlebten die Kontrollpersonen sogar mehr belastende, stressvolle Lebensereignisse als die Gruppe mit benignen Tumoren und die letztgenannte Gruppe mehr solcher Ereignisse als die Gruppe mit einer Krebserkrankung.
Fox (1998) zieht das Fazit, dass eine kritische Durchsicht der fallkontrollierten und zum Teil sehr umfangreichen Kohorten-Studien – wie z. B. die *Nurses' Health Study* (Weinstock et al., 1991) mit 121 700 Schwestern im Alter zwischen 30 und 55 Jahren, die Soldaten-Studie von Keehn et al. (1974) mit 9 813 Weltkrieg-II-Soldaten oder die Brustkrebs-Kohortenstudie von Barraclough und Mitarbeitern (1992) – zunächst einmal keine Bestätigung der Stresshypothese erbringe. Es gebe keinen Hinweis darauf, dass an Krebs erkrankte Personen im Vorfeld des Ausbruchs der Erkrankung mehr unter stressvollen und belastenden Lebensereignissen gelitten hätten als gesunde Personen.
Die bisherigen Studien konnten nach Fox (1998, S. 114) aus folgenden Gründen nicht hilfreich sein zur Aufklärung der Hypothese, ob Stress Krebs auslöst oder nicht:

1. Fallkontrollierte Studien unterliegen möglichen Bias-Problemen.
2. Die großen Kohorten-Studien haben keine systematisch höheren Anzahlen von stressvollen Lebensereignissen erbracht, die mit einer nachfolgenden Krebserkrankung, Sterblichkeit oder Überleben in Verbindung stehen könnten.
3. Es muss festgestellt werden, dass beide Gruppen, gesunde und kranke Personen mit starken negativen Affekten grundsätzlich mehr stressvolle Lebensereignisse berichten als Personen mit durchschnittlich negativen oder positiven Affekten.

1.1.4 Coping

Das Konzept des *Coping* kann am besten ganz allgemein mit dem Begriff der **Krankheitsbewältigung** (aus dem Englischen „to cope with", heißt in etwa „umgehen mit") umschrieben werden.
Die Untersuchung menschlicher Reaktionen auf stressvolle und bedrohliche Situationen geht weit zurück in das 19. Jahrhundert und bis zu den Wurzeln der Psychoanalyse. Man verwendete seinerzeit – und verwendet noch heute – den Begriff der **Abwehr** (defense), operational erfasst über die unterschiedlichen, psychoanalytisch definierten Abwehrmechanismen (A. Freud, 1936; Beutel, 1988). Die Kategorie **Coping** war bis 1967 nicht einmal in den *Psychological Abstracts* verzeichnet. Seitdem gab es einen „lawinenartigen" (Parker und Endler, 1996, S. 3) Aufschwung empirischer Arbeiten zum Coping-Konzept und seinen begrifflichen Pendants „Coping-Strategien", „Coping-Stile" und „Coping-Ressourcen" (Parker und Endler, 1996; Rüger et al., 1990).
Die große Fülle der Krankheitsbewältigungsforschung hat einen begrifflichen und mithin auch methodologischen Wirrwarr über die Jahrzehnte erzeugt. Hier muss die Ursache für einen Großteil der widersprüchlichen Forschungsergebnisse gesehen werden. Wenn bereits die Begrifflichkeit der Krankheitsbewältigung – was gehört eigentlich dazu und was nicht? – umstritten ist, wie kann dann noch eine einheitliche Erfassung resultieren? Womit wir beim nächsten Problem der diesbezüglichen Forschung wären: es gibt keine allgemein anerkannte Methodologie zur Erfassung von Krankheitsverarbeitung und -bewältigung bei Krebspatienten (Hürny, 1996) – dies gilt im Übrigen auch für alle anderen Erkrankungen.
Doch zunächst zu den Unterschieden zwischen Abwehr und Coping, zwei Konzepten, die in sich sehr unscharf und auch höchst unpräzise in den methodischen Ansätzen zur Krankheitsbewältigungsforschung behandelt werden.

a) Abwehr versus Coping

Die folgenden Ausführungen zum Verhältnis von „Abwehr" und „Coping" stammen aus einer vergleichenden Arbeit beider Konzepte mit drei unterschiedlichen

Patientengruppierungen: Leukämiepatienten, die sich unmittelbar vor einer allogenen Knochenmarktransplantation befanden, Patienten mit einem Morbus Crohn sowie Patienten, die wegen psychischer Probleme nach einer psychotherapeutische Behandlung suchten (Tschuschke et al., 2002).

Das psychoanalytische Konzept der Abwehr hat seine Ursprünge in Freuds Definition der Abwehr als eines unbewussten Kampfes des Individuums gegen unlustvolle Vorstellungen und Gefühle (S. Freud, 1926). Gleichzeitig präzisierte er seinen früher verwendeten Begriff „Verdrängung", indem er bemerkte, dass dieser als einer unter vielen Abwehrformen betrachtet werden sollte. Anna Freuds *Ich und die Abwehrmechanismen* (1946) war ein sehr wichtiger Schritt in der Evolution und Popularisierung psychoanalytischer Vorstellungen über das Abwehrkonzept. Ausgehend von zehn Abwehrmechanismen, die S. Freud beschrieben hatte, fügte A. Freud weitere hinzu. Ihre Beobachtung, dass Individuen dazu tendieren, nur ein spezifisches, eingeschränktes Repertoire von Abwehrmechanismen zu verwenden, führte in der weiteren Debatte zu der Annahme, dass „Abwehr-Stile" mit bestimmten psychologischen Problemen verknüpft seien (Parker und Endler, 1996).

So wurde auch die Überlegung von A. Freud aufgeworfen, dass einige Abwehrmechanismen als *potenziell* „pathologischer" anzusehen seien als andere. Post-Freudianische Theoretiker griffen die „Adaptivität" (die nichtpathologischen Aspekte) einiger Abwehrmechanismen schnell auf. So entstand bald eine ziemlich umfangreiche Debatte, und in deren Gefolge entwickelten sich Modelle, die zwischen „adaptiven" und „nichtadaptiven" Abwehrformen unterschieden (Haan, 1977) bzw. zu einer Hierarchie der Psychopathologie führten (Menninger, 1963; Bond et al., 1983; Perry und Cooper, 1989). Speziell das Modell von Vaillant (1971; 1977), das ein hierarchisches Modell von „unreifer" zu „reifer" Abwehr postuliert, führte zu einem wichtigen Einfluss auf die Literatur zur Abwehr.

Das Coping-Konzept ist dagegen wesentlich jüngeren Datums (siehe oben). Seit den späten 60er Jahren kann man eine fast „lawinenartig" angewachsene Forschung in diesem Bereich feststellen. Bewusste Reaktionen auf stressende, bedrohliche Situationen wurden in dieser neueren Literatur als „Coping-Reaktionen" konzeptualisiert. Obgleich eine schier unendliche Zahl von Coping-Reaktionen, -Strategien oder -Stilen verfügbar ist, begannen Forscher eine bestimmte Zahl von ihnen als basale Coping-Reaktionen empirisch zu untersuchen. So entstanden zwei Grunddimensionen: emotionales Coping (emotion-focused) und problemorientiertes Coping (problem-focused) (Parker und Endler, 1996).

Weitere Entwicklungen führten in den 70er und 80er Jahren zu der Überzeugung unter Stress-Forschern, dass die „Coping-Muster" weniger durch Personenfaktoren bestimmt seien als vielmehr durch Situationsfaktoren (Folkman und Lazarus, 1980). Coping wurde so mehr als ein „Prozess" aufgefasst, der im Rahmen externer Anforderungen zu verstehen und zu erfassen sei (Lazarus, 1993). Indem es die Situationsgebundenheit und Kontextabhängigkeit betont (Faller, 1998), ist die Auseinandersetzung zwischen einer Person und der Belastungssituation – als Person-Umwelt-Transaktion – durch eine Bemühung seitens des Individuums gekennzeichnet, ein Kräftegleichgewicht zwischen den Anforderungen der Situation und den Bewältigungsressourcen des Individuums herzustellen (Lazarus und Launier, 1978; Lazarus und Folkman, 1984).

„‚Stress' entsteht, wenn die Anforderungen der Umwelt die Anpassungsfähigkeit eines Individuums übersteigen oder zumindest beanspruchen. Dann setzen Bewältigungsanstrengungen ein." (Faller, 1998, S. 36)

Die Veränderbarkeit der Bewältigungsbemühungen aufgrund von **Bewertungsprozessen** seitens des Individuums ist für das transaktionale Modell charakteristisch: der *primären Bewertung* (wie ist die Lage?) folgt die *zweite Bewertung* (gefährlich, bedrohend?) und schließlich die *Neubewertung* (kontinuierlich vom Individuum im Verlaufe der Erkrankung, des Behandlungs- und Genesungsprozesses), was dann Konsequenzen für das Bewältigungsverhalten hat (Faller, 1998).

Das Verhältnis von Abwehr und Coping wurde verschiedentlich theoretisch erörtert (Haan, 1977; Cohen und Lazarus, 1982; Vaillant, 1986; Beutel, 1988; Kächele und Steffens, 1988; Battegay, 1989). Während Norma Haan (1977) ein hierarchisches Modell von Abwehr und Coping annimmt: in absteigender Folge Coping – Abwehr – Fragmentierung, trennen Cohen und Lazarus (1982) Coping und Abwehr nicht klar voneinander, sie sehen **Coping eher als Oberbegriff und Abwehr als eine Spezialform des Coping**. Das Gegenteil ist bei Vaillant (1986) der Fall: **Coping wird hier als gelungene Form der Abwehr** interpretiert. Dazwischen changieren Auffassungen, die eine Art **Ergänzungsverhältnis** zwischen Abwehr und Coping annehmen (Kächele und Steffens, 1988), wo Coping als gelungene Bewältigung aufgefasst wird, während Abwehr regressive Ängste verhindern soll bzw. eine quasi „bahnende bzw. moderierende" Form von Abwehr nachfolgendes Coping maßgeblich beeinflussen soll (Battegay, 1989): eine übermäßige oder inadäquate Form der Abwehr könnte eine aktive Auseinandersetzung mit der Bedrohung bzw. dem Leiden behindern bzw. sogar unmöglich machen.

Faller (1998, S. 37) hat in einer prägnanten Form die wesentlichen unterschiedlichen Charakteristika beider Konzepte gegenüber gestellt (**Tab. 1.3**).

Es wird eine gänzlich andere Funktion beider Ansätze deutlich, die Spekulationen über gleichfalls unterschiedliche Wirkungen eröffnet: während die Abwehr darauf zielt, Bedrohung von sich fernzuhalten bzw. sie im subjektiven Erleben mehr oder weniger zu modifizieren – sie also zu verleugnen, zu bagatellisieren, zu verdrängen oder zu projizieren – quasi als unbewusster Filter für einkommende Informationen über eine Erkrankung dient, greift Coping einen eher bewussten Umgang mit real gegebenen Fakten um die Erkrankungssituation herum auf.

Eigene Untersuchungen zum Vergleich von Abwehr und Coping bei unterschiedlichen Erkrankungen erbrachten ein sehr spezifisches Bild von eingesetzten Abwehrmechanismen und Coping-Strategien (Tschuschke et al., 2002). Leukämiepatienten unmittelbar vor einer allogenen Knochenmarktransplantation, Patienten mit

Tab. 1.3 Abwehr- versus Coping-Konzept (Faller, 1998)

Abwehr	Coping
Herkunft des Modells aus der Psychoanalyse	Herkunft des Modells aus der Stressforschung
Ziel: bedrohliche Fantasien und Gefühle unbewusst lassen	Ziel: Realitätsbewältigung
sichert die Funktionsfähigkeit des Ichs	sichert die Realitätsanpassung des Individuums
erfolgt unbewusst	erfolgt meist bewusst und verhaltensnah

einem Morbus Crohn und an psychischen Störungen leidende und um psychotherapeutische Hilfe ersuchende Patienten hatten ganz unterschiedliche Abwehr-/Coping-Relationen. Die Untersuchung stützte sich auf semistrukturierte Interviews, durchgeführt von geschulten Interviewern und objektive Ratings der Interviewinhalte durch umfangreich trainierte Bewerter (nicht identisch mit den Interviewern). Konzeptuell getrennt erfasst wurden Abwehrinhalte nach der deutschsprachigen Version der *Defense Mechanism Rating Scales* (Perry und Cooper, 1989; Perry, 1991; Burgmeier et al., 1991) und Coping-Inhalte nach dem *Ulmer Coping-Manual (UCM)* (Tschuschke et al., 1996). Die Ratings bezogen jeweils das gesamte Interview ein (Tonbandmitschnitt), d. h., die Ratings erfolgten auf der Ebene des grammatikalischen Satzes unter Einbezug des Kontextes (Interview-Passage/-Abschnitt) und fußten nicht auf einer globalen Einschätzung über das gesamte Interview hinweg.

Leukämiepatienten zeigten ein sehr hohes Abwehrniveau mit vorwiegend als „reifer“ anzusehenden Abwehrmechanismen („Intellektualisierung“, kaum „Verleugnung“ und kaum projektive Abwehr) bei gleichzeitig sehr hohem Coping-Niveau (aktiv, kämpferisch, compliant) (Tschuschke et al., 2002). Patienten mit einem Morbus Crohn hatten ein ähnlich hohes Abwehr- und Coping-Niveau, wobei speziell ein recht „reifes“ Abwehr-Niveau („zwanghafte Abwehr“, wenig „Verleugnung“ und wenig projektive, spaltende Mechanismen) neben einem gleichfalls aktiven und nicht „resignativem Coping“ imponierte.

Neurotische, persönlichkeitsgestörte und psychosomatische Patienten dagegen wiesen ein vergleichsweise hohes „unreifes“ Abwehrmuster auf (viel „Verleugnung“, viel projektive Mechanismen, „Ausagieren“) und praktisch kein Coping.

Leukämiepatienten waren faktorenanalytisch grob zu kennzeichnen als ein Patienten-Klientel, das speziell durch Coping-Anstrengungen (zuweilen „resignatives Coping“, zugleich aber auch starke Ausprägungen in „Ablenkung von der Krankheit“, hoher „Compliance“ und ausgeprägter „kämpferischer Haltung“ [„Fighting Spirit“]) gekenzeichnet war, während Patienten mit Morbus Crohn durch einen „Narzissmus-Faktor“ beschreibbar waren (die Abwehr erfolgte stark über eigene

„Omnipotenz"-Gefühle, aggressive „Entwertung" anderer und „Idealisierungsbestrebungen" z. B. medizinischer Maßnahmen bzw. Ärzte). Die Patienten mit psychischer Problematik dagegen waren durch eine dominierende „unreife" (frühe) Abwehr und zugleich „resignatives Coping" bzw. gar kein Coping gekennzeichnet.

Diese Ergebnisse legen den Schluss nahe, dass Abwehr und Coping verschiedene Aspekte erfassen. Wie auch Faller (1998) ausführt (siehe **Abb. 1.2**), könnte Abwehr ein vorgeschalteter Filter der unbewussten Wahrnehmung sein, der – maladaptiv, also verleugnend, spaltend, projizierend, mithin Realitätsaspekte zu sehr verzerrend – eine angemessene Reaktion (Coping) verhindert oder zumindest erschwert oder gar unmöglich macht.

Es ist grundsätzlich festzuhalten, dass der augenblickliche Forschungsstand zum Verhältnis von Abwehr und Coping absolut unzureichend ist und eher in den Kinderschuhen steckt. Die Frage, ob es sich bei Abwehr- und Coping-Prozessen um ein und dasselbe – das dann nur begrifflich unterschiedlich gefasst wäre – oder um gänzlich verschiedene Aspekte des menschlichen Erlebens und Verhaltens oder – dritte Möglichkeit – ob es sich um einander ergänzende und nur teilweise überlappende Aspekte handelt, dies ist eine meiner Auffassung nach nur empirisch zu klärende Frage. Arbeiten des Verhältnisses beider Konzepte sollten am besten bei unterschiedlichen Krankheitsbildern vorgenommen werden, indem beide Konzepte operational und getrennt voneinander an denselben Patienten zur selben Zeit und im Verlauf untersucht werden.

b) Persönlichkeit und Coping

Coping muss im weitesten Sinne als die **kognitive** und **verhaltensbezogene** (behaviorale) Reaktion des Individuums auf die Erkrankung, hier also die Krebserkrankung, betrachtet werden. Nach Lazarus und Launier (1978):

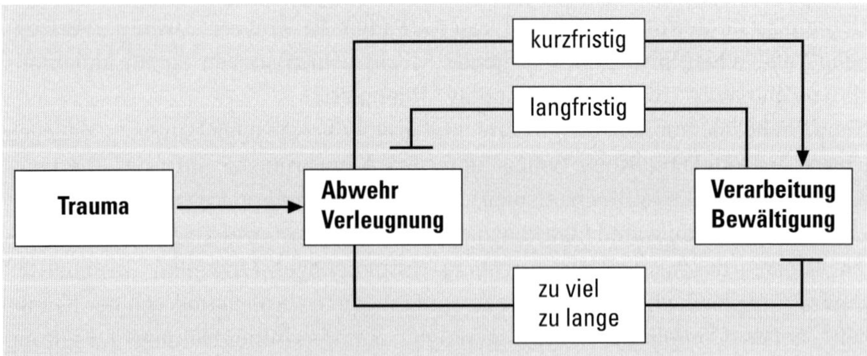

Abb. 1.2 Schematische Darstellung des Verhältnisses von Abwehr und Coping (nach Faller, 1998)

„Kognitive Bewertung ist zu verstehen als ein mentaler Prozess der bewertenden Einordnung eines Ereignisses gemäß dessen Bedeutung für das Wohlbefinden einer Person (primäre Bewertung) oder in Bezug auf die verfügbaren Bewältigungsmöglichkeiten (sekundäre Bewertung)." (Lazarus und Launier, 1978, zit. n. Schwarz, 1994, S. 28).

Die kognitiven und behavioralen Antworten/Reaktionen des Individuums auf Krebs umfassen zum einen die **Bewertung** der Lage (also die persönliche Bedeutung der Krebserkrankung für das betroffene Individuum) sowie die darauf folgenden **Reaktionen** (also was das Individuum denkt und tut, um die Bedrohung durch Krebs zu reduzieren) (Watson und Greer, 1998). Auch werden **affektive** Reaktionen (z. B. Angst, Depression) in das Spektrum der betrachteten Reaktionen mit einbezogen.

„Auf den Bewertungsprozess haben wesentlichen Einfluss die Faktoren *beliefs* und *commitment*. Damit sind die spezifische Bedeutung eines Ereignisses und dessen Folgen auf dem Hintergrund allgemeiner kultureller und persönlich-emotionaler, motivationaler **(Wille)** und übergreifender weltanschaulicher Einstellungen **(Sinn)** gemeint – womit übrigens auch die psychoanalytische Abwehrlehre kompatibel wäre. Das Coping-Konzept bringt somit zwei zentrale psychologische Denkrichtungen – die Psychoanalyse und die Lerntheorie – miteinander in Berührung; auch über neurobiologische Korrelate wurden bereits Erörterungen angestellt (Schüßler, 1988).
Entgegen der mechanistischen Auffassung von Belastungswirkungen (Stress als Spannungszustand eines Werkstücks bei Einwirkung einer Kraft) hat der menschliche Organismus die Möglichkeit, in seinem Verhalten auf äußere und innere Anforderungen zu reagieren. Dazu meint Lazarus (1981): ‚Psychischer Stress gründet weder in der Situation noch in der Person, obwohl er von beiden abhängt. Er entsteht vielmehr aus der Art, wie eine Person die adaptive Beziehung einschätzt.' Darauf bezogen fasst von Engelhardt (1986) diesen Prozess zusammen in eine Sequenz aus drei Schritten: Wahrnehmen Beurteilen Handeln." (Schwarz, 1994, S. 28f.; Hervorhebung im Original)

Krankheitsverarbeitung muss als ein **Prozess** verstanden werden, nicht als statische Reaktion eines Individuums auf immer gleiche, wiederkehrende Umgebungsbedingungen, mithin ist sie kein einmaliges Ereignis und Krankheitsbewältigungsstrategien können sich mit der Zeit ändern, und es können Phasen unterschieden werden (Hürny, 1996; S. 961):

- Vorgeschichte: biographisch definierte Ängste und Phantasien über Krebs
- erste Symptome: Wahrnehmung bzw. Vernachlässigung der ersten Symptome
- erster Arztbesuch und anschließende Abklärung
- Erstbehandlung (häufig chirurgisch)
- Auftreten eines Rezidivs bzw. von Metastasen
- Zweitbehandlung (häufig Chemo- bzw. Strahlentherapie)
- Heilung/chronische Krankheit/Sterben und Tod

Krankheitsbewältigungsforschung muss demzufolge von einem prozessualen, hoch individuellen Geschehen ausgehen, dem ein **multifaktorielles Umwelt-Person-Passungsgefüge** (Filipp und Aymanns, 1987) zugrunde liegt. Individuen sind unterschiedlich. Sie reagieren auf je spezifische Situationen mit einem hoch individuellen Bewertungsprozess, der wiederum lebensgeschichtlich determiniert ist, der die aktuell gegebenen Faktenlage mehr oder weniger vollständig richtig erfasst und konsekutiv diejenigen Bewältigungsressourcen zum Tragen kommen lässt, die aufgrund des vorangegangenen Bewertungsprozesses nicht abgeblockt, sondern freigegeben werden. Diese Auffassung von Coping ist mehrheitlich akzeptiertes Verständnis in der diesbezüglich verfügbaren Literatur und selbstverständlich offen für Modifikationen aufgrund zukünftig möglicher neuerer Forschungsergebnisse.

Unbeantwortet bleibt zur Zeit noch die Frage, inwieweit die Coping-Flexibilität, die ja als situationsabhängig angesehen wird (state), abhängig ist von überdauernden Persönlichkeitsfaktoren (traits). Wie weit wird also ein gegebenes Individuum aufgrund einer veränderten Situation seine aktivierten Coping-Qualitäten und -Intensitäten verändern? Oder setzt die Persönlichkeitsstruktur doch eher den Rahmen für das aktivierbare Spektrum an Coping-Ressourcen?

Die **„Krebspersönlichkeit"** oder **Typ-C-Persönlichkeit** wurde eingangs (siehe oben) kurz als verbreitete Auffassung in der populären Meinung und auch mancher Forschungsansätze erwähnt. Sie geht zurück auf historisch überlieferte Sichtweisen zu Zeiten von Hippokrates und Galen.

Persönlichkeit als Konstrukt meint die **„**integrierte und dynamische Organisation der physischen, mentalen, moralischen und sozialen Qualitäten eines Individuums, wie sie sich in Beziehung zu anderen Menschen manifestiert**"** (Drever, 1952). Sie kann ebenfalls als die Komplexität der natürlichen und erworbenen Impulse und Gewohnheiten der Person beschrieben werden, wie sie sich in unseren sozialen Interaktionen ausdrücken (Watson und Greer, 1998).

Spricht man die „Krebspersönlichkeit" als möglichem Konzept zur Untersuchung eines zur Krebserkrankung disponierten Persönlichkeitstypus an („cancer prone personality"), so handelt es sich um eine stereotype Typologie, bei der extreme Charakteristika in den Blick genommen werden, die keine normale oder durchschnittliche Person kennzeichnen, sondern Elemente von Verhaltensweisen; zudem sind Persönlichkeitstypen nicht notwendigerweise einander ausschließend und beschreiben häufig nur einen Temperament-Typus, d. h. konstitutionelle Prozesse, die Verhalten (mit)bestimmen (Watson und Greer, 1998).

Die verfügbare psychoonkologische Forschungsliteratur ist meist einfaktoriell ausgerichtet gewesen, d. h., man war lange Zeit – ganz entgegen der Komplexität des Coping-Ansatzes – an einem simplen Ursache-Wirkungs-Mechanismus interessiert (Schwarz, 1994). Ein bestimmtes Persönlichkeitsmerkmal wurde im Hinblick auf das Auftreten einer Krebserkrankung betrachtet.

Drei verschiedene methodische Vorgehensweisen lassen sich voneinander unterscheiden (Watson und Greer, 1998):

1. retrospektiver Ansatz
2. semiprospektiver Ansatz
3. prospektiver Ansatz

1. Retrospektive Studien untersuchen Merkmale der Persönlichkeit, wenn eine Krebserkrankung bereits vorliegt. Hier werden Patienten bezüglich ihrer Einschätzungen retrospektiv befragt, d. h., sie sollen sich im Vorfeld der Erkrankung retrospektiv beschreiben. Ergebnis solcher Untersuchungen ist fast regelmäßig, dass ein Persönlichkeitstypus resultiert, der durch Unsicherheit, Unterdrückung negativer Emotionen (speziell Ärger), mit einer angepassten, sich unterordnenden Attitüde gekennzeichnet ist.

In einem differenzierten Überblick konzentrierte sich Jensen (1991) auf **Brustkrebserkrankungen**. Hierbei handelt es sich um eine Form der Krebserkrankung, die ein großes Ausmaß von psychosozialem Forschungsinteresse auf sich gezogen hat, teilweise wegen ihrer hohen Prävalenz (sie ist die am häufigsten auftretende Krebsart bei Frauen in den westlichen Staaten) und wegen ihrer hohen Mortalität (an zweiter Stelle hinter Lungenkrebs).

Jensen geht sehr kritisch mit der Methodik in vielen der Studien auf diesem Gebiet um und schlussfolgert, dass es keine valide Basis für die Annahme einer Korrelation zwischen der Persönlichkeit und dem Risiko der Frauen, Krebs zu entwickeln, gebe. Dennoch empfiehlt er, weitere Untersuchungen im Bereich „unterdrückte Aggression und Introversion“ vorzunehmen. Dieser interessante Aspekt beruht auf frühen Arbeiten von Morris und Greer (1982), die fanden, dass die **Unterdrückung von Ärger** mit einem höheren Risiko, eine Brustgeschwulst bösartiger Natur zu entwickeln, assoziiert war.

In einem sorgfältigen Literaturüberblick bezüglich Lungenkrebserkrankungen kamen Bernhard und Ganz (1991) zu einer ähnlichen Schlussfolgerung wie Jensen: Einige frühe Untersuchungen legen die Vermutung nahe, dass **emotionale Unterdrückung** und Konformität mit einem Lungenkrebsrisiko assoziiert sind; allerdings ist es schwierig, diese Variablen vom Rauchverhalten abzutrennen, das einen profunden Einfluss auf die Krankheitsinzidenz hat, wie auch von den Einflüssen einer latenten oder evidenten Erkrankung. Die Autoren fanden keinen konsistenten Nachweis für eine Persönlichkeit, die das Risiko für eine Lungenkrebserkrankung erhöhen würde.

Kune und Mitarbeiter (1991) verglichen in einer kontrollierten Studie 637 Patienten, die als an kolorektalem Karzinom Erkrankte neu diagnostiziert waren, mit 714 nach Alter und Geschlecht gematchten, normalgesunden Personen. Die Autoren fanden, dass die Krebspatienten signifikant mehr von einer unglücklichen Kindheit und ihrer jüngsten Vergangenheit als Erwachsener berichteten als die Kontrollpersonen; außerdem gaben sie an, starkes Unwohlsein als Reaktion auf Ärger zu verspüren, darunter waren „Resignations-Gefühle“, „depressive Gefühle“ oder sich „aufgewühlt fühlen“. Die Autoren bemerken, dass die genannten Beziehungen zwar moderat, aber dennoch signifikant waren (z. B. streute das relative Risiko für Ärger zwischen 1.54 und 2.54 und das für Verlust eines Elternteils und Unglücklichsein von 1.58 bis 1.88). Auch gaben sie das potenzielle Problem eines Erinnerungsbias zu bedenken, hervorgerufen durch das Wissen um die Krebsdiagnose, das die Antworten der Patienten auf Fragen beeinflusst haben könnte (d. h., Patienten mit Krebs können eventuell unterschiedlich auf Fragen über soziale Erwünschtheit und Gefühlsausdruck geantwortet haben). Ein solches Bias

hat womöglich falsche Ergebnisse zur Folge, wie dies bereits mehrfach erwähnt worden ist.
Die 34 Krebspatienten, die über ihre Erkrankung nichts wussten, unterschieden sich in nur einer der sieben Affektunterdrückungsmodalitäten signifikant von Kontrollpersonen. Allerdings handelte es sich um eine kleine Stichprobe, die dazu wahrscheinlich noch nicht per Zufall aus dem größeren Gesamt der Gruppe mit kolorektalem Karzinom ausgewählt worden war. Dennoch liegt es in der Natur solcher retrospektiven Studien, dass es schwierig ist, den Effekt der Erkrankung per se von den Effekten psychosozialer Variablen darauf zu trennen, ungeachtet des großen Stichprobenumfangs und sorgfältig angewandter Methodologie (Spiegel und Kato, 2000; Watson und Greer, 1998).

2. Semiprospektive Studien sind solche Untersuchungen, die Patienten vor der eigentlichen Diagnose erfassen. Entweder ist der Untersucher blind für die Diagnose oder der Patient selbst. Eine der frühesten Studien dieser Art ist die von Kissen (1964), der Patienten mit einem Lungenkarzinom mit Kontrollpersonen verglich, die unter Brustkastenbeschwerden litten. Der Untersucher war „blind" gegenüber der Diagnose und kam zu der Auffassung, dass die Patienten mit einem Lungenkarzinom eine geringere Fähigkeit zum Emotionsausdruck hatten, selbst bei Kontrolle der Rauchgewohnheiten.
Wie Spiegel und Kato (2000) berichten, ergab sich ein ähnliches Bild erst in jüngster Zeit für Patientinnen mit Gebärmutterhalskrebs (Antoni und Goodkin, 1988). Biopsien zeigten, dass ein größeres Ausmaß an Dysplasie mit einem eher „respektvollen" und konformistischen Persönlichkeitsstil assoziiert war. Die Testungen waren durchgeführt worden nach der Untersuchung durch den Arzt und noch bevor die Ergebnisse der Biopsie bekannt waren. Die Verhaltensweisen konnten nicht aufgrund einer schwereren Erkrankung als mehr „konformistisch" oder mehr „respektvoll" bewertet werden, da zervikale Dysplasien symptomlos sind. Ein Beitrag anderer behavioraler Einflüsse bei der Entwicklung von zervikalem Krebs ist wahrscheinlicher, da sexuelles Verhalten und die Exposition gegenüber dem menschlichen Papillomavirus, Ernährungsverhalten und Rauchen, weiterhin zum Risiko beitragen (Lambley, 1993).
Weitere Studien dieser Art zeigten Watson und Greer (1998) zufolge einen unnormalen Ausdruck von Emotionen (Greer und Morris, 1975; Morris et al., 1981), rationalisierendes und emotionsunterdrückendes Verhalten (Wirsching et al., 1988), weniger Ärger und Aggressivität (Grassi und Molinari, 1988) oder eine Unterdrückung von Emotionen mit einer Unfähigkeit zum Ärgerausdruck (Cooper und Farragher, 1993).
Aufgrund der Tatsache, dass diese Studien Persönlichkeitsprofile *vor* dem Bekanntwerden von Biopsieergebnissen erfassten, sind sie retrospektiven Untersuchungen, die nach den Diagnosen durchgeführt wurden, eindeutig überlegen. Watson und Greer (1998) verweisen dennoch auf die Wahrscheinlichkeit, dass Patienten heutzutage sensibler für und kenntnisreicher über Krebserkrankungen sei-

en und bereits Vorstellungen über Krebs entwickelt haben könnten, bevor sie Kenntnis über die Diagnose erlangten, was die Validität der semiprospektiven Untersuchungen insgesamt fraglich erscheinen ließe.
Scherg (1987) legt sogar die Vermutung nahe, dass die Bemühung, ein mögliches Bias um die Kenntnis der Diagnose auszuschalten, gerade den Persönlichkeitseffekt hervorrufen könnte, der untersucht werden soll. Noch wichtiger dürfte nach Watson und Greer (1998) jedoch die Geschwindigkeit sein, mit der heutzutage eine Krebsdiagnose erreicht werden könne, was die Möglichkeit einer prädiagnostischen psychologischen Einschätzung insgesamt doch stark herabsetze.

3. Die stärkste Unterstützung für jegliches psychologische Modell bei der Krebsentstehung sehen Watson und Greer (1998) in den Ergebnissen echter **prospektiver Studien**. Nur ließen sich Untersuchungen dieser Art leider an einer Hand abzählen. Bei der Mehrheit dieser Untersuchungen handele es sich um exploratorische epidemiologische Studien, die nach Faktoren vor Erkrankungsmanifestationen suchten, also auch nicht spezifisch auf Krebserkrankungen hin ausgelegt gewesen seien. Entsprechend uneinheitlich hätten sich die Ergebnisse dargestellt.
Hagnell (1966) fand keine Beziehungen zwischen Persönlichkeit und nachfolgender Krebsinzidenz, obwohl die Daten einen Trend zu einer „unstabilen" Persönlichkeit bei Frauen nahe legten, der Krebsentstehung mit beeinflusst haben könnte. Watson und Greer (1998) kommentieren das Typ-C-Persönlichkeitsmodell – einer für eine spätere Krebserkrankung disponierende Qualität von menschlicher Persönlichkeit – insgesamt sehr kritisch. Dieses ursprünglich von Morris (1980) verbreitete und später von Temoshok (1985) aufgegriffene Konzept – dem Typ-A-Konzept der Risikopersönlichkeit (stark emotional, aggressiv) für eine koronare Erkrankung entgegengesetzt – sei charakterisiert durch ein Verhalten, das als unterwürfig, angepasst, unsicher, schwach im Ausdruck negativer Emotionen (speziell von Ärger) zu bezeichnen sei. Dieses „Typ-C-Verhaltensmuster" wurde in der Tat öfters bei Patienten empirisch festgestellt, die eine Krebserkrankung entwickelten. Watson und Greer (1998) betonen jedoch, dass die Koexistenz eines solchen Verhaltensmusters nicht ausreiche, die Annahme einer kausalen Beziehung zu stützen. Es habe bislang kein klares biologisches Bindeglied zwischen Typ-C-Verhalten und Krebs gefunden werden können. Es müsse ferner berücksichtigt werden, dass Persönlichkeitstypologien Stereotype seien, die nur einen Bruchteil der untersuchten Personen als „true to type", also typenkonform, mit dem vollen Bild der fokussierten Verhaltensmerkmale, charaktersisieren würden.
Schwarz (1994) kritisiert das Konzept der Krebspersönlichkeit dahingehend, dass nur

> „... der reaktive Charakter, also die krankheitsbezogene Natur der Phänomene des Typus C nachgewiesen ist. Die relativ einhellige Literaturmeinung zu den Merkmalen von onkologischen Patienten findet darin ihre Erklärung, dass im Grunde immer dasselbe gemessen wurde, nämlich die Reaktion von Menschen auf eine Krebserkrankung." (Schwarz, 1994, S. 109f.)

Faktoren des Lebensstils sind bedeutsame Aspekte einer möglichen nachfolgenden späteren Krebserkrankung (z. B. Rauchen), „aber Persönlichkeit ist es nicht." (Watson und Greer, 1998, S. 96) Dennoch habe sich die zu einer Krebserkrankung neigende Persönlichkeit zu einem populären Mythos ausgewachsen, der sich hartnäckig in der Bevölkerung halte (Doan et al., 1993):

> „... wir bezweifeln jedoch, dass Wissenschaft allein jemals die Kontroverse hinsichtlich des Glaubens an psychologische Effekte im Bezug auf Krebs lösen wird." (Doan et al., 1993, S. 148)

Insgesamt muss man sehr gemischte Ergebnisse über intrapsychische Variablen und Krebsentstehung feststellen, und die Effektstärken der gefundenen Ergebnisse sind höchstens gemäßigt. Eine andere hervorstechende Kritik bezüglich dieser Literatur betrifft die Schwierigkeit, Einigkeit über ein konsistentes Persönlichkeitsmodell herzustellen, das womöglich mit Krebsentstehung assoziiert ist. Allerdings scheint es zumindest einige Konvergenz hinsichtlich eines Persönlichkeitstypus zu geben, der durch **emotionale Unterdrückung** charakterisiert ist, speziell **Ärgerunterdrückung** und -zurückhaltung sowie einen **konformistischen Persönlichkeitsstil**. Es ist schließlich oft schwierig, die kausale Richtung zwischen Persönlichkeitstypus und Krebs zu klären, da die meisten Untersuchungen dazu neigen, retrospektiv angelegt zu sein. Retrospektive Studien unterliegen dem subjektiven Erinnerungsbias: Patienten mögen bestimmte Informationen über- oder unterbetonen, damit die Ergebnisse der Untersuchung verfälschend.
Eine wie auch immer geartete Beziehung zwischen dem Persönlichkeitsstil und Krebs stellt jedoch keine *kausale* Erklärung dar (Spiegel und Kato, 2000).

1.2 Interpersonale, soziale Variablen

Soziale Schicht und Krebserkrankung

Die soziale Schichtzugehörigkeit ist direkt und umgekehrt proportional mit dem Auftreten einer Krebserkrankung verknüpft (Balfour und Kaplan, 1998). Das heißt, je niedriger die soziale Schichtzugehörigkeit, desto höher die Inzidenzrate (Erkrankungswahrscheinlichkeit) und umgekehrt. Auch die Krebsmortalität hat die gleiche inverse Beziehung: je höher die Sozialschicht, desto günstiger die Überlebenschancen und umgekehrt, je niedriger die Sozialschichtzugehörigkeit, desto höher die Mortalitätsrate.
Wenn man sich als Beispiele Lungen-, Brust- und Darmkrebserkrankungen herausgreift (Balfour und Kaplan, 1998), so lassen sich Muster erkennen, die auch für die meisten anderen Krebserkrankungen Gültigkeit beanspruchen dürften. Lungenkrebs ist eindeutig mit Rauchen verbunden, je niedriger die soziale Schichtzugehörigkeit, desto früher wird mit Zigarettenrauchen begonnen, was

wiederum bedeutet, eine längere Lebensstrecke zu rauchen als bei späterem Beginn, mehr Zigarettenkonsum pro Tag bei gleichzeitig niedrigeren Beendigungsraten als in höheren sozialen Schichten (Hulshol et al., 1991; Pugh et al., 1991). Nicht nur der erhöhte Zigarettenkonsum scheint ausschlaggebend zu sein, Angehörige der sozial schwächeren Schichten sind häufiger und intensiver beruflich bedingten Ausdünstungen und Dämpfen im industriellen Bereich sowie allgemein stärker Luftverunreinigungen ausgesetzt (Dayal et al., 1984; Jacobsen, 1984). Andererseits verbleiben die genannten Relationen selbst bei Berücksichtigung des erhöhten Zigarettenkonsums erhalten, was darauf hindeutet, dass das Rauchen allein nicht ausschlaggebend sein kann und es noch andere relevante Faktoren geben muss (Balfour und Kaplan, 1998).

Brustkrebs steht als Erkrankung eindeutig in Zusammenhang mit einer Reihe von reproduktiven Faktoren: Nulliparae (Frauen, die keine Kinder geboren haben), Alter bei der Geburt des ersten Kindes, frühe Menarche und späte Menopause (Balfour und Kaplan, 1998). Diese Kombination legt nahe, dass endokrine Faktoren eine hervorragende Rolle bei Mammakarzinomen spielen, wie z. B. Östrogen. Andererseits ist reproduktives Verhalten verknüpft mit sozialer Schichtzugehörigkeit. Sozial schwächere Frauen gebären früher und mehr als Frauen in höheren Sozialschichten. Weiterhin dürften Ernährungsfaktoren eine wesentliche Rolle spielen, wodurch Menarche und Menopause beeinflusst werden. Zum Beispiel verlängert eine gute und ausgewogene Ernährung die Fruchtbarkeitsphase (Balfour und Kaplan, 1998). Als **Hauptrisikofaktoren für Brustkrebs** gelten – neben einem genetischen Risiko – eine hohe Fettzufuhr in der Ernährung, Rauchen und wenig körperliche Bewegung bzw. geringe sportliche Betätigung. Alle genannten Risikofaktoren stehen in inverser Beziehung zur sozialen Schichtzugehörigkeit.

Darmkrebserkrankungen sind gleichfalls invers mit Schichtzugehörigkeit verknüpft, speziell wenn man als Schichtmerkmal die Qualität der beruflichen Beschäftigung zugrunde legt (Balfour und Kaplan, 1998). Als primäre Risiken gelten eine Ernährung mit geringer Faserhaltigkeit und hohem Protein- und Fettgehalt sowie geringe körperliche Bewegung (Thomas, 1987; Doll und Peto, 1981).

„Je ärmer du bist, desto größer ist das Risiko, dass du an Krebs stirbst und desto kürzer die Überlebenszeit bei Krebs … In einer prospektiven Studie über sozioökonomischen Status und Krebsmortalität (Smith, 1979) wurde berichtet, dass Männer in den einfachsten Berufen ein um 50 % höheres Risiko an allgemeiner Sterblichkeit bei allen möglichen Krebserkrankungen besitzen, verglichen mit Männern in den qualifiziertesten Berufen; zusätzlich gab es deutliche Hinweise eines solchen Trends über alle Berufsstufen hinweg. Neben einer generellen Beziehung zwischen Krebsüberleben, wurde eine inverse Beziehung zwischen Krebsüberleben und sozioökonomischem Status für folgende Krebserkrankungen nachgewiesen: Lungen-, Darm- und rektaler Krebs, Brustkrebs, Cervixkarzinom, Blasen-, Lymphom-, Prostata-, Magen-, Nierenkrebs und Hirntumoren … Innerhalb der niedrigeren Sozialschichten stellen sich vermehrt Rezidive ein, und das in einem früheren Lebensabschnitt.“ (Balfour und Kaplan, 1998; S. 82 f., Übers. v. Verf.).

Der sozioökonomische Status und seine inverse Beziehung zum Auftreten verschiedenster Krebserkrankungen wird speziell in den USA zurückgeführt auf „materielle Deprivation" (Armut), was speziell in einen schlechteren Zugang zu medizinischer Behandlung einmündet sowie in reduzierte Möglichkeiten, die Erkrankung zu bekämpfen. Auch wird angenommen, dass es soziale Unterschiede im Erkennen von frühzeitigen Symptomen gibt, sodass verzögert diagnostische Abklärungen und weniger Vorsorgeuntersuchungen aufgesucht werden und Schwierigkeiten bestehen, mögliche Behandlungen einzuschätzen.
Wie Richardson et al. (1994) vermuten, leiden die meisten verfügbaren psychoonkologischen Studien darunter, dass die soziale Schichtzugehörigkeit nicht oder nicht ausreichend berücksichtigt wurde. Soziale Schichtzugehörigkeit sei ein starker und zuverlässiger Faktor in der Voraussage von Überleben bei Krebs. Funch und Marshall (1983) z. B. fanden eine signifikante Beziehung zwischen den Patienteneinschätzungen von subjektiv erlebtem Stress und ihrer als inadäquat bewerteten Einkommenssituation und schlechteren Krankheitsverläufen. Diese Ergebnisse deuten darauf hin, dass weniger erlebter Stress eine Rolle spielt als vielmehr die Schichtzugehörigkeit (Richardson et al., 1994). Die Vernachlässigung des Schichtfaktors dürfte weiterhin wichtig sein für die unbefriedigende Forschungslage zur Rolle des Stresses (siehe oben) bei Krebsinzidenz.

1.3 Zusammenfassung

Es gibt wenig Unterstützung für die These einer Beziehung zwischen **Depression und Krebsinzidenz**. Dieses Forschungsgebiet leidet unter erheblichen methodologischen Schwächen wie speziell die Studien, die im Design retrospektiv angelegt sind, was für die meisten Untersuchungen dieser Art zutrifft. Auch ist es wenig wahrscheinlich, dass eine gestiegene Krebsinzidenz oder -sterberate aufgrund von **Trauerreaktionen** ins Kalkül gezogen werden müsste, wie umfangreiche und interpretierbare Studien zeigen. Zudem ist eine prolongierte oder gar pathologische Trauerreaktion nicht spezifisch für eine Krebserkrankung, sie kann ganz andere körperliche Krankheitsmanifestationen nach sich ziehen als eine Krebserkrankung.
Die **Stresshypothese** lässt sich ebenfalls kaum unterstützen. Es gibt keinen Hinweis darauf, dass an Krebs erkrankte Personen im Vorfeld des Ausbruchs der Erkrankung mehr unter stressvollen und belastenden Lebensereignissen gelitten haben als gesunde Personen. Dies zeigen sehr umfangreiche Kohorten-Studien.
Am ehesten scheint es zumindest einige Konvergenz hinsichtlich eines **Persönlichkeitstypus** zu geben, der durch emotionale Unterdrückung charakterisiert ist, speziell Ärgerunterdrückung und -zurückhaltung sowie einen konformistischen Persönlichkeitsstil. Aber auch hier gibt es derzeit noch viele uneinheitlichen Forschungsergebnisse, was überwiegend auf methodische Schwächen der Untersu-

chungen zurückzuführen ist: sie sind zumeist retrospektiv und könnten eventuell nur eine Reaktion der Patienten auf die Diagnose darstellen, die methodische Erfassung der Persönlichkeitskonstrukte ist äußerst uneinheitlich und zum großen Teil defizitär, biologische Parameter sind meistens nicht in den Studien ausreichend kontrolliert und seltenst multivariat in Verbindung mit psychologischen Variablen gesetzt worden, sodass letztlich psychologische Merkmale eine Reflexion des Erkrankungszustandes sein könnten und nicht seine Ursache.

Der **sozioökonomische Status** und seine inverse Beziehung zum Auftreten verschiedenster Krebserkrankungen als maßgebliche Größe ist viel stärker zu berücksichtigen und wurde bislang in zu vielen Untersuchungen vernachlässigt.

Die **methodischen Schwächen** der vorliegenden Untersuchungen haben bei der Interpretation der Ergebnisse zumeist keine gesonderte Beachtung gefunden, nämlich, dass die meisten kleineren Studien, die einen Zusammenhang zwischen psychosozialen Faktoren und Krebs gefunden haben, „... auf offenen klinischen Interviews beruhen..." (Hürny, 1996, S. 968). Eine höher auflösende empirische Vorgehensweise – qualitative Interviews und weniger Fragebögen – bei Verwendung einer prospektiven Vorgehensweise unter Berücksichtigung des Krankheitsstadiums und des physischen Gesamtzustandes (Karnofsky) sowie sozialökonomischer Faktoren sollte validere Aufschlüsse über den relativen Stellenwert psychologischer Faktoren bei der Krebsinzidenz erbringen.

II

Psychosoziale Faktoren und Krankheitsverlauf bei Krebserkrankungen

Wie, so lässt sich mit logischer Berechtigung die Frage aufwerfen, sollten psychosoziale Faktoren den *Krankheitsverlauf* bei eingetretener Krebserkrankung beeinflussen können, wenn sie – wie es im vorangegangenen Kapitel dargelegt wurde – so wenig gesicherte Hinweise auf ihre spezifische Beteiligung bei der *Krebsentstehung* liefern? Nun ist aber die Frage nach der Beteiligung *sozialer* Faktoren weitgehend beantwortet: soziale Schichtzugehörigkeit und sozioökonomischer Status beeinflussen maßgeblich das Risiko, an Krebs zu erkranken. Dies mag an der Art der Ernährung, am häufiger zu registrierenden Risikoverhalten, an geringer ausgeprägtem Wissen um Risiken und Vorsorge, am schlechteren rechtzeitigen Zugang zu Behandlungsmaßnahmen oder aber auch an intrapersonalen, also psychischen Faktoren mangelhafter Bewältigungsstrategien liegen. Damit ist der Beitrag der psychologischen Komponente der Krebsinzidenz nach wie vor nicht abschließend geklärt. Es ist immer noch möglich, dass methodisch adäquate Untersuchungen prospektiver Natur einen – wie auch immer gearteten – (Mit-)Verursachungszusammenhang *psychologischer* mit körperbezogenen Variablen aufweisen könnten. Nur stehen diese Untersuchungen noch aus.

Wesentlich mehr interpretierbare Forschungsergebnisse bezüglich psychologischer Faktoren liegen hingegen für den Fall der eingetretenen Krebserkrankung und des möglichen **Einflusses dieser Variablen auf den weiteren Krankheitsverlauf** vor, wie dies aus einem neueren Literaturüberblick hervorgeht. Die Literatur stützt eher eine Verbindung zwischen psychosozialen Variablen und Krankheitsprogression als eine Beziehung zwischen diesen Variablen und Krankheitsinzidenz (Spiegel und Kato, 2000). Dies kann nach Spiegel und Kato (2000) an methodologischen Gründen liegen. Forscher könnten leichter methodologisch-adäquate Untersuchungsdesigns entwerfen, um Hypothesen über die Beziehung zwischen psychosozialen Faktoren und den Fortgang der Erkrankung zu testen als solche, die Verbindungen dieser Faktoren mit dem Auftreten der Erkrankung überprüften. In Untersuchungen mit einem begrenzten Zeitrahmen machten große Zeitspannen zwischen Inzidenz und klinischer Diagnose von Tumoren Voraussagen für alle Krebserkrankungen problematisch. Außerdem sei eine Krebserkrankung nur ein negatives Ergebnis, das durch psychosoziale Faktoren beeinflusst sein könnte. Daher würden große Stichproben benötigt, um Assoziationen zwischen psychosozialen Faktoren und Krebsinzidenz feststellen zu können. Schließlich, da sich psychosoziale Variablen über die Zeit veränderten, sollten Stress, soziale Unterstützung und andere Variablen wiederholt über viele Jahre erfasst werden, um ihren Beitrag zur Krebsinzidenz verlässlich einzuschätzen.

Der lange Zeitrahmen und der große Stichprobenumfang, die notwendig seien, um den Zusammenhang zwischen psychosozialen Variablen und dem Auftreten von Krebserkrankungen abzuklären, würden erklären, warum Studien dieses Typs selten, teuer und sehr schwer durchführbar seien. Die Evidenz könne außerdem aufgrund von realen Unterschieden bei der Krebs*progression* klarer auf der Hand liegen als bei der *-inzidenz*. So könnten psychosoziale Variablen wie emotionaler Ausdruck, soziale Unterstützung und Stress tatsächlich einen stärkeren Einfluss auf den Verlauf der Krebserkrankung als auf seine Auftretenswahrscheinlichkeit haben.

Zu den genannten psychosozialen Faktoren „emotionaler Ausdruck“, „soziale Unterstützung“ und „Stress“ liegen zunehmend mehr Untersuchungsergebnisse vor, wie auch zum Zusammenhang „Persönlichkeit/Bewältigungsverhalten (Coping)“ und Krebsprogression. Aus diesem Grund sollen diese Ergebnisse eingehend im nächsten Abschnitt dargestellt und diskutiert werden.

2 Psychosoziale Variablen und Krebsprogression

2.1 Verarbeitung der Diagnose

Die **psychosozialen Belastungen**, denen an Krebs Erkrankte unterliegen, können von Gesunden schwer nachvollzogen werden. Bei Block (1997) werden aus der „Perspektive der vordersten Front der Krebsbehandlung" (auch hier wieder der martialische Aspekt des „Kampfes" gegen den Krebs, siehe Kap. I.1) nachfühlbar Not und Elend erkrankter und sterbender Patienten aus der Nähe des betroffenen Behandlers geschildert. Faller (1998, S. 25f.) hat die Belastungen bei Krebskranken so plastisch dargestellt, dass sie hier ungekürzt wiedergegeben werden sollen.

„Krebskranke sind mit schweren Belastungen konfrontiert. Während Gesunde die Tatsache, einmal sterben zu müssen, gut ausblenden können, ist ein Krebskranker gezwungen, sich mit diesem Gedanken auseinanderzusetzen. Die natürliche Selbstverständlichkeit des Lebens ist für ihn in Frage gestellt. Gesunde können diesen veränderten seelischen Zustand nur schwer nachvollziehen, sie wissen meist nicht, wie Todesangst sich anfühlt. Zusätzliche Belastungen entstehen durch die körperlichen Auswirkungen der Krankheit, wie Müdigkeit, Schwäche, Appetitlosigkeit, und durch eingreifende Therapiemaßnahmen. Auch die Krankenhausbehandlung selbst erfordert Umstellungen und Anpassungen: Patienten erleben sich als in hohem Maße abhängig von ihren Ärzten, müssen auf deren Therapieangebot vertrauen. Sie müssen sich darüber hinaus unter Umständen daran gewöhnen, von anderen versorgt zu werden, sei es im Krankenhaus oder zu Hause. Manchmal haben sie das Gefühl, ihr eigenes Leben nicht mehr selbst bestimmen zu können, wenn sie beispielsweise auf eine Behandlungsmaßnahme vital angewiesen sind. Dies kann zwiespältige Reaktionen zur Folge haben: einerseits Aufbegehren und Rebellion; auf der anderen Seite kann es sehr hilfreich und entlastend sein, sich vertrauensvoll in die Hände der Ärzte zu begeben. Das Leben außerhalb des Krankenhauses verändert sich ebenfalls. Vertraute Alltagsaktivitäten können zunächst, manchmal auch auf Dauer, nicht mehr ausgeübt werden. Existenzielle Fragen stellen sich: Kann ich noch einmal in meinen Beruf zurückkehren? Was wird aus meiner Familie werden? Sorgen, Trauer, Angst und Wut, die Frage ‚Warum gerade ich?', gehören zu den häufigen Reaktionen bei der Krankheitsverarbeitung. Die nächsten Angehörigen können dem Kranken sehr helfen, wenn sie ihre eigene Befangenheit überwinden und bereit sind, offen über diese Gefühle zu sprechen; zugleich müssen sie zu respektieren lernen, dass die Kranken sich nicht zu jeder Zeit mit ihren Ängsten konfrontieren wollen. Krebskranke brauchen vor allem Zeit und eine kontinuierliche, unaufdringliche Begleitung, um die Belastungen verarbeiten zu können."

Faller (1998, S. 26ff.) führt die wesentlichen physischen, psychischen und sozialen Belastungen an, die mit der Diagnose und der Behandlung einhergehen:

- *Todesdrohung.* Die Diagnose „Krebs“ wird immer noch als gleichbedeutend mit Tod und Sterbenmüssen assoziiert, quasi als „Todesurteil“ („Sturz aus der normalen Wirklichkeit“).
- *Verletzung der körperlichen Unversehrtheit.* Natürlich und normal ist ein Gefühl von „Unverletzbarkeit“, der Gesunde denkt im Grunde gar nicht daran, dass der Organismus mal nicht funktionieren könnte.
- *Autonomieverlust.* Der Gefühl der Selbstbestimmtheit über das eigene Schicksal ist gänzlich erschüttert und verlorengegangen.
- *Verlust von Aktivitäten.* Gewohntes kann gar nicht mehr oder teilweise nicht mehr verrichtet werden.
- *Soziale Isolierung, Stigmatisierungsangst.* Veränderung gewohnter sozialer Beziehungen aufgrund veränderter Reaktionen des Kranken seiner Umwelt gegenüber und umgekehrt. Häufig subtile Formen sozialer Distanzierung innerhalb des relevanten sozialen Umfeldes.
- *Bedrohung der sozialen Identität und des Selbstwertgefühls.*

Eine **Krebsdiagnose** löst bei jedem Betroffenen eine existenzielle Krise aus (Schwarz, 1994). Die erste Reaktion ist meist Schock und Bestürzung, gefolgt von dem Bedürfnis, sich zu orientieren. Außerdem beklagen Krebspatienten häufig den Verlust persönlicher Kontrolle infolge ihrer Diagnose. Insofern ist ein essenzielles Element der Krankheitsbewältigung und aller unterstützenden Maßnahmen die Wiedergewinnung eines gewissen Kontrollgefühls der Patienten über die Situation, in der sie sich befinden (Block, 1997).

„Krebs ist eine psychologisch vernichtende Krankheit, die häufig starke Gefühle der Angst, Trauer und Wut hervorruft. Zu den häufigsten Reaktionen im emotionalen Bereich zählen Ängstlichkeit, Depression, chronische Hilflosigkeit, emotionale Unterdrückung, sexuelle Funktionsstörung, ein niederes Selbstwertgefühl sowie die Behinderung von kognitiven Fähigkeiten, sozialen Beziehungen und Arbeitskapazitäten.“ (Block, 1997; S. 16)

Krebspatienten müssen sich mit dem Gefühl der Unsicherheit bezüglich ihres weiteren Lebens auseinandersetzen, mit unerwünschten Nebeneffekten der Behandlung, mit Gefühlen der Isolation, bis hin zu Gefühlen der Stigmatisierung und der Schuld (Dunkel-Schetter et al., 1992; Maguire, 1985).
Die Reaktionen der Umgebung sind nicht immer adäquat; häufig können die Angehörigen gar nicht die psychische Not des Betroffenen nachvollziehen, weshalb dann seine weitere Rehabilitation in Mitleidenschaft gezogen wird und sich die Beziehung in der Ehe/Partnerschaft verschlechtert oder sogar scheitern kann (siehe weiter unten).
Selbst Ärzte und Wissenschaftler, die langjährig mit Krebskranken in Kontakt stehen und viele Patienten im Behandlungsverlauf, bei Komplikationen und günstigen Genesungsverläufen begleitet haben, können – als nicht Betroffene – kaum in ihrem Innersten nachvollziehen, wie die aktuelle emotionale Situation eines jeweils betroffenen Patienten aussieht. Beispielhaft seien die Anmerkungen von

Keith I. Block, dem medizinischen Leiter des Krebsinstituts im *Edgewater Medical Center in Chicago* und Assistenzprofessors im Institut für Medizinische Ernährung an der *University of Illinois in Chicago*, angeführt:

„... ich war nie selbst gezwungen, mich mit einer Krebsdiagnose auseinanderzusetzen. Da ich die erdrückende Wirklichkeit dieses bestimmten menschlichen Krankheitszustandes nie aus erster Hand erlebt habe, kann ich mir die inneren Vorgänge, die darin mitspielen, nur vorstellen: was es heißt, sich mit seiner eigenen Sterblichkeit zu konfrontieren und rund um die Uhr mit einer solch drückenden Angst und Ungewissheit zu leben; oder wie Krebs das eigene Selbstbild in Frage stellt, nicht nur durch Verlust eines Körperteils, einer Funktion, eines Berufs oder einer intimen Beziehung, sondern ebenso durch eine veränderte Selbstwahrnehmung, die für Außenstehende unsichtbar ist (Harpham, 1995). Mediziner und Forscher wie ich können zwar die Erkenntnisse der Biophysik und Psychosomatik lehren, wir können jedoch nicht ausreichend die Kunst (den Sinn und die Psychodynamik) des Überlebens wahrnehmen, die nur den Überlebenden selbst durch ihre eigenen Erfahrungen bekannt ist." (Block, 1997, S. 3; Zitat dort)

Erkenntnisse der psychoonkologischen Forschung verweisen damit natürlich auch auf die methodologischen Probleme, die eine adäquate Forschung auf diesem Gebiet zu gewärtigen hat. Wann können wir davon ausgehen, dass wir mittels empirischer Studien „wahre" Erkenntnisse über die inneren Vorgänge – am Beispiel des Coping kann dies verdeutlicht werden – abbilden können, um daraus valide Schlussfolgerungen für den Anteil der psychosozialen Aspekte im Zusammenhang mit Erkrankung und Krankheitsbewältigung ziehen zu können und eventuell maßgeschneiderte psychosoziale Hilfen bzw. Interventionen anbieten zu können? Ist nicht ein Großteil der bisherigen Forschungsergebnisse obsolet, weil die Untersuchungsdesigns unzureichend waren? Ist hierdurch nicht ein Großteil der widersprüchlichen Ergebnisse zu erklären? Wir werden dieser Frage später noch ausführlicher nachgehen.

Im Folgenden werden einige der im ersten Abschnitt behandelten Aspekte wie Stress, soziale Unterstützung, Persönlichkeit und Coping usw., nunmehr aber *unter dem Aspekt möglicher Einwirkungen auf den weiteren Krankheits- und Rehabilitationsverlauf*, betrachtet, während weitere Facetten wie berufsbezogene Reintegration und sexuelle Zufriedenheit u.a. neu hinzutreten.

Bei den nachfolgend dargestellten und zitierten Untersuchungen muss bedacht werden, was auch Kornblith (1998) einem sehr kompakten Literaturüberblick zur psychosozialen Adaptation von Krebsüberlebenden voranstellt: Es gebe eine enorme Variation in den Möglichkeiten der Krebsbehandlung, wie es auch eine sehr große Diversität an Patienten gebe, wie man leicht anhand von Begriffen wie ihrer soziodemographischen Merkmale, Persönlichkeit und anderen sozialen Charakteristika darlegen könne. Demzufolge könnten die Adaptationsbemühungen von Patienten auch sehr individuell (einzigartig), entsprechend ihrer spezifischen Diagnose und Behandlung, ausfallen, und natürlich auch aufgrund der schnellstmöglichen Behandlungszwänge, die Druck auf sie ausüben. Dennoch gibt es eine Gemeinsamkeit von Erfahrung beim Überleben einer Krebserkrankung, die von allen Krebs-

patienten geteilt wird, ungeachtet ihrer unterschiedlichen Hintergründe und über alle Diagnosen hinweg.
Grundlage der Krebserfahrung sind der lebensbedrohliche Charakter von Krebs und die Unsicherheit des Wissens darüber, wann man wirklich geheilt ist. Entsprechend sind die im Folgenden vorgestellten und diskutierten psychosozialen Ergebnisse im Zusammenhang mit der Krebsprogression, wie sie aus empirischen Studien entnommen werden können, auch so organisiert, dass sie die Anpassungsleistungen von Krebsüberlebenden als Gruppe betrachten.
Der ganz überwiegende Teil der zitierten Untersuchungen erfüllt die folgenden Einschlusskriterien:

- Patienten ab 18 Jahren oder älter wurden betrachtet bzw. untersucht,
- die Forschungen der psychosozialen Aspekte erfolgten in quantitativer und/ oder qualitativer Hinsicht,
- Überlebende-Stichproben stammen aus Querschnittuntersuchungen, die zumeist mindestens ein Jahr oder zwei Jahre bzw. sogar mehrere Jahre nach Diagnose oder initialer Behandlung durchgeführt wurden,
- Patienten stammen aus prospektiven Untersuchungen, mit guten bis exzellenten Prognosen, in der Regel in frühzeitigem Erkrankungsstadium, die empirisch begleitet wurden in den zwei Jahren von der Diagnose bzw. von der ersten Behandlung an,
- die Untersuchungen wiesen eine Mindeststichprobengröße von 20 aus (vgl. auch Kornblith, 1998).

2.2 Generelle psychologische Anpassung

Wie sieht die Stresssituation von Patienten über die Dauer der Behandlung hinweg aus? Der erste Stress tritt bereits mit den ersten Symptomen und dem ersten Verdacht auf (Spencer et al., 1998). Der Abschnitt der diagnostischen Abklärung, noch vor einer Operation, wird als der am meisten belastende, stressvollste Moment erlebt (Northouse, 1989; Stanton und Snider, 1993). Der operative Eingriff selbst wird gleichfalls als höchst belastend wahrgenommen, nicht zuletzt, weil mit ihm häufig noch weitergehende diagnostische Abklärungen verbunden sind. Der Adaptationsprozess ist damit aber noch lange nicht abgeschlossen, er wird über lange Zeit nach dem Eingriff vonstatten gehen und stellt nicht nur für den Patienten selbst, sondern auch für die Angehörigen und Familien von Krebspatienten ein **Langzeitproblem** dar (Cassileth et al., 1985; Ell et al., 1988).
Spencer et al. (1998) sehen als ganz besonders kritischen Punkt im Anpassungs- und damit dann auch im Krankheitsbewältigungsgeschehen die Grundfrage, ob der Patient sich aufgebe oder sich im Heilungsgeschehen engagiere. Manchem resignativen Coping liege auf eine dem klinischen oder Forscherblick verborgene Weise die Möglichkeit einer Selbstaufgabe zugrunde („tendency to disengage", „giving up").

Kornblith (1998) spricht in ihrem Überblick von einer im Durchschnitt der Mehrheit der Patienten sehr guten **Anpassung** in den ersten zwei Jahren nach der Behandlung. Dennoch gebe es eine Untergruppe von Krebsüberlebenden, der es relativ schlecht ginge und die psychiatrische Hilfe benötige. **Tabelle 2.1** ist aufgrund ihrer sehr repräsentativen und detaillierten Literaturrecherche von Kornblith (1998) übernommen worden. Ungefähr die Hälfte der von ihr recherchierten Untersuchungen – 51 Studien – sind in der Tabelle ausführlicher dargestellt. Die Ergebnisse der dargestellten Untersuchungen gehen in die nachfolgende Darstellung und Diskussion mit ein.

2.2.1 Stress

Stress wird allgemein als ein Ereignis der unmittelbaren Umgebung definiert, das dadurch charakterisiert ist, dass es die Coping-Ressourcen der Person hinsichtlich adäquater Bewältigung übersteigt. Untersuchungen unterstützen generell die Annahme, dass Stress mit Ausmaß und Qualität der Gesundheit verknüpft ist. Im Rahmen der Krebsprogression sind diese Zusammenhänge allerdings nicht geklärt (Spiegel und Kato, 2000).

In vielen Studien, die Krebsüberlebende und gesunde Normalbevölkerung miteinander verglichen, ergaben sich keine signifikanten Unterschiede zwischen beiden Gruppen bezüglich psychologischen **Disstresses** (Cella und Tross, 1986; Schmale et al., 1983; van Tulder et al., 1994).

Auch wenn diese Untersuchungen nahe legen, dass es keine psychologischen Langzeitfolgen nach Krebs gebe, so gilt dies nicht für alle Studien. In Untersuchungen zu Überlebenden unterschiedlicher Krebserkrankungen wurden **erhöhte Depressions- und Angstwerte** – nicht im psychiatrischen Sinne von z. B. *DSM*-Kriterien – zwischen 41 % und 64 % gefunden (Bush et al., 1995; Greaves-Otte, 1991; Greenberg et al., 1995; Kornblith et al., 1992; Lesko et al., 1992; Polinsky, 1994; Schag et al., 1994; Syrjala et al., 1993).

Beim Einsatz formaler diagnostischer Kriterien (z. B. *Hamilton Depression Rating Scale*, *Brief Symptom Inventory* oder der *Hospital Anxiety and Depression Scale*) ließen sich immerhin zwischen 2 % und 12 % mit klinisch-psychiatrisch manifester Depression und/oder Angst auf Borderlineniveau diagnostizieren: bei Lymphom-Überlebenden (Devlen et al., 1987) und bei Brustkrebs-Überlebenden (Alter et al., 1996; Cordova et al., 1995) konnten **posttraumatische Stressreaktionen (PTSD)** diagnostiziert werden.

Obwohl eine manifeste PTSD-Diagnose bei Krebsüberlebenden nur für insgesamt 4 % bis 10 % gefunden werden konnte, bemerkt Kornblith (1998), dass 48 % ein breites Spektrum an krebsbezogenen PTSD-Symptomen aufwiesen, wie z. B. die ständige Erinnerung an den Eingriff, das Bestreben, Flashbacks und schmerzvolle Gedanken an Krebs zu vermeiden sowie das Wiederauftauchen emotional belas-

Tab. 2.1 Psychosoziale Adaptation von erwachsenen Krebsüberlebenden: Literaturüberblick (nach Kornblith, 1998, mod. und erw. vom Verfasser)

Autoren	Design	Methode	Zeit seit Diagnose oder Behandlung Messzeitpunkte	Variable	Ergebnisse
Brustkrebs					
Schottenfeld und Robbins, 1970	Querschnitt-Überlebenskohorte, randomisiert ausgewählt aus einem Krebspatientenregister n = 636 / Erstoperierte Brustkrebspatientinnen, Radikalmastektomie	Fragebogen per Post	5–15 Jahre post-Bx; ein Messzeitpunkt	Karnofsky-Index, Berufstätigkeit; Sterblichkeit	1. normales Aktivitätsniveau bei 93 % nach 12 Monaten 2. von den früher Berufstätigen waren 19 % 5 Jahre post-Bx und 3 % 10 Jahre post-Bx arbeitsunfähig 3. 5 Jahre post-Bx signifikant schlechterer Erfüllungsstatus bei regionaler als bei lokaler Erkrankung; keine signifikanten Unterschiede bei 10 und 15 Jahre post-Bx
Craig et al., 1974	Querschnitt-Überlebenskohorte mit 2 gematchten Stichproben (a) Alter und Geschlecht, (b) Nachbarschaft 134 Brustkrebs / 260 Vgl.-Stichprobe	Fragebogen per Post, Volkszählungsdaten	meist 5 und mehr Jahre post-Dx; ein Messzeitpunkt	psychosoziales Funktionsniveau; soziodemographisch und sozioökonomischer Status; körperliche Gesundheit	kein signifikanter Unterschied zwischen Überlebenden und Vergleichsgruppe in allen Variablen
Kennedy et al., 1976	Querschnitt-Überlebenskohorte (22 gemischt / fortgeschrittenes Stadium und 3 Vergleichsstichproben (College-Stud., Diabetiker, Nicht-Krebspatienten im Krebsfrüherkennungsprogramm)	Tonbandinterview, Fragebogen	9,1 Jahre post-Bx (Mittelw.); 5–21 Jahre (range)	Persönlichkeitszüge; Einfluss von Krebs auf psychologische, berufliche Funktionen, Werte und Gesundheitsüberzeugungen	1. die meisten Überlebenden berichten von positiven Einstellungen und Werteveränderungen als Ergebnis der Krebserkrankung, sie wurden toleranter, schätzten das Leben und führten ihr normales Leben weiter 2. Überlebende schätzten den Faktor *Zeit* signifikant mehr als alle anderen Gruppen
Morris et al., 1977	prospektive Längsschnittstudie Mastektomie (n = 69) vs. benignem Tumor (n = 91)	persönliches Interview	Follow-up 2 Jahre post-Op., (baseline 3, 12, 24 Monate)	psychosoziale Anpassung; Persönlichkeitszüge; Einfluss von Krebs und Mastek-	1. Depressionen bei 22 % der Brustkrebspatientinnen nach 24 Monaten (hohe Baseline-Werte in Neurotizismus) vs. 8 % bei benignem Tumor

Abkürzungen s. S. 59

Autoren	Design	Methode	Zeit seit Diagnose oder Behandlung Messzeitpunkte	Variable	Ergebnisse
Brustkrebs					
				tomie auf psychosoziale Anpassung	2. Unterschiede bei familiärer und sexueller Anpassung zwischen beiden Gruppen nicht signifikant 3. nach 24 Monaten kehrten 71 % der Brustkrebspatientinnen zu voroperativem beruflichem Niveau zurück, 54 % bereits nach 3 Monaten
Lasry et al., 1987	randomisierte klinische Studie (NSABP): Mastektomie. vs. brusterhaltende Therapie und Bestrahlung vs. brusterhaltende Therapie ohne Bestrahlung	Fragebogen	3,4 Jahre post-Op. (Mittelwert); 1–9 Jahre (range) ein Messzeitpunkt	Depression; Körperbild	1. keine signifikanten Unterschiede bei Depression zwischen den drei Gruppen 2. mastektomierte Patientinnen hatten signifikant schlechteres Körperbild als die Vergleichsgruppen
Kemeny et al., 1988	randomisierte klinische Stichprobe (Mastektomie vs. brusterhaltende Therapie) (n = 52)	Fragebogen per Post	2,3 Jahre post-Op. (Mittelw.); 0,5–4 Jahre (range); zwei Messzeitpunkte	psychologischer Status; Einfluss der OP auf psychologisches, familiäres und soziales Funktionsniveau, Sexualität und Körperbild	1. 1,5 Jahre post-Op. (Mittelw.) signifikant höherer krebsbezogener psychologischer Disstress, schlechteres Körperbild und größere Rezidivangst (Mastektomie) als Vergleichsgruppe 2. Unterschied zwischen Mastektomie und Vergleichsgruppe bei allgemeinem psychologischem Disstress bei 2,3 Jahren (Mittelw.) post-Op. oder sex. Funktion bei 1,5 Jahren (Mittelw.) post-OP nicht signifikant
Meyer und Aspegren, 1989	Querschnitt-Überlebenskohorte, 5 Jahre post-Mastektomie vs. brusterhaltende Therapie n = 58 (52 % Mastektomie;	persönliches Interview und Fragebogen	5 Jahre post-Bx; ein Messzeitpunkt	psychiatrische und soziale Anpassung; Einfluss der Operation auf körperliche Symptome, psychosoziale	1. im psychiatrischen Status oder in ehelichen Einstellungen kein signifikanter Unterschied zwischen den Gruppen. Jedoch zeigten 28 % klinische Anzeichen von psychiatrischen Problemen

Autoren	Design	Methode	Zeit seit Diagnose oder Behandlung Messzeitpunkte	Variable	Ergebnisse
Brustkrebs					
	48 % brusterhaltende Therapie)			Anpassung und sexuelles Funktionsniveau	2. Mastektomiepatientinnen waren signifikant mehr sozial isoliert, vermieden körperliche Aktivitäten und fühlten größeren negativen Einfluss auf die weibliche Identität als die Vergleichsgruppe 3. 33 % aller Patienten hatten Probleme in sexueller Adaptation
Wellisch et al., 1989	Querschnittsuntersuchung, (n = 50) mastektomierte Patientinnen mit Brustrekonstruktion (30 %) und mastektomierte Patientinnen ohne Brustrekonstruktion (26 %) und Patientinnen mit brusterhaltender Therapie (44 %)	Fragebogen per Post	1,75 Jahre post-Op. (Mittelw.); 1–3 Jahre. (range); ein Messzeitpunkt	psychosoziale Anpassung und sexuelles Funktionsniveau; Körperbild	1. signifikant besseres Körperbild bei Patientinnen mit brusterhaltender Therapie im Vergleich zu den anderen Gruppen 2. Gefühl der körperlichen Attraktivität bei brusterhaltender Therapie 6 Monate post-Op. besser; keine signifikanten Unterschiede zwischen Gruppen der laufenden Einschätzung, keine signifikanten Unterschiede zwischen den Gruppen in laufendem psych. Disstress oder sexueller Funktion
Sneeuw et al., 1992	Querschnitt-Überlebenskohorte, Patientinnen mit brusterhaltender Therapie (n= 76)	persönliches Interview zu Hause und Beobachtungsratings in der Klinik	2 Jahre post-Bx (Mittelw.); 2–11 Jahre (range); ein Messzeitpunkt	psychosoziale Anpassung; physische Funktion; Einfluss von Op. auf Körperbild, psychologisches und sexuelles Funktionniveau; kosmetische und funktionelle Ergebnisse der brusterhaltenden Therapie	1. Problembereiche: Körperbild (ca. 25 %); größtenteils Abnahme der Häufigkeit von sexuellem Genuss (20 %), Angst vor Rezidiv (42 %) 2. Ergebnisse der Brustkosmetik korrelieren signifikant mit Körperbild. (r = 0,48). Mit kosmetischen Resultaten unzufriedene Überlebende waren signifikant eher bereit, über psychologische und eheliche Probleme zu berichten 3. Probleme mit dem Körperbild, den sexuellen und ehelichen Funktionen verschlechterten sich mit größerem Abstand zur Behandlung

Autoren	Design	Methode	Zeit seit Diagnose oder Behandlung Messzeitpunkte	Variable	Ergebnisse
Brustkrebs					
Carter, 1993	Querschnitt-Überlebens-kohorte (n = 25)	persönliches Interview, qualitativ de-skriptive Analyse	10,6 Jahre post-Dx. (Mittelw.); 5–26 Jahre (range); ein Messzeitpunkt	Einfluss von Krebs auf psychosoziale Anpassung; Annahmen bez. der Krebserkrankung	1. „Durchkommen", ein phasischer, nicht linearer Überlebensprozess; *(1)* Einfluss der Diagnose auf das Leben; *(2)* Konfrontation mit Sterblichkeit, *(3)* Werte neu definieren; *(4)* sich mit Krebs abfinden, Akzeptanz eingeschlossen; *(5)* weitergehen, Krebs hinter sich lassen; *(6)* Erlebnisse aus Krebserkrankung werden in das gegenwärtige Leben integriert
Omne-Ponten et al., 1994	prospektive. Längsschnitt-studie (Mastektomie-Pat. vs. Patientinnen mit brust-erhaltender Therapie 23 % Rezidiv–Stadium I/II; (n = 66; nach 6 Jahren 61 % Mastektomie; 39 % brusterhaltende Therapie	persönliches Interview, zu Hause	6 Jahre post-Erst-Bx (Median); 5,8–8,1 Jahre (range), Follow-up 4 Monate, 13 Monate und 6 Jahre post-Bx	psychosoziale Anpassung; Persönlichkeits-züge	1. keine signifikanten Unterschiede in der psychosozialen Anpassung zwischen den Gruppen 2. mit der Zeit überall Abnahme von Anpassungsschwierigkeiten; 27 % zeigten sub-optimale bis schlechte Anpassung
Polinsky, 1994	Querschnitt-Überlebens-kohorte (n = 223); 86 % Mastektomie vs. 14 % brusterhaltende Therapie	Fragebogen per Post	8 Jahre post-Op. (Mittelw.); 1,3–32 Jahre (range); ein Messzeitpunkt	psychosoziale Anpassung; körperliche Gesundheit, Übelkeit und Erbrechen; Einfluss von Krebs auf psycho-soziale Anpassung, Sexualität, Körperbild, Sicherheit u. Berufs-tätigkeit	1. Krebsängste bei 64 % 2. geringer Einfluss von Krebs auf soziale Funktionen. Nicht ausreichendes Verständnis: Familienangehörige 43 %; Freunde 55 % 3. hartnäckige Bx-bedingte Probleme; Übelkeit und Erbrechen (39 %); Op.-bedingte Taubheit (66 %); Schmerz (39 %) und Anschwellung des Arms (34 %) 4. Körperbildprobleme (Narben) bei (55 % 5. Unzufriedenheit mit der Häufigkeit der sexuellen Aktivität, bei den sexuell Aktiven (44 %)
Cordova et al., 1995	Querschnitt-Überlebens-kohorte (n = 55; 96 % Stadium I/II).	telefonisches Interview	2,5 Jahre post-Bx (Mittelw.); 0,5–5 Jahre (range)	posttraumatischer Stress (PTSD)	1. 5–10 % würden wahrscheinlich die diagn. Kriterien für PTSD nach DSM-IV erfüllen

Autoren	Design	Methode	Zeit seit Diagnose oder Behandlung Messzeitpunkte	Variable	Ergebnisse
Brustkrebs					
Schover et al., 1995	Querschnittuntersuchung; (n = 218; 99 % Stadium 0–II; Brustrekonstruktion (67 %) vs. brusterhaltende Therapie (33 %)	Fragebogen per Post	4,1 Jahre post-Op. (Mittelw.); 0,4–9,5 Jahre (range); ein Messzeitpunkt	Einfluss von Krebs auf psychosoziale Anpassung, Sexualität, Fruchtbarkeit und Körperbild	1. keine signifikanten Unterschiede in psychosozialer Anpassung, Körperbild oder sexuellen Funktionen zwischen den Gruppen 2. bei < 20 % geringe Anpassungsleistung 3. schlechtere Anpassungsleistung bei jüngeren Patientinnen und bei Patientinnen mit Chemotherapie
Tjemsland et al., 1998	prospektiv, longitudinal (n = 106; Stadium I oder II)	Interview	1 Tag vor Operation, 6 Wochen und 1 Jahr nach Operation	Impact of Event Scale Global Health Questionnaire (GHQ-28) Angst- und Depressions-Fragebögen	soziale Funktionalität und Rollenausfüllung; 14 % der Patientinnen erfüllten wahrscheinlich eine PTSD-Diagnose 6 Wochen nach der Diagnosestellung; 12 % immerhin noch 1 Jahr nach der Diagnosestellung
Green et al., 1998	prospektiv, longitudinal (n = 160; Stadium I oder II, nodal negativ)	Interview	im Durchschnitt 6,5 Monate nach der Operation (Streuung zwischen 4 und 12 Monaten)	Impact of Event Scale SCID zum DSM-III-R	3 % (n = 5) erfüllten die Kriterien für eine chronifizierte PTSD; 1,9 % für eine wiederkehrende PTSD
Kopf und Nacken					
Baker, 1992	Querschnitt-Überlebenskohorte (n = 51)	Befragung und durch Beobachter geratetes Messverfahren	19 Jahre post-Bx (Mittelw.); 0,6–5 Jahre (range); ein Messzeitpunkt	Einfluss von Krebs auf körperliche Funktionen und psychosoziale Anpassung; Gesichtsentstellung; Kopf- und Nacken-verwandte Dysfunktionen; soziale Unterstützung	1. signifikanter Zusammenhang zwischen körperlichen Funktionen, psychosozialer Anpassung und Dysfunktionen des Kopf- und Nackenbereichs 2. deutlicher Anstieg der psychosozialen Anpassung bei erlebter sozialer Unterstützung 3. Schwere der Gesichtsentstellung spielte eine signifikante Rolle bei der psychosozialen Anpassung

Autoren	Design	Methode	Zeit seit Diagnose oder Behandlung Messzeitpunkte	Variable	Ergebnisse
Kopf und Nacken					
Rapoport et al., 1993	Querschnitt-Überlebens-kohorte (n = 55; 53 % Ehepartner; 20 % Kinder; 27 % Verwandte und Freunde)	Interview und Beobachter-Ratings	4,3 Jahre post-Dx (Mittelw.); 0,5–21 Jahre (range); ein Messzeitpunkt	Einfluss von Krebs auf psychosoziale Anpassung; Bericht des Partners über die Anpassung des Patienten; psychologischer Status	1. größte Beeinträchtigungen: Kommunikation mit Partner, Familie und Erfüllen sozialer Funktionen 2. je länger die Diagnosestellung zurücklag: (a) signifikante Verbesserung im Coping mit gesundheitlichen und behandlungsbedingten Problemen, (b) signifikanter Anstieg von Angst und Wut und (c) Verschlechterung der Kommunikation mit Partnern, signifikante Verschlechterung des sozialen Funktionsniveaus
Leukämie					
Andrykowski et al., 1990	Querschnitt-Überlebens-kohorte; allogene Knochenmarkstrans-plantation (n = 30)	Fragebogen per Post	3,9 Jahre post-KMT (Mittelw.); 1–8 Jahre (range); ein Messzeitpunkt	kognitive Funktionen, Einfluss von Krebs auf körperliche Funktionen und psychosoziale Anpassung	1. Dosis der Ganzkörperbestrahlung wirkte sich signifikant dysfunktional aus, insbesondere in den Bereichen: verlangsamte Reaktionszeit, verminderte Aufmerksamkeitsspanne und Konzentration, Schwierigkeiten bei Urteilsvermögen und Problemlösung
Lesko et al., 1992	Querschnittsstudie; Akute Leukämie (n = 70); Chemotherapie(n = 49) vs. allogene KMT-Überlebende (n = 21)	persönliches Interview, telefonisches Interview und Fragebogen	5 Jahre post-Bx (Mittelw.), 3,1 Jahre (Standardabweichung); ein Messzeitpunkt	psychosoziale Anpassung; behandlungsbedingte körperliche Probleme	1. keine signifikanten Unterschiede in psychologischen und sozialen Funktionsbereichen zwischen den Gruppen 2. Ausmaß des psychologischen Disstress lag bei beiden Gruppen 0,5– 1,0 Standardabweichung über den Werten einer Normalpopulation, bei 31 % wurde der Cut-off-Wert für psychiatrische Störungen überschritten 3. Frauen berichteten vermehrt über Zerrüttung der Familie; Männer hatten größere berufliche Probleme und Störungen

Autoren	Design	Methode	Zeit seit Diagnose oder Behandlung Messzeitpunkte	Variable	Ergebnisse
Leukämie					
					4. Männer mit höherem Bildungsniveau hatten größeren Disstress und Frauen (wenn KMT) mit höherem Bildungsniveau hatten größere soziale Anpassungsschwierigkeiten
Mumma et al., 1992	siehe Lesko et al., 1992	siehe Lesko et al., 1992	siehe Lesko et al., 1992	sexuelles Funktionsniveau	1. keine signifikanten Unterschiede in psychologischen und sozialen Funktionsbereichen zwischen den Gruppen 2. signifikant schlechteres Körperbild der ganzen Gruppe im Vergleich zu körperlich Normalgesunden 3. signifikant geringerer Wunsch nach Sexualität und Befriedigung bei Patientinnen im Vergleich zu körperlich Normalgesunden
Tschuschke et al., 1993; 1994	Querschnitt-Untersuchung (n = 36) (akut-myeloische, akut-lymphatische und chronisch myeloische Leukämien)	semistrukturiertes Interview	unmittelbar vor Konditionierung zur allogenen Knochenmarktransplantation (im Durchschnitt ca. 13–14 Monate nach Diagnosemitteilung)	SCL-90-R UCM (Ulmer Coping Manual)	1. leicht erhöhtes Profil über alle 9 Skalen der SCL-90-R, speziell in Angst und Depressivität (nicht signifikant erhöht) 2. Coping-Strategien deutlich eher aktiv (Fighting Spirit; soziale Unterstützung; kognitive Ablenkung) denn resignativ
Greenberg et al., 1995	Querschnitt-Überlebenskohorte (CALB) n = 206 (akute und myeloische Leukämie)	telefonisches Interview	5,6 Jahre post-Bx (Mittelw.); 1–17 Jahre (range); ein Messzeitpunkt	psychosoziale Anpassung und Sexualität; Einfluss von Krebs auf sozioökonomischen Status, Berufstätigkeit, Versicherung; Übelkeit und Erbrechen; familiäre Beziehungen	1. psychologischer Disstress bei 14 %: 1,5 Standardabweichungen über dem Wert bei Normalgesunden 2. Problembereiche: Berufstätigkeit (31 %), Versicherung (56 %), negativer Einfluss auf sozioökonomischen Status (39 %); sinkende sexuelle Befriedigung (25 %) 3. größter Disstress bei jüngeren Patienten mit niedrigerem Bildungsniveau mit antizipier-

Autoren	Design	Methode	Zeit seit Diagnose oder Behandlung Messzeitpunkte	Variable	Ergebnisse
Leukämie					
					tem Disstress während der Behandlung; geringes familiäres Funktionsniveau und medizinische Probleme nach der Behandlung
Wellisch et al., 1996	Querschnitt-Überlebenskohorte (n = 30) allogene KMT (30 %) vs. konventionelle Chemotherapie (63 %)	Fragebogen per Post	6 Jahre post-Dx (Mittelw.)	Einfluss von Krebs auf psychosoziale und sexuelle Anpassung, körperliche Gesundheit und die Nutzung medizinischer Angebote	1. keine signifikanten Unterschiede zwischen den Gruppen in den Bereichen: psychologischer Disstress und gesamte psychologische und sexuelle Anpassung 2. 17 % überschritten den Grenzwert für psychiatrische Erkrankung in Richtung psychiatrisch auffällige Depression
Lymphom					
Devlen et al. 1987	Querschnitt-Überlebenskohorte n = 90; (Hodgkin vs. Non-Hodgkin)	persönliches Interview zu Hause	2,7 Jahre post-Dx (Mittelw.); 0,5–6 Jahre (range); ein Messzeitpunkt	psychiatrische Erkrankung; soziales Funktionsniveau; behandlungsbedingte körperliche Probleme	1. retrospektive Diagnose: 22 % Depression und/oder Angst bei Diagnosestellung; 29 % Borderline-Depression und/oder Angst. Zum Zeitpunkt des Interviews: 2 % Depression und/oder Angst, 12 % Borderline-Depression und/oder Angst 2. Problembereiche: Einschränkung der Freizeitaktivitäten (29 %), Müdigkeit (34 %), Verlust der Libido derjenigen mit aktivem Sexualleben (25 %), Beeinträchtigung des Denkvermögens und des Kurzzeitgedächtnisses (33 %)
Hodgkin-Krankheit					
Cella und Tross, 1986	Querschnitt-Überlebenskohorte n = 60 (Hodgkin-Krankheit) gematcht nach Alter mit 20 gesun-	Interview und Fragebogen und projektive Testverfahren	2 Jahre post-Bx Abschluss (Mittelw.); 0,5–11,7 Jahre (range);	psychosoziale Anpassung und sexuelles Funktionsniveau; Einfluss von Krebs auf	1. kein signifikanter Unterschied in psychosozialem Disstress oder Selbstachtung zwischen den Gruppen 2. signifikant weniger Arbeitskraft und

Autoren	Design	Methode	Zeit seit Diagnose oder Behandlung Messzeitpunkte	Variable	Ergebnisse
Morbus Hodgkin					
	den männlichen Freunden		ein Messzeitpunkt	körperliche Gesundheit, psychosoziale Anpassung und finanzielle Situation	größeres Ausmaß an *vermeidenden* Gedanken bei Patienten der Hodgkin-Krankheit 3. größere Todesangst bei: Bx ≤ 2 Jahre vs. 2,5 J+ 4. Problembereiche bei Patienten der Hodgkin-Krankheit: somatische Angst (76 %), Energielevel (57 %), Schlaf (27 %), Konzentration (27 %), Unfruchtbarkeit bei entsprechend Getesteten (91 %)
Fobair et al., 1986	Querschnitt-Überlebenskohorte n = 403 (60 % Stadium 1/II, 40 % Stadium III/IV)	Interview und Fragebogen	9 Jahre post-Bx (Mittelw.); 1–21 Jahre (range); ein Messzeitpunkt	psychologischer Status; Einfluss von Krebs auf körperliche Gesundheit, psychosoziale Anpassung und Sexualität	1. Energielevel bei 37 % nicht auf normal zurückgekehrt 2. Depression bei 18 % 3. Problembereiche: kein Versicherungsschutz (11 %), weniger sexuelle Aktivitäten (20 %), Unfruchtbarkeit (19 %), abnehmende körperliche Attraktivität (26 %), geringere berufliche Ambitionen (19 %)
Carpenter et al., 1989	Querschnitt-Überlebenskohorte eingeteilt in: ≤ 2 Jahre (35 %) und > 2 Jahre (65 %) seit Diagnosestellung n = 43; Stadium I/II	Fragebogen und Interview	4,7 Jahre post-Bx (Mittelw.); 0,5–13 Jahre (range); ein Messzeitpunkt	psychosoziale Anpassung; Einfluss von Krebs auf psychosoziale Anpassung, familiäre Beziehungen und körperliche Gesundheit; Einstellung zum Gesundheitssystem	1. kein signifikanter Effekt von Zeit seit Behandlungsende auf Depression, Angst, Pessimismus und generelle Einstellungen 2. Überlebende, die Behandlung 2 Jahre und länger abgeschlossen haben, imponieren durch größere zwangsneurotische Symptome, phobische Ängste und interpersonale Sensitivität 3. Überlebende, die Behandlung nach 2 Jahren und länger abgeschlossen haben, berichteten über signifikant besseres berufliches Funktionsniveau als die Vergleichsgruppe

Autoren	Design	Methode	Zeit seit Diagnose oder Behandlung Messzeitpunkte	Variable	Ergebnisse
Morbus Hodgkin					
Kornblith et al., 1992a	Querschnitt-Überlebenskohorte (nach CALB) n = 273; Stadium III/IV	telefonisches Interview	6,3 Jahre post-Bx (Mittelw.); 1–20 Jahre (range); ein Messzeitpunkt	psychosoziale Anpassung; Einfluss von Krebs auf psychosoziale Anpassung, Sexualität, Fruchtbarkeit, sozioökonomischer Status, Berufstätigkeit, Versicherung; Übelkeit und Erbrechen	1. eine Standardabweichung über dem Durchschnitt von körperlich Normalgesunden im Bereich von psychologischem Disstress (Männer und Frauen); 22 % überschritten den Grenzwert für psychiatrische Erkrankungen 2. Problembereiche: Verleugnung des Lebens (31 %), keine Krankenversicherung (22 %), Übelkeit und Erbrechen (39 %), Sexualität (37 %), negativer Einfluss auf sozioökonomischen Status (36 %) 3. hohes Risiko für Disstress: Männer, Einkommen < $ 15.000/Jahr, geringeres Bildungsniveau, arbeitslos, unverheiratet, ernsthaft erkrankt seit Ende der Behandlung
Kornblith et al., 1992b	Querschnitt-Überlebenskohorte (nach CALB 8251) n = 93; Stadium III/IV	telefonisches Interview	2,2 Jahre post-Bx (Mittelwert); 1–5 Jahre (range) ein Messzeitpunkt	siehe Kornblith 1992a	1. keine signifikanten Unterschiede bei der psychosozialen Anpassung und Sexualität zwischen den Gruppen
Van Tulder et al., 1994	Querschnitt-Überlebenskohorte n = 81, gematcht nach Alter mit gesunder Vergleichsstichproben (Krankenhausbesucher)	Fragebogen per Post	14 Jahre nach Behandlung (Mittelwert), 10–18 Jahre (range) ein Messzeitpunkt	psychosoziale und sexuelle Anpassung; körperliches Funktionsniveau; Einfluss von Krebs auf Berufstätigkeit, Versicherung, Hypothekenkredit erhalten	1. keine signifikanten Unterschiede zwischen den Gruppen bei: psychologischem Disstress, sozialer Anpassung, Schmerz, Vitalität, Intimität, Berufstätigkeit, Krankenversicherung 2. signifikant schlechtere körperliche Funktionen, weniger Arbeitsstunden und größere Probleme bei Überlebenden, eine Lebensversicherung abschliessen zu können als bei Vergleichsstichprobe

Autoren	Design	Methode	Zeit seit Diagnose oder Behandlung Messzeitpunkte	Variable	Ergebnisse
Malignes Melanom					
Dirksen, 1989	Querschnitt-Überlebens-kohorte n = 31	Fragebogen	9 Jahre nach Diagnosestellung, 5–14 Jahre (range) ein Messzeitpunkt	Locus of Control, soziale Unterstützung; Selbstachtung; Lebenszufriedenheit	1. Die Überlebenden, die am meisten mit ihrem Leben zufrieden waren, hatten signifikant größeren internalen Locus of Control, bessere Selbstachtung, weniger chronische Krankheiten und bekamen Immuntherapie und Vitamin A 2. Soziale Unterstützung verbesserte indirekt die Lebenszufriedenheit durch Verbesserung der Selbstachtung
Sarkome					
Sugarbaker et al., 1982	Prospektive, randomisierte Längsschnittstudie; n = 26, Amputation und Chemotherapie vs. Körpergliedersatz + BT + Chemotherapie	persönliches Interview, Fragebogen und Fremdbeobachtungsverfahren	1–3 Jahre post-Bx (range), zwei Messzeitpunkte	Einfluss von Krebs auf körperliche Gesundheit und Funktionsniveau, psychosoziale Anpassung und sozioökonomischer Status	1. keine substanziellen Unterschiede in psychosozialer Anpassung, körperlicher Funktion oder Einfluss auf sozioökonomischen Status durch die Behandlung zwischen den Gruppen 2. signifikant weniger Sexualität bei Körpergliedersatz als bei Amputationspatienten
Hodenkrebs					
Gritz et al., 1988	Querschnitt-Überlebens-kohorte n=88	persönliches Interview; überwiegend zu Hause	3,8 Jahre post-Bx (Mittelwert); 1–7,5 Jahre (range); ein Messzeitpunkt	psychologischer Status; Einfluss von Krebs auf körperliches, psychologisches und sexuelles Funktionsniveau.	1. bei 18 % Leistungseinbußen, die nicht auf den Normalwert anstiegen 2. 18 % überschritten den Grenzwert in Richtung Major Depression 3. Kurvilineare Beziehung zwischen krebsbezogenem und psychologischem Disstress und Zeit 4. Anstieg sexueller Dysfunktionen seit dem Zeitpunkt der Diagnosestellung

Autoren	Design	Methode	Zeit seit Diagnose oder Behandlung Messzeitpunkte	Variable	Ergebnisse
Hodenkrebs					
Gritz et al., 1989	Querschnitt-Überlebens-kohorte n = 34 und Ehepartner	siehe Gritz et al., 1988	4 Jahre post-Dx (Mittelwert), ein Messzeitpunkt	sexuelles Funktions-niveau und Fertilität der Überlebenden und Ehegatten	1. Übereinstimmung zwischen Überlebenden und Ehegatten bei sexuellem Funktionniveau und Fertilität zwischen 60 % und 94 %, die Unfähigkeit zu ejakulieren eingeschlossen (91 %), Häufigkeit des Geschlechtsverkehrs (62 %), Infertilität (94 %), 2. Verlust des sexuellen Verlangens (76 %) und der sexuellen Attraktivität (62 %)
Rieker et al., 1989	Querschnitt-Überlebens-kohorte mit nach Alter gematchter Vergleichs-stichprobe 223 vs.129 gesunde Männer	Fragebogen	2–5 Jahre. post-Dx (Median); ein Messzeitpunkt	psychologischer Status; Einfluss von Krebs auf körperliche Funktionen, psychosoziale Anpas-sung und sexuelles Funktionsniveau	1. weniger psychologischer Disstress bei Über-lebenden als bei der Vergleichsgruppe 2. bei Überlebenden größere Infertilität und stressbedingte sexuelle Beeinträchtigungen als in der Vergleichsgruppe 3. größte Unfruchtbarkeit und stressbedingte sexuelle Beeinträchtigung bei Überlebenden in fortgeschrittenem Krankheitsstadium
Rieker et al., 1990	Querschnitt-Überlebens-kohorte n=153	Fragebogen	5,1 Jahre post-Dx (Mittelwert); ein Messzeitpunkt	psychosoziale Auswir-kungen der Unfrucht-barkeit	1. größter Unfruchtbarkeitsdisstress bei Kin-derlosen, die nach der Behandlung Ejaku-lationsstörungen aufwiesen u. RPLND 2. größtes Interesse an Spermabanken bei Überlebenden, die bei Diagnosestellung ≤ 35 Jahre alt waren, kinderlos, Collegebildung, mit angespannter Beziehung
Verschiedene Krebsarten					
Feldman, 1976, 1978	Querschnitt-Überlebens-kohorte (n = 203)	Fragebogen und persönliches Interview von Patienten, von Berufstätigen	1,5–2,5 Jahre post-Dx (range); einfache Einschätzung	Einfluss von Krebs auf berufliche Funktion, Ein-stellungen gegenüber Vorgesetzten und Ge-werkschaft sowie Ver-	1. 90 % Angestellte und 82 % Arbeiter waren laufend berufstätig; 71 % Angestellte und 58 % Arbeiter gingen weiterhin arbeiten. Arbeitslosigkeit meist bei Arbeiter-Patienten, rührte meist von krebsbedingten körperli-

Autoren	Design	Methode	Zeit seit Diagnose oder Behandlung Messzeitpunkte	Variable	Ergebnisse
Verschiedene Krebsarten					
		und von Gewerkschaftsvertretern, telefonisches Interview von MDs		halten; Rolle von Myeloid-Dysplasie bei beruflichen Funktionen	chen Beeinträchtigungen her 2. fast zwei Drittel berichteten über manchen positiven Einfluss von Krebs auf die Arbeit. 55 % Angestellte- und 84 % Arbeiter-Patienten berichteten über negativen Einfluss. 38 % der Angestellten und 45 % der Arbeiter berichteten über Beispiele von krebsbedingten Diskriminierungen bei der Arbeit 3. Arbeiter-Überlebende berichteten über „beherrschende Angst" vor medizinischen Kosten und Verlangen nach Krankenversicherung, die manche dazu veranlasste, in Jobs zu bleiben, die zu verrichten sie aufgrund ihrer Krebserkrankung nicht in der Lage waren
Schmale et al., 1983	Querschnitt-Überlebenskohorte nach Alter, Gechlecht und Schulbildung mit Vergleichsstichprobe gematcht 104 (verschieden Krebsarten) vs. 104 Normalgesunde	Fragebogen in der Klinik	3 Jahre post-Bx (Mittelwert); 1–8 Jahre (range); ein Messzeitpunkt	psychologischer Status	1. kein signifikanter Unterschied zwischen beiden Gruppen bei psychologischem Disstress oder positiven Affekten 2. signifikant größere körperliche Gesundheitssorgen unter Überlebenden im Vergleich zur Gruppe der Normalgesunden
Greaves-Otte et al., 1991	Querschnitt-Überlebenskohorte in den Niederlanden n = 649 (33 % Brustkrebs; 24 % Ovarialkrebs, 10 % Hals und Nacken und 33 % andere)	Fragebogen per Post	7–9 Jahre post-Dx (range); ein Messzeitpunkt	sozioökonomischer Status; psychologischer Status; Einfluss von Krebs auf körperliche Gesundheit, soziale Funktionen, Berufstätigkeit und Versicherung	1. signifikant größerer psychologischer Disstress bei Überlebenden im Vergleich zu Normalgesunden (Niederlande) 2. 62 % Überlebenden hatten denselben beruflichen Status zur Zeit der Diagnosestellung. 22 % Überlebende berichteten über körperliche Beeinträchtigungen und 13 % waren

Autoren	Design	Methode	Zeit seit Diagnose oder Behandlung Messzeitpunkte	Variable	Ergebnisse
Verschiedene Krebsarten					
					krankheitsbedingt dienstunfähig oder im Ruhestand 3. 70 % Überlebende, die versuchten, die Versicherung zu kündigen oder zu modifizieren, bekamen diesbezüglich Probleme (n = 100/142) 4. 50 % der Überlebenden berichteten über körperliche Beeinträchtigungen seit der Behandlung
Halstead u. Fernsler, 1994	Querschnitt-Überlebenskohorte n = 59 gemischt (51 % Brust; 10 % Melanome; 12 % Lymphe; 27 % andere)	Fragebogen per Post	13,0 Jahre post-Dx (Mittelwert); 5–48 Jahre (range); ein Messzeitpunkt	Coping-Strategien	1. 48 % Überlebende zeigten einen Wechsel der Coping-Strategien seit der Diagnosestellung. Häufig und effektiv genutzte Coping-Strategien optimistisches Denken; größerer Gebrauch von sozialer, emotionaler und spirtueller Unterstützung, größerer Gebrauch von Problembewältigungsstrategien, Ablenkung („sich beschäftigen")
Schag et al., 1994	Querschnitt-Überlebenskohorte stratifiziert nach der Dauer seit Diagnosestellung: < 2 Jahre, 2–5 Jahre, 5 Jahre und mehr n = 278 (42 % Darmkrebs, 37 % Prostata, 21 % Bronchialkarzinom)	Fragebogen in der Klinik ausgegeben und per Post zurück	3–4 Jahre seit Diagnosestellung (Mittelwert) ein Messzeitpunkt	körperliche Funktionen, psychosoziale Anpassung und Sexualität; Beziehung zu professionellem Gesundheitssystem	1. Länge der Zeit seit Diagnosestellung steht in keiner signifikanten Beziehung zur Lebensqualität bei Bronchialkarzinom- und Darmkrebsüberlebenden. Lebensqualität verschlechterte sich bei Langzeit-Prostataüberlebenden infolge gesundheitlicher Verschlechterungen und Verschlechterung der ehelichen Beziehung 2. Lungenkrebsüberlebende berichteten schwerwiegendere Probleme mit körperlichen Funktionen, Schmerz und ehelichen Problemen als Darmkrebs- und Prostataüberlebende 3. häufig genannt, aber weniger schwere Prob-

Autoren	Design	Methode	Zeit seit Diagnose oder Behandlung Messzeitpunkte	Variable	Ergebnisse
Verschiedene Krebsarten					
					leme bei allen drei Gruppen: psychologischer Disstress, körperliches und sexuelles Funktionsniveau
Moadel et al., 1995	Querschnitt-Überlebenskohorte bei Hormonersatztherapie vs. Vergleichsstichprobe n = 34 (53 % Hodgkin-Krankheit, 24 % Leukämie, 15 % Non-Hogdgin, 8 % andere) vs. n = 24 (gesunde, prämenopausale Frauen)	Überlebende: persönliches Interview in privatem Büro vs. Telefoninterview mit der Vergleichsgruppe	6,5 Jahre post-Bx (Mittelwert); 0,67–16 Jahre (range)	sexuelle Funktionen; menopausale Symptome; eheliche Beziehung; psychologischer Disstress	1. 38 % erfüllten DSM-IV-Kriterien für sexuelle Dysfunktion: hypoaktives sexuelles Verlangen (32 %), Dyspareunie (15 %), sexuelle Erregungsstörung (12 %) 2. signifikant größere sexuelle Dysfunktionsstörung *($p < 0.01$)* und psychologischer Disstress *($p < 0.05$)* bei Hormonersatztherapie-Überlebenden im Vergleich zur Gruppe der gesunden prämenopausalen Frauen
Alter et al., 1996	Querschnitt-Überlebenskohorte vs. gesunde Vergleichsstichprobe n=27 (weibliche Patientinnen; 81 % Brustkrebs, 19 % andere) vs. n=27 (Vergleichsgruppe)	persönliches Interview zu Hause oder in der Klinik und Fragebogen	4,6 Jahre post-Bx (Mittelwert); 1,7 Jahre (Standardabweichung)	PTSD; psychologischer Disstress	1. 4 % der Überlebenden erfüllten die Kriterien für PTSD (niemand aus der Vergleichsstichprobe) 2. Überlebende wiesen signifikant höheren Level von PTSD-Symptomen (Wiedererleben, Vermeidung und Erregung) im Gegensatz zur Vergleichsstichprobe auf
Gemischte Krankheitsbilder/KMT					
Wolcott et al., 1986	Querschnitt-Überlebenskohorte KMT-Überlebende n = 26 (50 % akut lymphatische Leukämie, akut myeloische Leukämie, chronisch myeloische Leukämie; 50 % aplastische Leukämie) vs. 18 Knochenmarkspender	Fragebogen per Post	3,5 Jahre post-KMT (Mittelwert), 1,6–7.6 Jahre (range), ein Messzeitpunkt	psychosoziale Anpassung; Selbstachtung; behandlungsbezogene körperliche Probleme, Inanspruchnahme medizinischer Hilfen; Beziehung zu Spendern	1. 19–28 % hatten öfter trockenen Mund, Mundentzündung, abdominale Krämpfe/Schmerzen, Hautjucken 2. weibliche Überlebende hatten signifikant höheren Disstress als Spender (POMS)

Autoren	Design	Methode	Zeit seit Diagnose oder Behandlung Messzeitpunkte	Variable	Ergebnisse
Gemischte Krankheitsbilder/KMT					
Andrykowski et al., 1989	Querschnitt-Überlebenskohorte n = 23 (78 % akute Leukämie; chronisch myeloische Leukämie; akut lymphatische Leukämie; 22 % andere)	persönliches oder telefonisches Interview und Fragebogen per Post	2,2 Jahre post-KMT (Mittelwert); 0,25–4,3 Jahre (range); ein Messzeitpunkt	psychosoziale Anpassung; körperliche Symptome und Funktionsniveau	1. Überlebende, die bei KMT < 30 J alt waren, hatten einen signifikant besseren körperlichen Status und psychosoziale Anpassungsfähigkeit und weniger Übelkeit als Überlebende, die 30 Jahre und älter waren
Belec, 1992	Querschnitt-Überlebenskohorte n = 24 /96 % KMT (67 % akut myeloische Leukämie, chronisch myeloische Leukämie, chronisch lymphatische Leukämie; 17 % Non-Hodgkin, Hodgkin-Krankheit, 17 % andere)	Fragebogen per Post	1,9 Jahre post-KMT (Mittelwert); 1–3,2 Jahre (range); ein Messzeitpunkt	psychosoziale Anpassung; Einfluss der KMT auf psychosoziale Anpassung, körperliche Gesundheit und Wertesysteme	1. bei 90 % der Patienten führte die KMT zu einem positiven Einfluss auf die Überprüfung von Werten und Prioritäten 2. 75 % beschäftigten sich mit der Rezidivangst und gesundheitlichen Problemen. Die Hälfte berichtete über Müdigkeit 3. negativer Einfluss des Krebses auf die Arbeitsleistung wurde von 38 % berichtet
Wingard et al., 1992	Querschnitt-Überlebenskohorte n = 135 KMT (64 % akut myeloische Leukämie, chronisch myeloische Leukämie, chronisch lymphatische Leukämie, 36 % aplastische Anämie, Hodgkin-Krankheit, Neuroblastom)	Fragebogen per Post	3,9 Jahre post-KMT (Mittelwert); 0.6–3,9 Jahre (range); ein Messzeitpunkt	psychosoziale Anpassung und Sexualität; gonadale Physiologie; Lebenszufriedenheit, Selbstachtung; Optimismus	1. 53 % waren mit ihrer Sexualität sehr zufrieden vs. 22 %, die unzufrieden waren 2. sexuelle Unzufriedenheit bei Männern bezog sich auf Erektions-oder Ejakulationsstörungen. Sexuelle Unzufriedenheit der Frauen bezog sich auf den Verlust der Menses 3. größere Zufriedenheit mit der Sexualität bei denen, die jünger bei BMT waren, eine Diagnose der aplastischen Anämie vs. Krebs aufwiesen und eine befriedigendere Partnerbeziehung hatten
Curbow et al., 1993	siehe Wingard et al., 1992	siehe Wingard et al., 1992	3,9 Jahre post-KMT (Mittelwert); 0.6–3,9 Jahre (range); ein Messzeitpunkt	Einfluss der KMT auf psychosoziale Anpassung	1. 61 % der Betroffenen erlebten eine positive Lebensveränderung durch die KMT vs. 37 %, die eine negative Veränderung erlebten 2. signifikant mehr positive als negative Verän-

Autoren	Design	Methode	Zeit seit Diagnose oder Behandlung Messzeitpunkte	Variable	Ergebnisse
Gemischte Krankheitsbilder/KMT					
					derungen in der Beziehungsgestaltung und im psychologischen Bereich. Signifikant mehr negative als positive Veränderungen im körperlichen Bereich 3. die hohe Anzahl positiver Veränderungen schützte diejenigen mit einer hoher Anzahl negativer Veränderungen vor Unzufriedenheit mit dem zukünftigen Leben
Schmidt et al., 1993	Querschnitt-Überlebenskohorte Erwachsene und Kinder n = 162 Erwachsene allogene KMT (83 % akut lymphatische Leukämie, akut nichtlymphatische Leukämie, chronische myeloische Leukämie; 17 % aplastische Anämie, Hodkgin-Krankheit, myelodisplastisches Syndrom und andere)	telefonisches Interview	3–4 Jahre post-KMT (Mittelwert); 1–5 Jahre und mehr (range); ein Messzeitpunkt	behandlungsbezogene körperliche Symptome; berufliche und eheliche Situation; Körperbild; Sexualität und Lebensqualität	1. 74 % waren wieder berufstätig (Vollzeit) bzw. gingen wieder zur Schule 2. von den zur Zeit der KMT Verheirateten blieben 83 % verheiratet; 17 % trennten sich oder wurden geschieden (8/48) 3. 31 % Graft vs. Host Disease und 60 % bekamen regelmäßig Medikamente wegen körperlicher Probleme
Syrjala et al., 1993	prospektive Längsschnittstudie n = 67 KMT (91 % akut lymphatische Leukämie, akut nichtlymphatische Leukämie, chronisch lymphatische Leukämie, 7 % Hodgkin-Krankheit, Non-Hodgkin-Lymphom)	Fragebogen und telefonisches Interview	4,5–6 Jahre post-KMT; Baseline, 90 Tage, 1 Jahr, 4,5–6 Jahre	Einfluss von Krebs auf körperliche Funktionen und psychosoziale Anpassung; psychologischer Status; familiäre Situation	1. Anpassung verschlechterte sich signifikant nach 90 Tagen, mit Rückkehr zu den Baseline-Werten nach 1 Jahr 2. 35 % blieben in ihren körperlichen und sozialen Funktionen nach 1 Jahr beeinträchtigt 3. mehr als 4 Jahre nach der Behandlung kehrten von 23 Überlebenden 91 % zur Fulltime-Arbeit oder in die Haushaltsarbeit zurück 4. familiäre Konflikte sagten signifikant schlechteres körperliches Funktionsniveau

Autoren	Design	Methode	Zeit seit Diagnose oder Behandlung Messzeitpunkte	Variable	Ergebnisse
Gemischte Krankheitsbilder/KMT					
					und psychologischen Disstress nach 1 Jahr voraus
Andrykowski et al., 1995	Querschnitt-Überlebens-kohorte n = 200 KMT/ 54 % autologe KMT; 46 % allogene KMT (24 % akut lymphatische Leukämie; 22 % chronische Leukämie, 26 % Hodgkin-Krankheit; 28 % Non-Hodgkin)	Fragebogen per Post	3,4 Jahre post-KMT (Mittelwert); 1,0–10,6 Jahre (range); ein Messzeitpunkt	psychosoziale Anpassung; körperliche Symptome	1. von der Norm abweichend wurden eingeschätzt: Berufstätigkeit (28 %), körperliche Aktivität (43 %), sexuelle Aktivität (31 %) 2. bei autologer KMT: signifikant bessere berufliche und persönliche Situation und weniger körperliche Symptome 3. signifikant schlechtere psychosoziale Anpassung bei Überlebenden, die bei der KMT älter waren, weniger gebildet und deren Behandlung noch nicht lange zurücklag
Bush et al., 1995	Querschnitt-Überlebens-kohorte 125 KMT / 96 % allogene KMT (60 % akute Leukämie, chronische Leukämie, 34 % aplastische Anämie, 6 % andere)	Fragebogen per Post	10,1 Jahre post-KMT (Mittelwert); 6–18,4 Jahre (range) ein Messzeitpunkt	körperliche und psychologische Symptome und berufliche Situation, Einfluss der KMT auf psychosoziale Anpassung; Gesundheitswahrnehmungen	1. 74 % berichteten über eine bessere oder unveränderte Lebensqualität im Vergleich vor der KMT 2. signifikant weniger psychologischer Disstress bei KMT-Überlebenden im Vergleich zu den anderen Gruppen 3. Lebensqualität kehrte nach über 10 Jahren nach der KMT auf ein normales Niveau zurück 4. häufigste Problembereiche: psychologischer Disstress (63 %) und Müdigkeit (56 %) 5. 96 % berichteten über Ängste, die soziale Unterstützung zu verlieren

Bx = Behandlung; CALB = Cancer and Leukemia Group B; Dx = Diagnosestellung; KMT = Knochenmarktransplantation; MD = Myelodysplastisches Syndrom; NSABP = National Surgical Adjuvant Breast and Bowel Project; POMS = Profile of Mood Scale; PTSD = Posttraumatic Stress Disorder ; RPLND = Retroperitoneale Lymphknoten-Entfernung

tender Zustände, die mit Krebs in Verbindung stehen (Alter et al., 1996). Besonders die Angst der Wiederkehr der Krankheit schwebe wie ein Damoklesschwert über den Köpfen der Überlebenden, das jeden Moment heruntersausen könne.
In einigen Studien wurde diese Angst in sehr ausgeprägter Weise nachgewiesen; die Prozentzahlen schwanken erheblich für verschiedene Erkrankungsformen zwischen 39 % und 89 % (Belec, 1992; Bush et al., 1995; Habermann et al., 1993; Halstedt und Fernsler, 1994; Meyer und Aspegren, 1989; Polinsky, 1994; Sneeuw et al., 1992).
Kornblith (1998) berichtet von zahlreichen Fällen von langfristigen Nachwirkungen des Erlebens von Diagnose und Behandlung in Form von **klassischer Konditionierung**. Ein breites Spektrum von Reizen könne als konditionierter (bedingter) Reiz die Auslösung solch unangenehmer Reaktionen wie Übelkeit und Erbrechen für eine sehr lange Zeit nach dem Krankheits- und Behandlungserleben auslösen.
Die meisten dieser Fälle träten bei Hodgkin-, Leukämie- und Brustkrebsüberlebenden auf (Kornblith et al., 1992; Greenberg et al., 1995; Polinsky, 1994; Cella et al., 1986). Dabei seien die meisten dieser konditionierten Reize Gerüche (30 %), gefolgt von visuellen Auslösern (17 %). Cella und Mitarbeiter (1986) berichten von 81 auslösenden Reizen, darunter z. B., dass die Patienten allergisch auf Gerüche und Anblicke reagierten, die mit dem Krankenhaus in Verbindung gebracht werden könnten, wie beispielsweise der Geruch eines Desodoriersprays im Büro des Onkologen, Reinigungsalkohol oder chemische Reiniger, der Zutritt zu einem Aufzug im Gebäude der Arztpraxis, beim Betreten des Krankenhauses oder beim Anblick intravenöser Spritzen oder entsprechender Fernsehsendungen (zit. nach Kornblith, 1998), ein Phänomen, das als *klassische Konditionierung* auf angstauslösende Reize verstanden werden und ggf. behandelt werden muss (Larbig et al., 2000).
Stress, operationalisiert über kritische Lebensereignisse während der Phase nach der Behandlung, erbrachte einige aufschlussreiche Hinweise auf mögliche Wirkungen. Ramirez und Mitarbeiter (1989) führten einen retrospektiven Vergleich von 50 Patientinnen mit Brustkrebs durch, die kürzlich ein Rezidiv erlitten hatten, und verglichen sie mit einer Kontrollgruppe von 50 operierten Brustkrebspatientinnen ohne Rezidiv. Beide Gruppen waren hinsichtlich des Tages der Operation und soziodemographischer Merkmale paarweise gematcht. Sie waren außerdem im Hinblick auf die Art des operativen Eingriffs, der chemotherapeutischen Behandlung, des Status der Menopause sowie des nodalen und Tumorstatus gematcht, um die Behandlungseffekte und pathologischen Faktoren bei den Gruppenunterschieden kontrollieren zu können. Die Autoren fanden signifikant schwerere Lebensereignisse bei den Patientinnen mit einem Rezidiv. Zum Beispiel traten Sterbefälle in der Familie oder Verlust des Arbeitsplatzes 5.67-mal häufiger bei den Patientinnen mit einem Rezidiv als bei den Patientinnen der Kontrollgruppe auf.
Zwei prospektive Studien haben den Einfluss von stressinduzierenden Lebensveränderungen auf die Krebsprogression untersucht. Forsén (1991) interviewte 86

Brustkrebspatientinnen nach der Operation im Krankenhaus bezüglich stressvoll erlebter Lebensereignisse in den 12 Monaten vor ihrer Operation und überprüfte die medizinischen Daten 7 bis 9 Jahre nach der Operation. Frauen, die über mehr stressvolle Lebensereignisse berichteten, wiesen ein gesteigertes Risiko (relatives Risiko: 3.48) für ein Rezidiv und sogar ein noch höheres Krebssterberisiko auf (relatives Risiko: 4.37). Die soziale Schichtzugehörigkeit war weiterhin ein signifikanter Prädiktor für das Auftreten eines Rezidivs wie auch für den Krebstod. Eine niedrigere soziale Schichtzugehörigkeit war verknüpft mit einer geringeren Anzahl krankheitsfreier Intervalle und einer generell niedrigeren Überlebensrate. Diese Ergebnisse blieben auch unverändert, nachdem der Autor klinische Fakten kontrolliert hatte.

Im Kontrast dazu fanden Barraclough und Mitarbeiter (1992) bei ihrer prospektiven Studie mit 204 Brustkrebspatientinnen keinerlei Beziehung zwischen schwerwiegenden Lebensereignissen und einem Rezidivrisiko. Ergebnisse aus Studien mit prospektivem Charakter werden grundsätzlich als vertrauenswürdiger angesehen als solche aus retrospektiven Erhebungen, was in diesem Falle die Bedeutung des Untersuchungsergebnisses unterstreicht. Beide Studien – zusammen genommen – liefern gegensätzliche Ergebnisse über den Zusammenhang zwischen Stress und dem Auftreten eines Rezidivs.

Ein wichtiger Aspekt der psychoonkologischen Forschung von Patienten mit einer Krebserkrankung ist die Untersuchung des Ausdrucks von **Disstress** (Spiegel und Kato, 2000). Disstress sei wahrscheinlich negativ mit Überleben korreliert, obwohl es nicht klar sei, ob Überleben hierdurch direkt beeinflusst werde oder Disstress einfach die Folge eines eher aggressiven Krankheitsfortschritts sei.

In einer Studie, die den Ausdruck von Disstress untersuchte, verfolgten Kukull und Mitarbeiter (1986) 53 Patienten mit inoperablem Lungenkrebs über 3 ½ Jahre. In dieser Zeit verstarben 47 Patienten. Mit Ausnahme von zwei Patienten starben alle an den Folgen von Lungenkrebs. Die Klagen der Patienten über ihre Symptome unmittelbar nach der Diagnose erwiesen sich als signifikante Prädiktoren für die Mortalität. Die eingesetzte *Symptom-Disstress-Skala* erfasst primär somatische Symptome wie z. B. Übelkeit, Schmerz und Atemprobleme, aber auch Konzentrationsschwierigkeiten. Obwohl es sich bei dieser Studie um eine prospektive Untersuchung handelte, könnte die Schwere der Symptome im Anschluss an die Diagnose durch eine schwerere Erkrankung zu jener Zeit bedingt gewesen sein, was zu einer schlechteren Prognose führen konnte, wie Spiegel und Kato (2000) anmerken. Die Ergebnisse legten die Annahme nahe, dass der Ausdruck von Disstress mit einer schlechteren Prognose einher ginge. Die Daten der Studie gäben nicht Aufschluss über den Effekt der Behandlung, des histologischen Typus der Erkrankung sowie der Krankheitskomplikationen auf die subjektiven Ausdrucksformen von Disstress. Keine anderen in die Studie einbezogenen psychologischen Variablen wiesen eine Beziehung zur Prognose auf.

Kukull et al. (1986) schätzen die Ergebnisse ihrer Untersuchung als konsistent mit den Resultaten von Weisman und Worden (1976/1977) ein, denen zufolge frühere

Mortalität mit Frustration, einem Gefühl von Verletzlichkeit, Unzufriedenheit mit dem Verlauf, schlechter Compliance und suizidalen Ideen assoziiert war. Beide Untersuchungen legen nahe, dass symptominduzierter Disstress und Unzufriedenheit mit dem Verlauf einer ungünstigen Krankheitsprognose bei Krebspatienten korreliert sind.

Wie Spiegel und Kato (2000) auch ausführen, neigten einige Patienten dazu, den Ausdruck von Disstress als eine Möglichkeit anzusehen, mit ihrer Krankheit umzugehen, dagegen verleugneten oder unterdrückten andere ihren Disstress eher. In verschiedenen Studien wurde die **Rolle von Verleugnung und Unterdrückung** in Beziehung zur Krebsprogression untersucht.

Dean und Surtees (1989) führten eine 6- bis 8-jährige Nachuntersuchung von 122 Frauen mit primärem Mammakarzinom durch. Zum Follow-up-Zeitpunkt erlitten 37 Patientinnen ein Rezidiv. 22 Patientinnen waren verstorben – alle bis auf eine an Brustkrebs. Die Autoren berichteten, dass **Verleugnung**, nicht **Fighting Spirit** mit verbessertem Überleben verknüpft war. Das Ergebnis, dass Verleugnung ein stärkerer prognostisch relevanter Prädiktor als Fighting Spirit war, warf erneut die besonders häufig in der kardiovaskulären Literatur (Lazarus, 1985) diskutierte Frage auf, ob Verleugnung nicht unter bestimmten Umständen protektiv und adaptiv wirksam sein könne.

In einem Versuch, die kausale Rolle von Unterdrückung für den Verlauf der Krebserkrankung zu klären, verglichen Kreitler und Mitarbeiter (1993) drei Gruppen von Frauen: Frauen mit nicht maligner und Frauen mit maligner Diagnose aufgrund einer Brustbiopsie sowie Frauen, deren Operation nicht mit der Diagnose bzw. einer Behandlung einer Malignität in Zusammenhang stand. Das Ausmaß an Unterdrückung wurde sowohl vor als auch nach der Biopsie bzw. Operation erfasst. Vor der Biopsie oder Operation unterschieden sich die einzelnen Gruppen nicht in den Maßen Unterdrückung, Angst oder Abwehrverhalten. Danach waren sie in den Angstwerten vergleichbar, aber nur Frauen mit einer malignen Erkrankung wiesen Abwehr und Unterdrückung auf. Diese Ergebnisse lassen vermuten, dass Unterdrückung und Abwehrbereitschaft bei Krebspatienten nach der Krebsdiagnose auftreten. Weiterhin kann angenommen werden, dass Unterdrückung und Abwehrverhalten Bestandteile der Angstbewältigung sind, die auf natürliche Weise mit der Bedrohung durch die Diagnose und die Erkrankung einher gehen und somit nicht als ein dauerhafter Persönlichkeitszug von Patienten mit einer Krebserkrankung anzusehen sind.

Zusammengefasst kommentieren Spiegel und Kato (2000), dass einige Studien nahe legten, dass **emotionaler Disstress ein Prädiktor für eine verkürzte Überlebenszeit bei Krebs** sei. Allerdings könne emotionaler Stress auch eher das Ergebnis einer initial schwereren Erkrankung sein denn eine Ursache für einen rapideren Krankheitsfortschritt. Obwohl die genannten Untersuchungen keine klare Beziehung zwischen intrapsychischen Variablen und Krebsprogression demonstrierten, sprächen die Daten doch dafür, dass ein hohes Ausmaß an Disstress, besonders aufgrund somatischer Symptome, in gewisser Weise die Sterblichkeit voraussagen könne, was nicht überraschend sei. Noch interessanter sei jedoch, dass die Schwierigkeit, Disstress auszudrücken, in verschiedenen Studien ungünstige Effekte auf das Langzeitüberleben gehabt habe. Dieser letztgenannte Aspekt steht wiederum in positiver Korrelation zur bereits mehrfach angesprochenen „Typ-C-Hypothese“ (siehe auch weiter unten).

Insgesamt sei es wichtig festzuhalten, dass es einige Hinweise darauf gebe, dass intrapsychische Variablen wie Abwehrbereitschaft und Unterdrückung vermutlich Aspekte des Coping mit Angst darstellten, die als Folge einer Krebsdiagnose entstünden, und weniger Persönlichkeitseigenschaften seien, die bereits vor der Diagnosestellung beobachtbar wären.

Studien an Individuen, die nachweislich unter **chronischem Stress** stehen, liefern eine weitere Perspektive für den Stellenwert von Stresserleben auf die Krebsprogression.

Eine neuere, sorgfältig durchgeführte Studie über einen 43-Jahre-Zeitraum bei männlichen Feuerwehrleuten in Stockholm (Tornling et al., 1994) zeigte eine generelle Krebsinzidenz, die vergleichbar war mit der in der Allgemeinbevölkerung, mit der Ausnahme, dass zwei seltene Formen von Krebserkrankungen verstärkt auftraten: Magenkrebs und Hirntumoren. Allerdings konnte keine Beziehung zwischen der stressvollen Arbeitstätigkeit und Krebsauftreten gefunden werden. Stattdessen war die Suizidrate niedrig. Die Autoren der Studie vermuten, dass die soziale Unterstützung unter den Feuerwehrleuten, die viele Jahre lang zusammenarbeiteten, den Stress der Tätigkeit mehr als aufgewogen habe. Diese Beobachtung stimmt mit Befunden überein, die aus der Untersuchung von supportiven Gruppen mit Krebspatienten gewonnen wurden (Spiegel, 1993). Ähnlich ist das Ergebnis einer Studie bei 6 935 Männern von Rosengren und Mitarbeitern (1991), die keine Beziehung zwischen selbsteingeschätztem psychologischen Stress und nachfolgender Krebsmortalität (odd ratio = 0.8), wohl aber eine ausgeprägte Beziehung zwischen subjektivem Stresserleben und der Mortalität bei kardiovaskulären Erkrankungen fanden (odd ratio = 1.7).

Sorgfältige Literaturüberblicke über das Verhältnis von Krebs und Stress wie auch neuere empirische Studien legen nach Spiegel und Kato (2000) nahe, dass die Bindeglieder zwischen Stress und Krebsinzidenz bzw. -progression noch nicht eindeutig identifiziert werden konnten, obwohl die Evidenz für die Stützung der Annahme einer Beziehung zwischen beiden Aspekten ständig zunehme. Ein Problem der Forschung sei, dass in vielen Untersuchungen Patienten nicht aufgefordert worden seien, Einschätzungen von Lebensereignissen oder -situationen vorzunehmen, wie z. B., ob ihre Trauerreaktion als stressvoll erlebt wurde oder nicht. Es könne sein, dass es keine ungünstigen Implikationen für die Gesundheit bei solchen Personen gebe, die ihre Arbeit, ihre Lage oder ihre Trauer nicht als stressvoll ansähen. Zusätzlich seien Stress und die Bewertung stressreicher Ereignisse oft einer Veränderung unterworfen. Eine einzige punktuelle Einschätzung von Stress oder Stressbewertungen sei vermutlich nicht ausreichend, um Ergebnisse hinsichtlich einer Genesung vorherzusagen. Studien, die solche Messungen über die

Zeit wiederholten, erlaubten vermutlich eine akuratere Einschätzung der Wirkungen von chronischem versus akutem Stress auf Krebsverläufe.
Es gibt jedoch auch einige Berichte in der Literatur darüber, zumeist anekdotischer Natur, dass Patienten von **positiven Effekten** ihrer Erkrankung und Behandlungserfahrung berichten (Kornblith, 1998).
So berichten in der Untersuchung von Polinsky (1994) 74 % der Brustkrebs-Überlebenden davon, dass – insgesamt gesehen – der Krebs ihr Leben in eine bessere Richtung gelenkt habe. Ähnlich berichteten Überlebende einer Knochenmarktransplantation darüber, dass es aufgrund der Tatsache, an Krebs erkrankt gewesen zu sein, deutlich mehr positive als negative Veränderungen in ihrem Leben gegeben habe (Curbow et al., 1993). Wir haben in unserer Ulmer prospektiven Studie bei Leukämiepatienten, die eine Knochenmarktransplantation überlebten (Kächele, 1998; Tschuschke et al., 1999; 2001), in den ausführlichen Interviews, die wir mit den Patienten geführt haben, gleichfalls feststellen können, dass diejenigen Patienten, die offenbar die Leukämieerkrankung und die einschneidenden Behandlungsmaßnahmen überlebten (erfasst in Interviews, die ein bzw. zwei Jahre nach der Transplantation durchgeführt wurden), spontan, ohne Nachfrage unsererseits, von deutlich positiven Einflüssen des Erlebens der großen Bedrohung durch Diagnose und Behandlung berichteten. Darunter war vor allem ein bewussteres Erleben des Augenblicks als vor der Erkrankung, eine intensivere Wahrnehmung von Farben und Natur, ein bewussteres Erleben des Glücks, in diesem Moment gesund zu sein. In den Hintergrund trat bei fast allen diesen Patienten die frühere Orientierung am Zukünftigen, die vor der Erkrankung erlebte Unfähigkeit, im Moment zu leben und diesen genießen zu können.
In die gleiche Richtung gehen die Ergebnisse der Studien von Cella und Tross (1986) bei Morbus-Hodgkin-Überlebenden – die sogar eine größere Lebenszufriedenheit berichteten als Personen einer gesunden Kontrollgruppe (Habermann et al., 1993), auch die bei Überlebenden einer Knochenmarktransplantation und von Überlebenden einer Brustkrebserkrankung (Kennedy et al., 1976). Auch wurden Vertiefungen spiritueller und religiöser Glaubensorientierungen gerade bei KMT-Überlebenden festgestellt (Habermann et al., 1993; Curbow et al., 1993; Ferrell et al., 1992). Bemerkenswert, dass selbst eine niedrigere Angst vor dem Tod bei Krebsüberlebenden (Rieker et al., 1989) im Vergleich zu einer normalgesunden Stichprobe festgestellt werden konnte.

2.2.2 Persönlichkeit und Coping

Dieser Aspekt, ob nämlich die Art und Weise der Krankheitsbewältigung den Krankheitsverlauf beeinflussen könne, beschäftigt Betroffene und ihre Angehörigen naturgemäß ganz besonders (Faller, 1998). Hier setzt auch eine ganze Armada von Büchern an, die – wissenschaftlich gesehen – im psychoonkologischen

Grenzbereich zur Esoterik angesiedelt sind (z. B. Lermer, 1982; Siegel, 1988; Simonton et al., 1982; Verres, 1991; Meinhold, 1996). Indes ist die seriöse Forschung auf diesem Gebiet noch weit von einheitlichen Ergebnissen entfernt, wie die vorhandenen interpretierbaren Untersuchungen zeigen.
Verschiedene Forscher haben die Effekte von zwei Konstrukten, **Fighting Spirit** (kämpferische Einstellung) und **Typ-C-Persönlichkeit** auf die Krebsprogression untersucht. Konzeptuell scheinen sie zwei Seiten einer Medaille zu repräsentieren, nämlich eine aktive oder eine passiv-hinnehmende Reaktion auf die Krebserkrankung. Personen mit einer Typ-C-Persönlichkeit – so wird hypostasiert – sind konzeptuell charakterisiert durch angepasstes und fügsames Verhalten. Sie neigten dazu, bei Stress mit Depression, Hilflosigkeit und Hoffnungslosigkeit zu reagieren. Auf der anderen Seite seien Personen mit ausgeprägtem Fighting Spirit durch Optimismus, Selbstsicherheit und Entschiedenheit bei der Bekämpfung ihrer Krebserkrankung gekennzeichnet.

a) Brustkrebsstudien

Die meisten Untersuchungen bezüglich dieser Aspekte des Bewältigungsverhaltens haben sich mit Brustkrebspatientinnen befasst.
In der klassischen Studie, in der Ausdruck von Dysphorie und Krankheitsfortschritt in Beziehung gesetzt wurden, unterteilten Derogatis und Mitarbeiter (1979) Patientinnen mit metastasiertem Mammakarzinom in zwei Gruppen: in solche, die weniger als ein Jahr überlebten, und solche, die länger lebten. Beim Gruppenvergleich wiesen die Langzeit-Überlebenden in standardisierten Selbsteinschätzungsmaßen höhere Ausmaße an Dysphorie, inklusive Feindseligkeit, Angst und Entfremdung nach Diagnosestellung auf. Zusätzlich fanden die behandelnden Onkologen bei den Langzeit-Überlebenden häufiger negative Einstellungen gegenüber ihrer Erkrankung und der Behandlung, was mit dem Fighting-Spirit-Konzept übereinstimmt. Spiegel und Kato (2000) geben jedoch zu bedenken, es müsse berücksichtigt werden, dass die Patienten mit längerer Überlebensdauer signifikant weniger Chemotherapie erhielten. Dies lege die Vermutung nahe, dass die Erkrankung weniger stark ausgeprägt gewesen sei, obgleich andere charakteristische medizinischer Parameter wie das Ausmaß der Metastasierung und der durchschnittliche Karnofsky-Index nicht zwischen den Gruppen differiert hätten. Eine alternative Erklärung für den Unterschied in der Chemotherapiebehandlung wäre, dass die Langzeit-Überlebenden mehr Energie zeigten, die auch zu erhöhter Selbstsicherheit beigetragen haben könnte.
Greer und seine Arbeitsgruppe (1975; 1979; 1991, 1992; Pettingale et al., 1985) fanden in ihrer berühmten Studie zum Mammakarzinom auch, dass Patientinnen mit **Fighting Spirit**, im Gegensatz zu Hoffnungs- und Hilflosigkeit, zu Verleugnung oder stoischer Akzeptanz, länger überlebten. Frauen mit einem Fighting Spirit wiesen eine optimistische Haltung auf und bemühten sich um mehr Information

über ihre Erkrankung. Sie sprachen sich auch öfter dafür aus, ihre Erkrankung zu „bekämpfen". Dieses Ergebnis konnten wir in unserer eigenen Studie mit Leukämiepatienten unter Behandlung zur Knochenmarktransplantation bestätigen (Grulke et al., 1998; Tschuschke et al., 2001). Patienten mit einem ausgeprägten Fighting Spirit feuerten sich selbst an, indem sie quasi mit sich selbst sprachen, etwa im Sinne von „das schaffst du" oder „da musst du durch". Diese Patienten mit einem ausgeprägten Fighting Spirit überlebten länger (siehe weiter unten).

Dean und Surtees (1989) dagegen fanden bei Brustkrebspatientinnen im Frühstadium, dass Verleugnung mit einem längeren rezidivfreien Überleben verknüpft war, dagegen Kampfgeist (Fighting Spirit) aber nicht. Genauso überraschend war das Ergebnis in dieser Studie, dass auch Hoffnungs- und Hilflosigkeit sowie stoische Akzeptanz sich als prognostisch günstig auf das Überleben auswirkten.

Weitere Studien zur Bewältigung eines Mammakarzinoms erbrachten widersprüchliche Ergebnisse. Holland et al. (1986) fanden bei Brustkrebspatientinnen im Stadium II keine signifikanten Bezüge zwischen negativen Emotionen und Langzeitüberleben, wie auch nicht Jamison et al. (1978) mit Patientinnen mit metastasierendem Mammakarzinom.

Hislop et al. (1987, zit. n. Faller, 1998) fanden bei 133 Mamma-Ca.-Patientinnen in Stadium I und II **Indikatoren eines aktiven Coping** sowie weniger Ärger-Erleben und mehr Extrovertiertheit (Faller, 1997) **mit längerem Überleben assoziiert**, auch bei Kontrolle der relevanten klinisch prognostischen Faktoren wie Lymphknoten- und Östrogenrezeptorstatus.

Dagegen konnte Buddeberg (1992) in einem Zeitraum von 36 Monaten keinen Zusammenhang zwischen Coping-Verhalten und Krankheitsverlauf bei 107 Patientinnen mit nicht metastasierendem Mamma-Ca. feststellen.

In einer Untersuchung (Schwarz und Geyer, 1984, zit. nach Spiegel und Kato, 2000) wurden Frauen vor der Biopsie eines Brusttumors interviewt. Die Reaktionen der Frauen auf Stress und prognostische Voraussagen wurden vor der Biopsie erfasst. Frauen mit malignen Tumoren unterschieden sich nicht in ihren Stressreaktionen von den Frauen mit gutartigen Tumoren. Im Unterschied zu einigen anderen Studien (Greer und Morris, 1975; Greer et al., 1979; Greer, 1991) könne aufgrund der Ergebnisse angenommen werden, dass sich Frauen in ihren psychologischen Profilen **vor** einer Krebsdiagnose nicht unterschieden. Die Aussagekraft dieser Studie sei jedoch eingeschränkt, da nur ein psychologisches Maß vor der Biopsie verwendet worden sei.

Ein sehr interessantes Ergebnis erbrachte die Untersuchung von McCaul et al. (1999), die zeigte, dass ein von der Krankheit **ablenkendes Coping** signifikant **mehr Disstress-Erleben zur Folge** hatte. In diesem Punkt ähnelt das Ergebnis der **ungünstigen Wirkung von ablenkendem Coping auf die Überlebenswahrscheinlichkeit bei Leukämiepatienten** unmittelbar vor einer Knochenmarktransplantation (Tschuschke et al., 2001) (vgl. weiter unten). Auch zeigte sich eine **verminderte Lebensqualität nach ablenkendem Coping**. Spiegel (2001) betont in diesem Zusammenhang, dass es nicht um eine Art von „blindem Optimismus" gehen dürfe, sondern eher um einen optimistischen Realismus – das Schlimmste in Betracht ziehen, aber das Beste hoffen.

So hatten Patientinnen mit metastasierendem Mamma-Ca. bei **Minimierungen der erlebten Bedrohung** eine **längere Überlebenszeit** (Butow et al., 2000). Das Konzept der Minimierung bzw. Minimalisierung von Bedrohung ist eine Form der Abwehr, die der Verleugnung nahe kommt, anscheinend aber nur eine milde Form der Verleugnung zu sein scheint, eine Abschwächung eher, letztlich also wohl keine Verleugnung.

Der Bereich der „Verleugnung", „Ablenkung", des bewussten „kämpferischen Einsatzes" scheint ein sehr interessanter zu sein. Hier überlappen sich offenbar konzeptuell ähnliche Begriffe bzw. Phänomene (vgl. die Unterscheidung zwischen Abwehr und Coping in Kapitel 1.1.4), die z. T. sehr Ähnliches, z. T. aber ganz Anderes meinen. Verleugnung und Ablenkung scheinen auf den ersten Blick Gleiches zu meinen.

Eine Verleugnung ist definiert als eine Abwehrmaßnahme, die Aspekte der Realität nicht anerkennt, mithin gar nicht als Information in den psychischen Apparat aufgenommen wird. Es scheint keine Weiterverarbeitung der eintreffenden Reize bzw. der Bedeutung dieser physiologischen Reizung bis in den Cortex hinein zu erfolgen. Es findet quasi ein Abblocken im Vorfeld statt (Bösel, 2000). Eine Minimierung der Bedrohung wie in der Studie von Butow et al. (2000) jedoch scheint eine andere Qualität des Umgangs mit Information zu sein.

„Frauen, die hohe Minimalisierungswerte aufwiesen, verleugneten nicht die Tatsache, dass sie Krebs hatten, auch verleugneten sie nicht, dass der Krebs sie wahrscheinlich töten würde. In unseren strukturierten Interviews zeigten in der Tat Patientinnen aus einer Langzeit-Überlebenskohorte die Fähigkeit, zwischen angemessenem Trauern über den Verlust ihrer Gesundheit, der Annäherung an den Tod und einem Fokus auf den aktuellen positiven Aspekten ihres Lebens hin und her zu wechseln." (Butow et al., 2000; S. 472)

Eine „Ablenkung" von Bedrohung scheint dagegen eine Art von Ausblenden und ähnlich einer Verleugnung zu sein, woraufhin womöglich nicht mehr die erforderlichen Ressourcen von Bewältigungsanstrengungen (Coping) aktiviert werden können, wie auch Spiegel (2001) dies ausdrückt. Demnach käme eine Ablenkung einer Verleugnung in der Wirkung sehr nahe. Ablenkung von bedrohlichen Reiszen bringt eine Vermeidung von Konfrontation mit Bedrohung mit sich, mithin kann auch hier keine Aktivierung von Bewältigungsressourcen erfolgen.

Eine neuere große Studie zum **Fighting-Spirit-Konzept** bei frühem Mammakarzinom (Stadien I und II, nicht metastasiert) in Großbritannien erbrachte keine Zusammenhänge zwischen Überleben und Ausprägung in kämpferischer Einstellung (Watson et al., 1999), wohl aber zogen **hilf- und hoffnungslose Haltungen** signifikant **erhöhte Rezidivwahrscheinlichkeit und kürzeres Überleben** nach sich. Auch hier waren Qualität und Intensität der kämpferischen Einstellung per Fragebogen erhoben worden und nicht über ausgiebige, qualitative Interviews (siehe zum methodischen Aspekt im Zusammenhang mit der Erfassung von Coping Abschnitt 2.2.8: Zusammenfassende Betrachtungen).

b) Lungenkrebsstudien

Wie Faller (1998) anführt, gibt es ebenfalls bei Untersuchungen zur Krankheitsbewältigung des Lungenkarzinoms sehr widersprüchliche Ergebnisse.
Stavraky und Mitarbeiter (1988) fanden heraus, dass verschiedene psychologische Variablen verstärkte Mortalität in einer Stichprobe von 126 Patienten mit Lungenkrebs voraussagten. Diejenigen mit einem starken Bedürfnis nach Sympathie und Zuwendung hatten ein dreifach erhöhtes Mortalitätsrisiko. Patienten, die sich selbst als emotional zurückhaltend beschrieben, wiesen eine korrigierte OR für Mortalität von 3.9 auf, verglichen mit denjenigen, die sich selbst eher als durchschnittlich oder als verstärkt emotional beschrieben. Patienten, die extrem „nüchterne" (im Sinne von sediert oder ernst) bzw. im Gegenteil eine enthusiastische Persönlichkeit hatten, wiesen eine korrigierte OR von 2.8 für Mortalität auf, verglichen mit jenen Patienten, die durchschnittliche Werte hatten. Eine nähere Betrachtung der Verteilung dieser Variablen legt den Schluss nahe, dass besonders Personen mit „nüchterner" Persönlichkeit diesen Effekt bewirkten (75 % der Patienten mit einer „nüchternen" Persönlichkeit starben, verglichen mit 57 % derjenigen, die sich als enthusiastische Persönlichkeit einschätzten und 45 %, die sich auf der Skala als durchschnittlich eingeschätzt hatten). Demnach weisen Individuen mit einem hohen Bedürfnis nach Sympathie und Zuneigung und jene mit einer Tendenz zu emotionaler Reserviertheit ein deutlich erhöhtes Mortalitätsrisiko auf.
Faller (1998) bemängelt an dieser Studie schwerwiegende methodische Fehler: es handele sich um eine retrospektive Studie, die Dropout-Rate der teilnehmenden Patienten sei zu hoch gewesen, Mehrfachtestungen hätten die Gefahr des Alpha-Fehlers erhöht, psychologische Merkmale seien teilweise erst nach der medizinischen Behandlung erhoben worden, der Karnofsky-Index sei überhaupt nicht einbezogen worden und andere Mängel mehr.
Ähnlich sei die Studie von Kukull et al. (1986) mit Mängeln behaftet. Kukull und Mitarbeiter hatten 53 Patienten mit inoperablem Lungenkrebs über 3 ½ Jahre lang begleitet. In dieser Zeit waren 47 Patienten verstorben. Mit Ausnahme von zwei Patienten starben alle an den Folgen von Lungenkrebs. Die Klagen der Patienten über ihre Symptome unmittelbar nach der Diagnose erwiesen sich als signifikante Prädiktoren für die Mortalität. Faller (1998) kritisiert die Vernachlässigung so wichtiger biologischer, prognostisch relevanter Faktoren wie Histologie, Stadium der Erkrankung, Art der Behandlung und Karnofsky-Index.
Kaasa et al. (1989, zit. n. Faller, 1998) hätten bei kleinzelligem, nicht operablem Tumor für diejenigen Patienten eine längere Überlebenszeit gefunden, deren psychosoziales Wohlbefinden besser gewesen sei. Allerdings sei das Tumorstadium

nur bei univariater Analyse prognostisch signifikant gewesen, nicht bei multivariater unter Einbezug biologischer Parameter.

Faller und Mitarbeiter (1997) konnten in einer eigenen Untersuchung für an Lungenkrebs erkrankte Patienten mit viel Hoffnung und einem ausgeprägt aktiven Coping eine längere Überlebenszeit feststellen als für Patienten mit niedrigen Werten. Patienten mit großer emotionaler Belastung, stärker ausgeprägter Depressivität und entsprechend depressivem Coping wiesen im Vergleich dazu eine signifikant kürzere Überlebenszeit auf (vgl. **Abb. 2.1**).

Der Einbezug biomedizinischer Faktoren wie histologische Parameter, Tumorstadium, Karnofsky-Index, Art der Behandlung erbrachte in einer multivariaten Analyse (Cox-Regressionsanalyse) dennoch die Vorhersagekraft des aktiven Coping. Je besser der körperlich-psychische Allgemeinzustand der Patienten war, desto stärker ausgeprägt war das günstige Coping. Da das ärztliche Aufklärungsgespräch aber emotionales Befinden und Coping beeinflusst haben könnte – unmittelbar danach fand die psychologische Datenerhebung statt – interpretiert Faller (1998) die Ergebnisse vorsichtig.

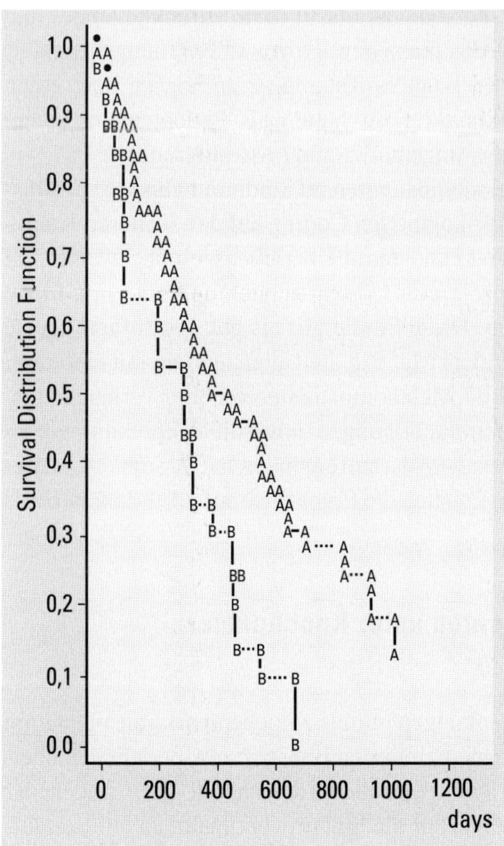

Abb. 2.1 Überlebenszeit je nach emotionaler Belastung (A = geringe emotionale Belastung; B = starke emotionale Belastung; Kaplan-Meier-Analyse, Log-Rank-Test, $p < 0{,}01$). (Aus: Faller H, Bülzebruck H, Schilling S, Drings P, Lang H. Beeinflussen psychologische Faktoren die Überlebenszeit bei Krebskranken? II. Ergebnisse einer empirischen Untersuchung mit Bronchialkarzinomkranken. PPmP Psychother Psychosom Med Psychol 1997; 47: 210)

Fritzsche et al. (2000) machen in einem Literaturüberblick von Veröffentlichungen zum Bronchialkarzinom zwischen 1978 und 1999 zusammenfassend Angaben zu Zusammenhängen zwischen dem weiteren Krankheitsverlauf und verschiedenen psychosozialen Variablen. Bronchialkarzinompatienten werden ganz allgemein als sehr ausgeprägt in allgemeiner Gefühlsunterdrückung beschrieben.

„Zusammen gefasst bildeten *Gefühlsunterdrückung, Rationalisierung, Konfliktvermeidung, Altruimus* bei durchaus engagierter Gesprächsbeteiligung ein kohärentes Muster, wobei im Gegensatz zur Darstellung in der Literatur die Gefühle bewusst unterdrückt wurden. Die Patienten nahmen ihre Gefühle durchaus auf schmerzliche Weise wahr, entschlossen sich aber, diese nicht zu zeigen und versuchten, sich in der so belasteten Situation zusammenzureißen.
... müssen wir von sehr grundlegenden allgemein verbreiteten Verhaltens- und Lebensweisen ausgehen.
Im Verlauf wurde die überwiegende Mehrzahl der Befragten weiterhin als aggressionsgehemmt eingestuft. Harmonisierende Konfliktvermeidung war eines der konstantesten durchgängigen Merkmale." (Fritzsche et al., 2000, S. 193; Hervorh. im Original)

c) Studien zum Malignen Melanom

Temoshok (1985; 1991) und Temoshok et al. (1985) fanden, dass Melanompatienten mit einem so genannten Typ-C-Persönlichkeitsstil (d. h. zurückhaltendes und unsicheres Verhalten und stoischer Akzeptanz bzw. Hilf- und Hoffnungslosigkeit) dickere Tumoren zum Zeitpunkt der 1-Jahres-Katamnese aufwiesen bzw. einen ungünstigeren, progressiven Krankheitsverlauf hatten als Patienten mit einem Typ-A-Persönlichkeitsstil (d. h. aktiv, ungeduldig und kontrollierend).
Fawzy et al. (1993) konnten bei Melanompatienten im Stadium I günstige Einflüsse eines aktiv-behavioralen und aktiv-kognitiven Coping auf den weiteren Krankheitsverlauf (Auftreten eines Rezidivs) und damit Überlebenszeit nachweisen, im Unterschied zu Patienten, die ein passiveres Coping zeigten und eine signifikant geringere Überlebenszeit aufwiesen. Diese Studie gilt als gut kontrolliert, da sie biologische Parameter in ausreichendem Maße in die Untersuchung mit einbezog.
Rogentine et al. (1979) fanden bei 64 Melanompatienten erhöhte Verleugnungsneigung im Zusammenhang mit Beeinträchtigungen durch die Erkrankung mit einem kürzeren rezidivfreien Zeitintervall im darauffolgenden Jahr assoziiert. Analysen des Verlaufs nach 2 und 3 Jahren konnten die Ergebnisse auf der 1-Jahres-Basis nicht replizieren (Faller, 1997).

d) Studien bei Leukämiepatienten unter Knochenmarktransplantation

Die Behandlung der Leukämieerkrankungen mittels Knochenmarktransplantation (KMT) stellt eine der belastendsten medizinischen Behandlungsmodalitäten überhaupt dar. Die Wartezeit vor der Transplantation ist psychologisch ungeheuer belastend wie auch die nach Aufnahme auf die Station vorzunehmenden Konditi-

onierungsmaßnahmen: Hochdosischemotherapie und fraktionierte Ganzkörperbestrahlung (Lesko, 1993).
Neuere Studien untersuchten verschiedene psychologische Variablen und fanden, dass eine depressive Gestimmtheit und geringere soziale Unterstützung – erhoben vor der KMT – mit kürzeren Überlebenszeiten nach KMT verbunden waren (Colon et al., 1991). In die gleiche Richtung weisen Ergebnisse einer anderen Studie, die Zusammenhänge zwischen ängstlicher Erwartung und kürzeren Überlebenszeiten nach KMT zeigen (Andrykowski et al., 1994).
Bezüglich des Coping-Verhaltens konnten in einer amerikanischen und einer britischen Untersuchung jeweils keine Verbindungen zwischen einem kämpferischen Verhalten (Fighting Spirit) und Langzeitüberleben bei KMT-Patienten gefunden werden (Andrykowski et al., 1994; Murphy et al., 1996).

Ulmer Studie zum Zusammenhang zwischen Coping und Langzeitüberleben bei Leukämiepatienten unter Knochenmarktransplantation

Ein an der Universität Ulm von 1990 bis 1996 durchgeführtes Projekt zur somatischen und psychosozialen Rehabilitation von Leukämiepatienten unter Knochenmarktransplantation (Kächele 1998; Tschuschke et al., 1999; 2001) war prospektiv angelegt, erfasste Patienten unmittelbar vor der Transplantation und begleitete die Patienten bis zu drei Jahre nach KMT über fünf Messzeitpunkte hinweg. Patienten mit einer akuten (akut-lymphatischen, akut-myeloischen) Leukämie und Patienten mit einer chronisch-myeloischen Leukämie, die sich zwischen 1990 und 1994 einer allogenen KMT auf der KMT-Station der Universität Ulm unterzogen – autologe Transplantationen wurden nicht in diese Darstellung einbezogen – wurden in die Studie aufgenommen.

Die Studie konnte insgesamt ca. 80 Patienten/innen zum ersten Messzeitpunkt rekrutieren. Eine erste Analyse beschränkte sich auf 52 Patienten (Tschuschke et al., 1999; 2001), die sämtlich einen *HLA-identischen* Geschwisterspender (genetisch ausreichend übereinstimmend = Gewebeverträglichkeit) hatten und einen zeitlichen Follow-up von mindestens zwei Jahren nach KMT ermöglichten. Es wurden nur Patienten mit *HLA-identischen* Geschwisterspendern aufgenommen, weil sich bei den Auswertungen zeigte, dass Patienten mit *HLA-nonidentischen* Spendern ein deutlich intensiveres Coping-Profil aufwiesen, wie sie ja überhaupt ein objektiv größeres Bedrohungsprofil zeigen (*HLA-nonidentischer* Spender, da ein fortgeschrittenes Stadium der Erkrankung zum Zeitpunkt der Transplantation [complete remission > 1 oder chronic phase > 1] oder beides zugleich) größere Anstrengungen auf Seiten der Patienten im Bewältigungsbereich bewirkte (Tschuschke et al., 1999). Dieser Moderator-Effekt sollte ausgeschlossen und die Stichprobe so homogen wie möglich gehalten werden.

In dieser Studie wurde versucht, wesentliche Kritikpunkte, wie sie immer wieder gegen die Beziehungen zwischen psychosozialen Variablen und Überleben bei Krebserkrankungen vorgebracht werden (Andrykowski et al., 1994), im Design der Untersuchung auszuschließen; insofern wurden folgende Punkte berücksichtigt:

- es wurden standardisierte und prospektive Messungen von Coping vorgenommen,
- zur Einschätzung des Coping-Verhaltens wurden umfangreiche, detaillierte Experten-Ratings von semistrukturierten Interviews zur Erfassung des Coping-Verhaltens durchgeführt, somit wurde die Validität der Ergebnisse erhöht,
- es handelt sich um eine homogene Patientenstichprobe,
- ferner wurden biologische Krankheits- und Behandlungsvariablen sowie soziodemographische Aspekte kontrolliert.

In einem ersten Auswertungsschritt wurden die Ergebnisse des ersten Interviewzeitpunktes – unmittelbar vor der Transplantation – im Hinblick auf ihre prognostische Relevanz für das Langzeitüberleben betrachtet. 52 Patienten, alle mit einem HLA-identischen Spender, wurden in die Analyse einbezogen.

Das Stadium der Erkrankung zum Transplantationszeitpunkt war die wichtige hämatologische und transplantationsbezogene Variable, die beide Gruppe voneinander (Survivors vs. Non-Survivors) unterschied ($p < 0.01$). Alle anderen Variablen unterschieden sich zwischen beiden Gruppierungen nicht. Auf Seiten der Coping-Strategien war der einzige signifikant unterschiedliche Coping-Faktor das Ausmaß des Fighting Spirit ($p < 0.05$), das bei den Survivors signifikant höher war. Multivariate Analysen zeigten einen Zusammenhang zwischen dem „Stadium der Erkrankung zum Zeitpunkt der Transplantation“, „Ablenkung von der Krankheit“ und „Fighting Spirit“.
Ein Vergleich der Kaplan-Meier-Survival-Kurvenverläufe von 26 Patienten mit einem hohen Niveau an Ablenkung von der Krankheit-Coping mit den 26 Patienten auf einem niedrigeren Niveau dieser Coping-Strategie (getrennt nach dem Median) bestätigt, dass ein höheres Niveau an Ablenkung von der Krankheit *vor* der KMT ein negativer Prädiktor für Langzeitüberleben ist, wie auch eine solche Überlebensanalyse für die 26 Patienten mit dem höchsten Fighting Spirit gegenüber denjenigen mit dem geringsten Fighting Spirit zeigte, dass die Patienten mit höherem Fighting Spirit signifikant bessere Überlebenschancen hatten.
Über die gesamte Stichprobe gab es eine Tendenz zur leicht positiven Korrelation zwischen Ablenkung von der Krankheit und Fighting Spirit. Wenn man jedoch Extremgruppen bildete – 12 Patienten mit hohem Coping in Ablenkung von der Krankheit und zugleich niedrigem Coping in Fighting Spirit versus jenen 12 Patienten, die zugleich niedriges Coping in Ablenkung von der Krank-

heit und hohes Ausmaß an Coping in Fighting Spirit haben, so waren Ablenkung von der Krankheit und Fighting Spirit stark negativ korreliert ($r = -.53$, $p < 0.001$). Beide Subgruppen sind vergleichbar bezüglich aller anderen relevanten Variablen, mit Ausnahme der Form der Leukämieerkrankung (8 der 12 Patienten mit niedriger Ablenkung/hohem Fighting Spirit haben eine chronische Leukämie und 4 Patienten haben eine akute Leukämie, während 9 der 12 Patienten mit einer hohen Ablenkung/niedrigem Fighting Spirit eine akute und nur 3 Patienten eine chronische Leukämie haben. Jedoch diskriminiert die Form der Leukämie nicht im Hinblick auf Überlebensraten in den Coping-Varibalen Ablenkung von der Krankheit und Fighting Spirit.
Beide Gruppierungen (12 Patienten mit niedriger Ablenkung/hohem Fighting Spirit und 12 Patienten mit hoher Ablenkung/niedrigem Fighting Spirit) unterschieden sich signifikant im Hinblick auf ihre Überlebensraten. Nur ein Patient der 12 Patienten mit niedriger Ablenkung/hohem Fighting Spirit verstarb im Betrachtungszeitraum, während 8 von 12 Patienten mit hoher Ablenkung/niedrigem Fighting Spirit verstarben ($p < 0.002$).
Weitere hämatologische Variablen (Bestrahlung, Chemotherapie) und der Karnofsky-Index erwiesen sich sämtlich nicht als unterschiedlich für beide Gruppen.

Das frappierendste Ergebnis der Ulmer Studie ist zweifellos der Einfluss psychologischer Coping-Variablen – Ablenkung von der Krankheit und Fighting Spirit –

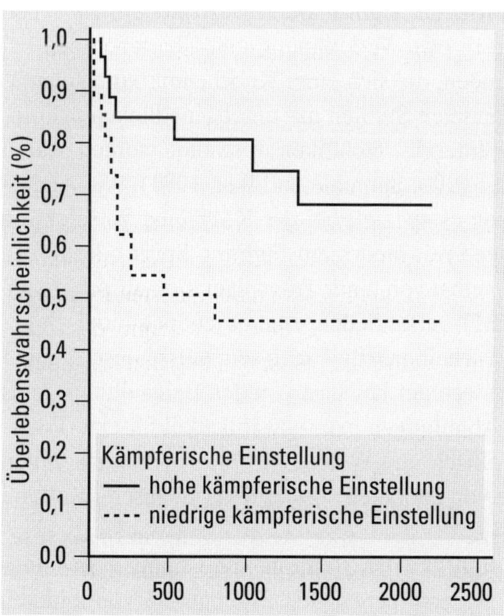

Abb. 2.2 Kaplan-Meier survival analysis – Fighting Spirit coping and Survival. Log-Rank-Test, p .031. (Aus: Tschuschke V, Denzinger R, Hertenstein B, Arnold R, Bunjes D, Kächele H. Associations between coping and survival time of adult leukemia patients receiving allgeneic bone marrow transplantation. Results of a prospective study. J Psychosom Res 2001; 50: 277–85)

auf das Überleben einer Kohorte von Leukämiepatienten, die eine *HLA-identische* allogene Knochenmarktransplantation erhielten. Stadium der Erkrankung zum Transplantationszeitpunkt, Ablenkung von der Krankheit und Fighting Spirit als Krankheitsbewältigungsstrategien (jeweils Skalenwerte) waren die einzigen Variablen, die in multivariater Berechnung einen Effekt in Bezug auf das Langzeitüberleben aufwiesen.
Eine weitere Analyse der Coping-Überlebenszusammenhänge erbrachte das überraschende Ergebnis, dass ganz spezifische Coping-Qualitäten wie z. B. „Emotionale Unterstützung" und „Akzeptanz der Erkrankung" nur von später überlebenden Patienten spontan erwähnt wurden, dagegen von keinem der Non-Survivors (Grulke et al., 1998). Der *emotionale* Aspekt sozialer Unterstützung scheint mithin ein spezifisches Element der Faktoren zu sein, die gemeinhin in psychoonkologischen Untersuchungen zum Aspekt der „sozialen Unterstützung" (siehe auch weiter unten) erhoben und vielleicht zu wenig und falls doch, dann isoliert betrachtet werden.
Damit kontrastieren die Ergebnisse der Ulmer Studie zur Leukämie unter Knochenmarktransplantation mit denen anderer Studien, die nicht in der Lage waren, spezifische psychologische Faktoren zu identifizieren, die das Überleben von onkologischen Patienten beeinflussten (Andrykowski et al., 1994; Cassileth et al., 1985; Jamison et al., 1978; Broers et al., 1998; Watson et al, 1999). Die diskrepanten Ergebnisse mögen zu einem wesentlichen Teil in methodologischen Gründen liegen. Andrykowski und Mitarbeiter untersuchten vergleichbare Leukämiepatienten vor der Transplantation – also prospektiv – mittels unterschiedlicher Fragebögen. Auch Broers et al. (1998) geben zu bedenken, dass wahrscheinlich ein wesentliches Defizit der Untersuchung darin gelegen haben könnte, dass keine krankheitsspezifischen psychosozialen Erhebungsinstrumente verwandt worden seien.
Andrykowski et al. (1994) konnten keine signifikanten Beziehungen zwischen Coping-Strategien wie Fighting Spirit oder Verleugnung und Überlebenszeit bei erwachsenen Leukämiepatienten finden, die sich einer Knochenmarktransplantation unterzogen, im Gegensatz zu anderen Studien mit unterschiedlichen onkologischen Patienten, wo ausgiebige Interviewtechniken verwandt worden waren (Temoshok et al., 1985; Greer et al., 1990; Schmale und Iker, 1971). Wie Andrykowski et al. selbst diskutieren, mag es speziell bei der KMT eine Vorselektion von Patienten geben, in der Patienten mit niedrigem Fighting Spirit oder hohen Werten in Hoffnungslosigkeit sich selbst von einer Transplantation ausschlössen. Dass Patienten, die sich zu einer KMT entschließen, eine psychopathologisch gesehen recht gesunde Gruppe zu sein scheinen – und auch sein müssen, ist offenbar eine Eingangsgröße, die mehr oder weniger bewusst von den Behandlungsteams auf hämatologisch-onkologischen Abteilungen ins Auswahlkalkül für eine Transplantation einbezogen werden (Wellisch und Wolcott, 1994). Auch wir konnten eine psychologisch robuste Gruppe von Patienten vor der KMT in unserer Kohorte feststellen (Tschuschke et al., 1994).
Unsere Ergebnisse bezüglich des signifikanten Beitrags von Coping zum Langzeitüberleben bei KMT-Patienten widersprechen den Ergebnissen von anderen

Untersuchungen mit vergleichbarem Patientenklientelen (Andrykowski et al., 1994). Obwohl unsere Stichprobe ein sehr geringes Ausmaß an Psychopathologie zeigt – das leicht erhöhte Niveau ist nur erklärbar durch den außerordentlichen Stress, das aber insgesamt dem der Normalbevölkerung vergleichbar bleibt (Tschuschke et al., 1993) – war das durchschnittliche Coping-Niveau von 30 Leukämiepatienten, gematcht mit 30 Psychotherapiepatienten (Alter, Geschlecht, Bildung), signifikant höher in allen als günstig erachteten Skalen, außer in Resignation (war signifikant höher für die Psychotherapiepatienten) (Denzinger, 1994).

Selbst in diesem vermutlich hoch selegierten Sample an psychologisch gut angepassten Individuen, macht das Ausmaß an Fighting Spirit und an Ablenkung von der Krankheit offenbar einen entscheidenden Unterschied und trägt damit signifikant zur Überlebenschance erwachsener Leukämiepatienten bei, die sich einer allogenen Knochenmarktransplantation unterziehen wollen.

Das Ausmaß erlebter *sozialer* Unterstützung (im Unterschied zu *emotionaler* Unterstützung, siehe oben) sowie das Compliance-Verhalten unterschieden sich nicht zwischen Überlebenden und Versterbenden (Tschuschke et al., 1999), so dass Moderatoreffekte wichtiger anderer Variablen ausgeschlossen werden konnten.

Da diese quasi-prospektive Studie biologisch relevante Variablen, soziodemographische Aspekte, soziale Unterstützung und Compliance-Verhalten mit einbezog, kann das Ergebnis als einigermaßen interpretierbar angesehen werden. Auch der Einwand, ein mögliches Bias könnte durch das Informed-Consent-Gespräch kurz vor der psychologischen Erhebung einen Einfluss auf das im Interview geäußerte Coping-Verhalten gehabt haben (Tschuschke et al., 1994; Faller, 1998), lässt sich widerlegen, da die im Aufklärungsgespräch mitgeteilten Risikolagen der einzelnen Patienten sich für beide unterschiedlichen Überlebenden-Gruppen gleich verteilten, mithin beide Gruppierungen im Hinblick auf die Prognose vergleichbar waren, sich aber dennoch im Ausmaß des Fighting Spirit unterschieden.

Ein Vergleich der Abwehr-Coping-Relationen zwischen unserer Stichprobe mit Leukämiepatienten und Patienten mit Morbus Crohn sowie neurotisch-persönlichkeitsgestörten Patienten erbrachte sehr interessante Differenzen (Tschuschke et al., 2002).

Die objektiv lebensbedrohlich erkrankten Leukämiepatienten wiesen ein sehr „reifes“ und hohes Abwehrniveau auf bei gleichzeitig sehr hoher Coping-Intensität. Patienten mit Morbus Crohn hatten ein sowohl niedrigeres Abwehr- als auch Coping-Niveau, dennoch aber eine vergleichsweise „reife“ Abwehr und ein sehr kontrollierendes Coping. Dagegen hatten psychotherapeutisch Behandlungsbedürftige eine sehr hohe „unreife“, primitive Abwehr bei gleichzeitig fast nicht vorhandenen Coping-Strategien. Einschätzungen von Abwehr und Coping, wenn man sie konzeptuell und methodologisch getrennt voneinander am selben Interviewmaterial durchführt, liefern eindeutig ganz unterschiedliche Relationen für sehr verschiedene Patientenklientels, die inhaltlich plausibel sind und sich sinnvoll auseinander zu ergeben scheinen (Tschuschke et al., 2002).

e) Studien mit gemischten Krebserkrankungen

Stein und Mitarbeiter (1989) untersuchten 90 Patienten in kommunalen Pflegeheimen. Eingangsvariablen, die Mortalität 3 Monate später voraussagten, waren niedrigerer Selbstwert und eine Reihe von ungünstigen Einstellungen über die Zukunft, inklusive des Bewusstseins über die eigene Sterblichkeit, in Antizipation von Anpassungsproblemen und Stress im Pflegeheim. In dieser heterogenen Stichprobe wiesen alle Patienten eine Krebserkrankung auf. Die Kontrolle der Art der Krebserkrankung bzw. der behandlungsbezogenen Variablen erklärte nicht die beobachteten Unterschiede in der Mortalität. Die Klarheit, mit der die psychosozialen Faktoren die Sterblichkeit in dieser Studie voraussagten, war im Vergleich zu Vorhersagen der Überlebenszeit von Ärzten und Pflegekräften sehr eindrucksvoll. In einer der genannten Untersuchungen (Parkes, 1972) machten Pflegekräfte und Ärzte unabhängig voneinander Voraussagen bezüglich der Überlebenszeit bei einer Stichprobe von Patienten mit terminaler Krebserkrankung, die in ein Hospiz verlegt wurden. Es wurden wochenbezogene Ratings auf einer Skala vorgenommen, die von „0“ bis „12 Wochen oder mehr“ reichte, vergleichbar mit einem Maß in der Studie von Stein et al.
87 % der Ärzte und 83 % der Pflegekräfte überschätzten die Überlebenszeit der Patienten. In ungefähr der Hälfte der Fälle lagen die ärztlichen Voraussagen um 100 % daneben. Die Studie von Stein und Mitarbeitern, im Kontrast mit der von Parkes, legt die Vermutung nahe, dass das psychosoziale Funktionsniveau von Krebspatienten exakter die Überlebenszeit als die subjektiven Einschätzungen von Ärzten und Pflegekräften vorhersagt, wie Spiegel und Kato (2000) kritisch anmerken.
Zusammengefasst tendieren nach Spiegel und Kato (2000) – bestätigt auch durch unsere eigenen Untersuchungen – Krebspatienten mit Fighting Spirit dazu, länger zu leben im Vergleich zu Patienten mit einem so genannten Typ-C-Persönlichkeitsprofil, die eher unterwürfige und zurückhaltende Verhaltenweisen zeigten. Unklar bliebe allerdings, ob Patienten mit einem Fighting Spirit oder einer Typ-C-Persönlichkeit diese Coping-Eigenschaften als stabilen Persönlichkeitszug oder nur reaktiv als eine Antwort auf krankheitsbezogenen Stress aufwiesen. Prospektive Studien und wiederholte Einschätzungen dieser Persönlichkeitskonstrukte ermöglichen nach Spiegel und Kato (2000) den Nachweis der Stabilität über die Zeit, so dass daraus geschlossen werden könne, dass diese Konstrukte tatsächlich überdauernde Persönlichkeitsmerkmale darstellten. Zusätzlich seien adäquate Einschätzungen der Behandlungsmaßnahmen sowie des Krankheitsstatus des Patienten, in Ergänzung zur Einschätzung von Fighting Spirit und Typ-C-Verhaltensweisen, in diesen Untersuchungen erforderlich, um die Bedeutung des medizinischen, körperlichen und psychologischen Status für das Überleben des Patienten abzuklären.
Das vermutliche Wirkmodell von anfänglicher Bewertung der Situation – aufgrund von Merkmalen der Persönlichkeit – nachfolgend eingesetztem Coping und

Ergebnis dieser Bemühungen haben Folkman und Greer (2000) in einem Schaubild umzusetzen versucht **(Abb. 2.3)**.
Im Bewertungsteil hätte sicherlich das Abwehrkonzept noch eine berechtigte Berücksichtigung finden können, wie dies auch in Kapitel I (1.1.4) in seiner Relation zum Coping-Konzept dargelegt worden ist. Eine sehr Angst auslösende Bewertung der Situation könnte das betroffene Individuum veranlassen, unbewusst Abwehrmaßnahmen zu ergreifen, wie z. B. Verleugnung, Bagatellisierung, Projektion, Spaltung und Ähnliches, die angemessene Bewältigungsanstrengungen gar nicht mehr zum Tragen kommen ließen (Tschuschke et al, 2002). Entsprechend ungünstig könnte das Ergebnis dieser – dann unterbrochenen – Kette ausfallen: der Patient könnte etwa erste Signale einer malignen Erkrankung negieren oder bagatellisieren, was in einen unterbliebenen oder schließlich zu späten Arztbesuch münden könnte. Ein anderes Beispiel wäre die Negierung der Tödlichkeit einer fortgeschrittenen Erkrankung. Das heißt in beiden Fällen, es können gar keine adäquaten Bewältigungsstrategien mehr aktiviert werden, um ein günstiges Ergebnis erzielen zu können. Im ersten Falle wäre die Krankheit nicht rechtzeitig angegangen und behandelt worden, im zweiten Falle wäre eine Bewältigung des Unvermeidlichen unterblieben, mit womöglich beeinträchtigter Lebensqualität,

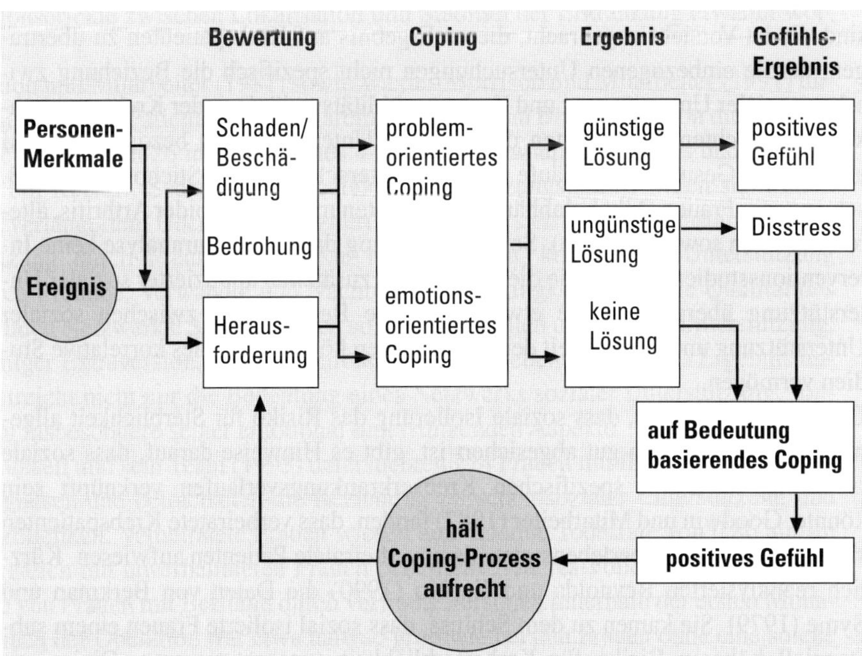

Theoretisches Modell von Bewertung und Bewältigungsprozess (Coping) (Folkman und Greer, 2000) **Abb. 2.3**

zialer Unterstützung durch den Ehepartner oder andere vertraute Personen ein bedeutsamer Prädiktor für Überleben ist.

Andere Forschungen erbrachten keine Beziehung zwischen sozialer Unterstützung und Krebsprogression. Neale (1994) führte eine gut geplante Untersuchung mit einem Nachbetrachtungszeitraum von 10 Jahren bezüglich des Überlebens von 10 778 Frauen mit einem invasiven Brustkrebs durch. Familienstand als Annäherung zur Erfassung sozialer Unterstützung wies keinen Bezug zum Überleben auf. Die Verwendung des Begriffs „Familienstand", wie er in dieser Studie vorgenommen wurde, ist womöglich problematisch, da Männer und Frauen in unterschiedlichem Ausmaß vom Ehestand als sozialer Unterstützung profitieren. Neuere Forschung zu Langzeit-Ehen (Levenson et al., 1994) hat gezeigt, dass Männer und Frauen sich bezüglich ihrer Gesundung in Abhängigkeit von der Ehezufriedenheit unterscheiden. Frauen sind demnach in glücklichen Ehen gesund und krank in unglücklichen. Männer dagegen profitieren gesundheitlich von der Ehe, unabhängig davon, ob die Ehe glücklich oder unglücklich ist. Dies mag das „Null-Ergebnis" von Neales Ergebnissen erklären, obgleich weitere Untersuchungen speziell Ehezufriedenheit, soziale Unterstützung und Daten zur Gesundung bei Krebspatienten untersuchen sollten. Eine nähere Betrachtung in beiden Untersuchungen von Maunsell und Neale zeigt, dass Familienstand nur zum Beginn der Studien erhoben wurde. Der Verlust eines Partners durch Tod oder Scheidung stellt einen bedeutsamen Stressor dar, der eine Auswirkung auf die Krebsprogression haben könnte.

Schließlich erhoben Levy und Mitarbeiter (1990) immunologische und psychosoziale Parameter ungefähr fünf Tage nach der Operation bei 90 Frauen im Stadium I bzw. Stadium II einer Brustkrebserkrankung. Unter den erhobenen psychosozialen Parametern war die erlebte soziale Unterstützung innerhalb ihrer Umgebung, speziell die von den Familienmitgliedern erlebte. Die Patientinnen wurden über fünf Jahre von den Forschern begleitet. Ein Rezidiv trat bei 29 Frauen während der Follow-up-Periode auf. Der beste Prädiktor für ein Rezidiv war die Aktivität der natürlichen Killerzellen (NK). Soziale Unterstützung war kein Prädiktor für das Auftreten eines Rezidivs. Allerdings betonen die Autoren, dass das Maß für soziale Unterstützung nicht ausreichend präzise war, so dass es eventuell die Wirkung der sozialen Unterstützung, die die Frauen in der Studie erfuhren, nicht adäquat abgebildet haben könnte.

Es gibt viele Hinweise, dass soziale Unterstützung eine positive Beziehung zum Überleben bei Krebs hat, obwohl die Beziehung im Kern unklar verbleibt und weitere Untersuchungen erforderlich sind. Die meisten Untersuchungen bezüglich sozialer Unterstützung pflichten der These bei, dass das Vorhandensein eines sozialen Netzwerkes – über den Kontakt mit anderen oder die Anwesenheit von vertrauten Personen – das Mortalitätsrisiko bei Krebserkrankungen wie auch bei anderen Erkrankungen reduziert. Die verfügbaren Untersuchungen sind in ihrer Aussagekraft allerdings dahingehend begrenzt, dass sie häufig lediglich einmalige Messungen der sozialen Unterstützung vorgenommen haben, um damit Jahre später beobachtbare Krankheitsverläufe vorauszusagen, obwohl zwischenzeitlich erfolgte Verän-

derungen die Verläufe viel stärker beeinflusst haben könnten. Zusätzlich wurden ungenaue Maße zur Erfassung der sozialen Unterstützung im Vergleich zu direkten Patientenbewertungen eingesetzt. Weiterhin wurden Maße für die subjektive Bewertung der sozialen Unterstützung seitens der Patienten meist nicht in die Untersuchungen mit einbezogen. Es wird auch vorgeschlagen, soziale Unterstützung zusammen mit Stresserleben zu untersuchen, da soziale Netzwerke die Gesundheit möglicherweise beeinflussen, indem sie negative Stresseffekte abpuffern.
Wir konnten in der Ulmer Knochenmarktransplantationsstudie keinen differenziellen Effekt von sozialer Unterstützung auf das Langzeitüberleben feststellen (Hilebrand, 1994). Überlebende wie Non-Survivors berichteten von vergleichbar hoher und intensiver sozialer Unterstützung durch Partner/Familie, Freunde, Bekannte, Kollegen und behandelndes Team. Soziale Unterstützung war anhand von einem neu entwickelten Rating-Verfahren (vier abgestufte Qualitäten erlebter sozialer Unterstützung) unter Einbezug von Fragebogendaten und von Patienten geäußerten Interviewinhalten eingeschätzt worden.
Ein anderer Aspekt der Krebserkrankung ist die Auswirkung von Erkrankung und Behandlung sowie deren Folgen auf die Partnerschaft/Familie und die soziale Umgebung. Die Bedeutung der Qualität der emotional-sozialen Aufgehobenheit dürfte für den weiteren Krankheits- und Gesundungsverlauf des Patienten von mitentscheidender Bedeutung sein.

Partnerschaft und Familie

Ein nicht unerheblicher Teil der Ehen und Partnerschaften nehmen durch die Krebserkrankung eines Partners solch erheblichen Schaden, dass es zu **Scheidungen und Trennungen** kommt.
Fobair et al. (1986) stellten bei 69 Überlegenden mit Morbus Hodgkin, die zum Zeitpunkt der Diagnose verheiratet und zur Nachbefragung getrennt oder geschieden waren, fest, dass fast die Hälfte der Befragten die Gründe in der Krebserkrankung suchten. Ähnliches fanden Greenberg et al. (1995) für getrennt lebende oder geschiedene überlebende Patienten mit Morbus Hodgkin (56 %) und für Leukämie-Überlebende (33 %).
Dennoch bewertet Kornblith (1998) die Scheidungs- und Trennungsraten unter den an Krebs Erkrankten vergleichsweise als eine „Minorität“. Viel gewöhnlicher wären subtile Veränderungen in der Ehe und Partnerschaft. Diese Schlussfolgerung zieht Kornblith aufgrund der Berichte von Betroffenen über ihre Kommunikationsprobleme mit ihrem Partner.
Lungenkrebs-Überlebende berichteten demzufolge in 31 % der Fälle von Schwierigkeiten, über ihre Gefühle zu reden, 29 % sprachen von Schwierigkeiten, über Ängste zu sprechen, gleichfalls 29 % hatten Probleme, über die Zukunft zu sprechen und was womöglich nach ihrem Tod geschehen würde (45 %) (Schag et al., 1994). 21 % Brustkrebs-Überlebende berichteten davon, dass ihre Ehemänner

kein Verständnis dafür entwickelt hätten, welche Probleme für sie (die Patientinnen) zu bewältigen gewesen wären. Ein häufig von Krebserkrankten berichtetes Phänomen, wenn sie von ihrer Begegnung mit der nicht von Krebs betroffenen Welt sprechen (vgl. auch Tschuschke, 1996).
43 % von weiblichen Überlebenden einer Leukämieerkrankung berichteten von größeren Beschädigungen im weiteren familiären Umfeld, verglichen mit gesunden Kontrollpersonen (Lesko et al., 1992).
Positive Konsequenzen der Krebserkrankung auf die familiären Beziehungen wurden gleichfalls in einigen Studien gefunden (Kornblith, 1998). Stärkere familiäre Bindung ergab sich ebenso (Belec, 1992) wie größere Zufriedenheit mit der Familie insgesamt (Wolcott et al., 1986) und positive Veränderungen in den Beziehungen zu Geschwistern und Kindern (Curbow et al., 1993).
Soziale Aktivitäten und Beziehungen zu Freunden nahmen offensichtlich am wenigsten Schaden bei Überlebenden eines Morbus Hodgkin, von Brustkrebs- und Leukämieerkrankungen (van Tulder et al., 1994; Craig et al., 1974; Lesko et al., 1992; Polinsky, 1994; Curbow et al., 1993).
Dagegen gaben Überlebende von KMT-, Kolonkarzinom- und Prostatakarzinom-Erkrankungen bedeutsam verringerte Freizeitaktivitäten an (Schag et al., 1994; Devlen et al., 1987; Curbow et al., 1993). Dies traf auch auf an Brustkrebs erkrankte Frauen zu, die eine Mastektomie erfahren hatten (Meyer und Aspegren, 1989), und auf ehemalige Patienten mit Kopf- und Nackenkarzinomen (Baker, 1992), wohl aufgrund ihrer verschlechterten Sprech- und Essmöglichkeiten (Kornblith, 1998).

2.2.4 Sexuelle Funktionsfähigkeit

Kornblith (1998) führt verschiedene Studien mit speziellen Patientengruppen an, die offenbar ganz besonders anfällig sind für der Erkrankung nachfolgende **Probleme im sexuellen Bereich**. Hierzu gehören Patienten mit Morbus Hodgkin (18 %–25 %), Leukämiepatienten (21 %–29 %), KMT-Patienten (31 %), Hodenkrebspatienten (35 %) und Brustkrebspatientinnen (22 %–36 %).
Generell könne man davon sprechen, dass über alle Überlebenden von Krebserkrankungen hinweg die sexuelle Aktivität und Genussfähigkeit in dem Maße absinke, in dem das Körperbild Schaden genommen habe (Greenberg et al., 1995; Fobair et al., 1986; Sneeuw et al., 1992; Schover et al., 1995; Wingard et al., 1992).
Die **Fertilität** nimmt aufgrund der invasiven Behandlung speziell bei folgenden Patientengruppen Schaden: Morbus Hodgkin, Hodenkrebs, Knochenmarktransplantation. Wegen der Assoziation zwischen Reproduktion mit dem sexuellen Selbstbild und dem allgemeinen Selbstwertgefühl bewirke die Möglichkeit (bzw. Wahrscheinlichkeit) der resultierenden Unfruchtbarkeit aufgrund der Behandlung eine Beschädigung der ehelichen Beziehung und kreiere emotionale Belastung, speziell innerhalb des normalerweise reproduktionsfähigen Alters (Kornblith, 1998).

Der Einfluss der Mastektomie auf das sexuelle Verhalten bei Brustkrebs-Überlebenden an sich sei nicht das größte Problem, wie einige Studien nachgewiesen hätten (Kornblith, 1998). Das Trauma einer Mastektomie hätte bei 67 bis 85 % der Überlebenden keine langfristigen Auswirkungen auf das sexuelle Verhalten (weder bei Patientinnen mit noch bei Patientinnen ohne Brustrekonstruktion).

2.2.5 Berufliche Leistungsfähigkeit

Kornblith (1998) berichtet in ihrem Literaturüberblick von drei Vierteln aller Krebsüberlebenden, die in der Lage seien, nach Erkrankung und Behandlung ihr **berufliches Engagement** auf einem vergleichbaren Niveau wie zum Diagnosezeitpunkt wieder aufnehmen bzw. fortsetzen zu können. Dies bedeutet zugleich, dass ein Viertel aller Krebsüberlebenden aufgrund ihrer Erkrankung bzw. Behandlung nicht in der Lage sind, beruflich auf vergleichbarem Niveau wieder Anschluss zu finden. Die letztgenannte Überlebenden-Gruppe sei dadurch gekennzeichnet, dass schwerere erkrankungs- und/oder behandlungsbezogene physische Probleme zu körperlichen Behinderungen oder immensen Belastungen geführt hätten, die eine Fortsetzung einer vergleichbaren beruflichen Tätigkeit unmöglich gemacht hätten.
Zwischen 4 und 7 % der Krebsüberlebenden berichten von **Diskriminierung am Arbeitsplatz** aufgrund ihrer vorangegangenen Krebserkrankung, speziell Hodgkin-, Hodenkrebs- und Leukämie-Überlebende (Kornblith, 1998). Sie wurden entweder gekündigt, wurden weniger attraktiven Tätigkeiten zugeführt, wurden nicht mehr befördert, Gehaltserhöhungen wurden ihnen verweigert, oder es wurde ihnen nahe gelegt, selbst zu kündigen bzw. sie fanden aufgrund ihrer vorangegangenen Erkrankung keine Stellung mehr.
Diesen negativen Einzelfällen stünden aber durchaus auch positive Fälle gegenüber, in denen Krebsüberlebenden z. B. körperlich leichtere Tätigkeiten in Firmen zugewiesen worden seien bzw. Arbeitsabläufe erleichtert wurden, um es den Betroffenen zu ermöglichen, medizinisch weiterhin notwendige Termine wahrnehmen zu können.

2.2.6 Pathologische Trauerreaktion

Verschiedene Studien haben den Zusammenhang zwischen pathologischer Trauer und ungünstigen Genesungsverläufen, speziell mit Mortalität, nachgewiesen (Stroebe und Stroebe, 1993). Die Beziehung zwischen dem Stress, der aus pathologischer Trauer resultiert, und Krebsmortalität ist jedoch unklar.
In einer sehr großen prospektiven Studie mit 95 647 verwitweten Personen in Finnland (Kaprio et al., 1987) wurden die Daten bezüglich der Todesursache und

der Zeitspanne seit dem Verlust des Ehepartners analysiert. Personen mit pathologischer Trauerreaktion wiesen – verglichen mit Personen ohne pathologische Trauerreaktion – eine gesteigerte Sterblichkeitsrate auf. Die Todesursachen resultierten zumeist aus Gewalteinwirkungen (z. B. Suizid, Verkehrsunfälle) und ereigneten sich innerhalb von 7 Tagen der Trauerreaktion. Dennoch wiesen die Sterbefälle aufgrund der Krebserkrankung selbst ein 1.25-fach erhöhtes Risiko innerhalb des ersten Monats der Trauer bei den Männern und ein 1.6-fach erhöhtes Risiko während der ersten Woche der Trauer bei den Frauen auf. Die generelle Sterblichkeit aufgrund einer Krebserkrankung innerhalb eines 4-Jahres-Zeitraums nach dem Verlust des Ehepartners war geringer als die bei ischämischer Herzerkrankung, zerebrovaskulärer Krankheit oder Gewalteinfluss. Zusammengefasst zeigt sich, dass zwar der Verlust eines Ehepartners in geringem Maße mit einem Ansteigen der Krebssterblichkeit verknüpft ist, die Zusammenhänge zwischen Trauer/Verlust und Sterblichkeit bei anderen Erkrankungen sind jedoch deutlicher erkennbar.

Eine Stichprobe von 21 960 verwitweten Personen wurde in einer anderen Studie (Jones und Goldblatt, 1987) untersucht, die jedoch nur schwache Hinweise für eine Erhöhung der Todesrate bei Krebs aufgrund von Trauerreaktionen erbrachte. Eine Erhöhung der Sterberate wäre zu erwarten gewesen, wenn die Krebsprogression während der Trauer gefördert worden wäre. Die Effektstärke war jedoch in dieser Untersuchung zu gering, um sichere Schlüsse aufgrund dieses Ergebnisses zu ziehen. Die Autoren merkten auch an, dass es nur wenig Unterstützung für die Hypothese gebe, dass Krebsinzidenz oder Krebsmortalität nach Trauerreaktionen anstiegen.

2.2.7 Compliance mit der Behandlung

Spiegel und Kato (2000) berichten davon, dass die vorliegende Forschung zeige, dass eine Non-Compliance (fehlende Kooperation mit behandlungsbedingt erforderlichen Maßnahmen) unter Krebspatienten hoch sei. Forschungen über Chemotherapie ergaben (Itano et al., 1983), dass 23 % der Patienten nicht ihre Termine für die Verabreichung von Chemotherapie einhielten. Dies entspreche einem Rückzug vom erforderlichen Behandlungsprotokoll im Ausmaß zwischen 16 %–33 % (Glass et al., 1981; Laszlo et al., 1981; Lee, 1983; Wilcox et al., 1982). In einer Untersuchung bei Frauen mit einem pathologischen Papanicolaou-Status, die eine Nachuntersuchung benötigten (Marcus et al., 1992), kamen 29 % nicht wieder zur Untersuchung. Hierbei sei ein hohes Ausmaß an Unsicherheit über die Erkrankung für die Non-Compliance verantwortlich (Lerman et al., 1991). Eine Erhebung bei 246 zufällig ausgewählten Onkologen (Hoagland et al., 1983) habe ergeben, dass 85 % dieser Ärzte als größtes Compliance-Problem angesehen hätten, dass die Patienten ihre ambulanten Termine nicht einhielten.

Psychosoziale Faktoren wie zunehmendes Wissen und verminderte Angst können nach Spiegel und Kato (2000) die Compliance mit den notwendigen Behandlungsmaßnahmen beeinflussen. Psychotherapeutische Unterstützung wiederum könne durch den Einfluss auf diese psychosozialen Faktoren die Compliance mit der Behandlung verbessern. Dabei könnte für Krebspatienten die Befolgung von notwendigen Behandlungsmaßnahmen lebensrettend sein (Hoagland et al., 1983; Steckel, 1982). Bereits Telefonseelsorge habe in einer randomisierten Versuchsanordnung signifikant die Inanspruchnahme von Follow-up-Untersuchungen sowie der Behandlung bei sozial schwächeren Frauen mit einem Risiko für Zervixkarzinom erhöht (Lerman et al., 1991). Complianceaspekte seien besonders bedeutsam bei Krebsbehandlungen, speziell aufgrund der Komplexität, Intensität und Nebenwirkungen der unterschiedlichen Behandlungsprozeduren (Given und Given, 1989). Es gibt gesicherte Nachweise, dass psychosoziale Interventionen unerwünschte Symptome wie antizipatorische Angst und chemotherapieinduzierte Übelkeit reduzieren (Lerman et al., 1990), wobei hierdurch gleichzeitig die Compliance verbessert wird.

Verschiedene Erklärungen wurden dafür gesucht, warum sich Krebspatienten non-compliant verhalten. Kommunikationstheoretische Ansätze legen die Annahme nahe, dass die Non-Compliance aus der mangelnden Kommunikation zwischen Behandler und Patient resultiert. Bei ausreichender Kommunikation und Akzeptanz der Notwendigkeit der Behandlungsmaßnahme ist es viel wahrscheinlicher, dass die Patienten mit den Behandlungsmaßnahmen übereinstimmen und mit dem angestrebten Ergebnis zufrieden sein werden, was wiederum die Compliance mit den Maßnahmen erhöht. Der Selbsteffektivitätshypothese („self-efficacy theory") zufolge, bemerken Spiegel und Kato, reflektiere das Verhalten von Menschen ihren Glauben an ihre Fähigkeit, ein bestimmtes Ziel zu erreichen. Sollten Menschen nicht an ihre eigenen Fähigkeiten glauben, therapeutisches Verhalten in Gang zu setzen, um ein positives Ergebnis zustande zu bringen, dann würden sie auch den erforderlichen Behandlungsmaßnahmen nicht Folge leisten. Zum Beispiel sei bei Krebspatienten eine mangelhafte Bereitschaft zur Compliance mit der Therapie zu beobachten, wenn sie glaubten, dass sie aversive Behandlungsmaßnahmen nicht mehr ertragen könnten, so dass ihre Versuche, die Behandlungen mitzutragen, sowie auch Gefühle fehlender Kontrolle über den Gesundungsverlauf zu Belastungen führten.

Die **Teilnahme an einer Gruppe** kann Krebspatienten motivieren, die Behandlungsmaßnahmen mitzutragen, indem sie ihr Wissen über die Behandlung verbessern und ihnen helfen, praktische Hindernisse bei der Compliance zu überwinden (Given und Given, 1989; Ferguson und Bole, 1979; Beck et al., 1988; Taylor et al., 1984; Wyszynski, 1990). So zeigte die einzige randomisierte Versuchsanordnung, die einen Unterschied der Inanspruchnahme von Gesundheitsdiensten nachwies (Fawzy et al., 1993), dass der Überlebensvorteil aufgrund einer psychosozialen Intervention sogar dann bestehen blieb, wenn die Untersucher die Unterschiede in der Compliance mit der medizinischen Behandlung kontrollierten.

2.2.8 Zusammenfassende Betrachtungen

Die umfassende Darstellung bei Kornblith (1998) erlaubt einen repräsentativen Überblick über das Ausmaß psychosozialer Adaptationen von so genannten Krebsüberlebenden (vgl. Tab. 2.2).
Kornblith versucht aufgrund ihres Überblicks ein **Profil des gut oder schlecht adaptierten Krebsüberlebenden** zu zeichnen. Natürlich ist eine Verallgemeinerung der dargestellten Ergebnisse aufgrund der sehr unterschiedlichen Krebserkrankungen, der sehr heterogenen Personenstichproben und der sehr unterschiedlich verwandten Methoden zur Erfassung relevanter Kenngrößen ausgesprochen schwierig. Dennoch kommt Kornblith (1998) aufgrund der zahlreichen verfügbaren Untersuchungen zu einem Extrakt von fünf sich herausschälenden Faktoren, deren Wechselspiel grundsätzlich die Vulnerabilität der Patienten entweder im Hinblick auf eine Verschlimmerung oder eine Verminderung ihres Stresses und ihrer Lebensqualität durch die Erkrankung beeinflusste:

1. **medizinische Probleme**, einschließlich später Wirkungen des Krebses und/oder seiner Behandlung sowie komorbide Begleiterscheinungen
2. **soziale Unterstützung**
3. **ökonomische Ressourcen**
4. **intrapsychische Faktoren** wie z.B. Persönlichkeitsmerkmale (beispielsweise psychologische Haltung) sowie prämorbide psychologische Strukturen
5. **Zeitspanne seit Beendigung der Behandlung**

> „Wie aus den ... Untersuchungen ersehen werden kann, stieg die Wahrscheinlichkeit für eine schlechte Anpassung mit zunehmenden krebsbezogenen physischen Problemen und/oder komorbiden medizinischen Problemen an, dazu noch gekoppelt mit geringeren finanziellen Ressourcen, mit denen zu kämpfen war, geringerer sozialer Unterstützung, mit der Stress hätte abgepuffert werden können, sowie einer schlechteren Anpassung bereits vor der Diagnose." (Kornblith, 1998, S. 234; Übers. v. Verf.)

Man muss sicherlich den Faktor **„ökonomische Ressourcen"** für unsere Verhältnisse relativieren, da die meisten der zitierten Studien in Nordamerika durchgeführt wurden, wo bekanntlich sozial schwächere Schichten im Krankenversicherungssystem und damit bei den medizinisch erreichbaren Leistungen benachteiligt sind. Dennoch dürfte der Aspekt eines erhöhten Risikoverhaltens (Rauchen, einseitig-unzureichende Ernährung, allgemeines Gesundheitsverhalten) für schwächere soziale Bereiche und einer verspäteten und unzureichenden Inanspruchnahme ärztlicher Hilfe auch hierzulande zutreffen, so dass die ökonomische Variable auch in unserem Land bei der Anpassung an die Erkrankung eine Rolle spielen dürfte.
Tabelle 2.2 zeigt spezifischere Zusammenhänge, indem methodisch akzeptable Studien ausgewählt wurden, die Zusammenhänge zwischen der Art und Qualität

der Krankheitsbewältigung (Coping) und Krankheitsverläufen dokumentieren (u.a. aktualisiert nach Watson und Greer, 1998).
Die Ergebnisse sind etwas gemischt, wobei Studien mit signifikanten Zusammenhängen zwischen Coping-Bemühungen und Krankheitsverlauf diejeinigen ohne Zusammenhänge deutlich überwiegen (18:4).
Die Meinung in der Literatur bis zu Beginn der 90er Jahre ist im Allgemeinen die, dass der Einfluss psychosozialer Faktoren auf den Krankheitsverlauf gering sei und deutlich hinter die Bedeutung somatischer Faktoren zurücktrete (Holland, 1989; Levenson und Bemis, 1991). Dennoch gibt es in den meisten Studien empirisch belegte Hinweise auf einen günstigen Zusammenhang zwischen einer **aktiven, kämpferischen Haltung** (so genanntem „Fighting Spirit") und besserem rezidivfreien oder generellen Überleben (Faller, 1998; Fawzy et al., 1993; Heim, 1988; Tschuschke et al., 2001). Auch wenn der Coping-Faktor „Fighting Spirit" sehr unterschiedliche Ergebnisse im Zusammenhang mit Überleben bzw. rezidivfreiem Überleben zeitigt (siehe Tab. 2.2), so zeigt sich aber auch, dass eine deutliche Hilf- und/oder Hoffnungslosigkeit mit drastisch erhöhten Rezidiv-Auftretenswahrscheinlichkeiten bzw. mit kürzerem Überleben verbunden ist. Dennoch muss, Jimmie Holland darin folgend, konzediert werden, dass die meisten Studien methodologische Defizite aufweisen, die es mit sich bringen, dass so heterogene Ergebnisse aus den Studien resultieren. Dieser Einwand dürfte ganz speziell das Konzept des „Fighting Spirit" betreffen, wo die Operationalisierung des Konzepts der „Kämpferischen Einstellung" (Fighting Spirit) methodisch äußerst heterogen und häufig unzureichend erfolgt ist.
Theoretisch ergeben sich grundsätzlich vier verschiedene Möglichkeiten, wie ein aktiveres, womöglich kämpferisches Coping mit dem biologischen Verlauf der Erkrankung in Zusammenhang stehen kann (Hürny, 1996, S. 962):

- Die Krankheitsverarbeitung kann sich auf die *Compliance des Patienten mit der Behandlung* auswirken und somit indirekt den Krankheitsverlauf beeinflussen.
- Die Krankheitsverarbeitung kann hauptsächlich *durch den biologischen Verlauf bestimmt* sein.
- Die *Krankheitsverarbeitung kann den biologischen Verlauf der Krankheit direkt beeinflussen über psycho-neuro-endokrino-immunologische Mechanismen* (vgl. hierzu Kapitel IV).
- Krankheitsverarbeitung und Krankheitsverlauf laufen *unabhängig voneinander* ab.

Die Frage der Vernetzung der genannten Aspekte untereinander ist letztlich empirisch zu klären, allerdings unter Berücksichtigung adäquater methodologischer Vorgehensweisen (siehe weiter unten).
Es gibt Spiegel und Kato (2000) folgend sich mehrende Hinweise, dass **soziale Unterstützung** eine positive Beziehung zum Überleben bei Krebs hat, obwohl die Beziehung im Kern unklar verbleibe und weitere Untersuchungen erforderlich

Tab. 2.2 Coping und Outcome bei Krebspatienten (nach Watson und Greer, 1998; aktualisiert vom Verf.)

Studie	Krebsart	Stadium	n	Follow-up	Ergebnisse
Weisman und Worden, 1977	Brust Dickdarm Hodgkin malignes Melanom	früh und fortgeschritten	125	18 Monate	1. langes Überleben steht in signifikanter Beziehung zu engen persönlichen Bindungen 2. kurzes Überleben steht in signifikanter Beziehung zu hohem emotionalem Disstress, auf den die Patienten mit Passivität, Fatalismus und dem Versuch zu vergessen reagieren
Greer et al., 1979 Pettingale et al., 1985 Greer et al., 1990	Brustkrebs	überwiegend I	62	15 Jahre	1. Rezidiv und Tod stehen in signifikanter Beziehung zu Fatalismus, ängstlichem Vorurteil, Hilflosigkeit/Hoffnungslosigkeit 2. rezidivfreies Überleben steht in signifikanter Beziehung zu kämpferischer Einstellung, Verleugnung (Vermeidung)
Derogatis et al., 1979	Brust	metastasiert	35	1 Jahr	• Überleben steht in signifikanter Beziehung zu Feindseligkeit, Schuld, Depression
Rogentine et al., 1979 Temoshok und Fox, 1984	malignes Melanom	I, II	64	1 Jahr 3 Jahre	• Rezidiv steht in signifikanter Beziehung zu geringer persönlicher Einstellung • Rezidiv steht in keiner Beziehung zur persönlichen Einstellung
Cassileth et al., 1985	1. Pankreas, Magen Lunge, kolorektal Hirntumor	fortgeschritten	204	3–8 Jahre	1. Überleben steht in keiner Beziehung zu Hoffnungslosigkeit
	2. Brust, malignes Melanom	II	155	3–8 Jahre	2. Rezidiv steht in keiner Beziehung zu Hoffnungslosigkeit
Temoshok, 1985	Malignes Melanom	überwiegend I	117	26 Monate	• Rezidiv steht in signifikanter Beziehung zu (a) Hilflosigkeit/Hoffnungslosigkeit bei Männern, (b) Fatalismus bei Frauen
Holland et al., 1986	Brust	II	346	8 Jahre	• Rezidiv/Überleben steht in keiner Beziehung zu psychiatrischen Symptomen
Hislop et al., 1987	Brust	überwiegend I	133	80% für 3 Jahre	• Überleben steht in signifikanter Beziehung zu Extraverversion und sozialer Aktivität, übereinstimmend mit Befunden bez. kämpferischer Einstellung
Jensen, 1987	Brust	früh und metastasiert	52	durchschn. 624 Tage	• Rezidiv/Tod steht in signifikanter Beziehung zu Hilflosigkeit/Hoffnungslosigkeit, repressivem Persönlichkeitsstil
Jamison et al., 1987	Brust	metastasiert	49	durchschn. 45 Monate	• Überleben steht in keiner Beziehung zu Ängstlichkeit, Depression, Feindseligkeit, Selbstachtung
Levy et al., 1988	Brust	erstes Rezidiv	34	7 Jahre	• Überleben steht in signifikanter Beziehung zur Fähigkeit, Freude auszudrücken, positiverem Gefühl

Studie	Krebsart	Stadium	n	Follow-up	Ergebnisse
Thomas et al., 1988	kolorektal	Duke A,B, C_1,C_2	68	3 Jahre	• rezidivfreies Überleben steht in signifikanter Beziehung zu kämpferischer Einstellung bei Männern • Rezidiv/Tod steht in signifikanter Beziehung zu Verleugnung bei Männern
Dean and Surtes, 1989	Brust	nicht metastasiert	121	6 – 8 Jahre	• rezidivfreies Überleben steht in signifikanter Beziehung zu Verleugnung, in keiner Beziehung zu kämpferischer Einstellung
Buddeberg et al. 1981	Brust	nicht metastasiert	107	3 Jahre	• Rezidiv/Tod steht in keiner Beziehung zu Depression, Verwirrung, „Probleme anpacken“
Morris et al., 1992	Brust	nicht metastasiert	88	5 Jahre	• Rezidivfreies Überleben, signifikanter Trend bei sich verschlechternder Prognose, indem die Copingreaktion von Kämpferischer Einstellung zur Verleugnung (durch ängstliche Haltung) bis hin zu Fatalismus oder Hilf-/Hoffnungslosigkeit variiert
	Lymphkrebs	alle Stadien	50		• Verleugnung (durch ängstliche Haltung), die bis hin zu Fatalismus oder Hilf-/Hoffnungslosigkeit variiert
Fawzy et al., 1993	malignes Melanom	I, II	68	6 Jahre	• Überleben steht in signifikanter Beziehung zu Psychotherapie, höheren Coping-Werten, die mehr „aktiv-behaviorales Coping“ anzeigen
Andrykowski et al., 1994	Leukämie unter allogener Knochenmarktransplantation	erste Remission/ chronische Phase und spätere Stadien	42	Median 714 Tage	• Tod steht in signifikanter Beziehung zu ängstlicher Haltung
Ratcliffe et al.,. 1994	1. Hodgkin 2. Non-Hodgkin-Lymphom	92% II, III, IV 46% hochgradige Erkrankung	63	5 Jahre	• Tod steht in signifikanter Beziehung zu hohen L-Scores im EPI, Depression
Penninx et al., 1998	alle möglichen Erkrankungsformen	Zeitpunkt der Manifestation	ca. 10.000	3.8 Jahre	• chronische Depression ist hochsignifikant bei älteren Menschen mit einem allgemein erhöhten Krebsererkrankungsrisiko verknüpft
Koopman et al., 1998	Brust	metastasiert	102	10 Jahre	• soziale Unterstützung fördert bessere emotionale Anpassung (Puffer-Hypothese bestätigt)
Watson et al., 1999	Brust	überwiegend I u. II	578	5 Jahre	• Hilf- u. Hoffnungslosigkeitsreaktionen erhöhen signifikant das Risiko eines Rezidivs. Kein Zusammenhang zwischen Fighting Spirit und rezidivfreiem Überleben
Tschuschke et al., 2001	akute und chronische Leukämien unter allogener Knochenmarktransplantation	1.–3. vollständige Remission	52	5 Jahre	• Fighting Spirit ist signifikanter Prädiktor für Langzeitüberleben. Ablenkendes Coping ist signifikant mit Versterben korreliert. Inverse Relation zwischen Fighting Spirit und von der Krankheit ablenkendem Coping

mache. Die meisten Untersuchungen bezüglich sozialer Unterstützung pflichten der These bei, dass das Vorhandensein eines sozialen Netzwerkes – über den Kontakt mit anderen oder die Anwesenheit von vertrauten Personen – das Mortalitätsrisiko bei Krebserkrankungen wie auch bei anderen Erkrankungen reduziere.

Emotionaler Unterstützung als spezieller Form sozialer Unterstützung dürfte ein größerer Stellenwert zukommen als anderen sozial vermittelten Unterstützungsmaßnahmen, wie die Untersuchungen von Ell et al. (1988) und Grulke et al. (1998) zeigen. Wenn Studien präzisere Operationalisierungen des Konstrukts soziale „Unterstützung" vornehmen, ergeben sich eindeutige Beziehungen zum Überleben. Im Gegensatz dazu stehen andere Studien, die soziale Unterstützung vermutlich nicht präzise genug erfassten – wie auch Spiegel und Kato (2000) kommentieren – und womöglich deshalb auch keine Beziehungen zwischen Überleben und sozialer Unterstützung finden konnten (Levy et al., 1990).

Fighting Spirit als diskriminierender Aspekt im Hinblick auf Lebensqualität und rezidivfreies Überleben ist bislang noch relativ kontrovers diskutiert. Studien mit positiven Nachweisen auf eine Verbesserung der Situation Betroffener stehen andere Studien in vergleichbarer Zahl gegenüber, die keine günstigen Auswirkungen dieses Persönlichkeits- oder Coping-Merkmals feststellen konnten. Widersprüchliche Ergebnisse gibt es bislang nicht nur um das **Fighting-Spirit-Konzept**. Widersprüchliche Ergebnisse zum Stellenwert sozialer Unterstützung und psychologischer Persönlichkeitsmerkmale bei der Krebsprogression dürften am ehesten auf methodologisch unzureichend konzipierte Untersuchungen zurückzuführen sein.

Abbildung 2.4 stellt nach den dargelegten Studien ein mögliches *Wirkmodell der psychosozialen Anpassung* von Krebsüberlebenden an die Krankheit, die erlebten Behandlungen – mithin die physischen, aber auch die persönlich-existenziellen und sozialen Belastungen – und damit einhergehenden Eindrücke vor (Kornblith, 1998). Aus **Abbildung 2.5** wird deutlich, dass eine Reihe psychosozialer, moderierender Variablen bei der Überwindung der traumatisierenden Erlebnisse eine große Rolle spielt. Gegebenenfalls sollte eine zusätzliche so genannte psychosoziale Interventionsmaßnahme (siehe Kap. III) zum Tragen kommen, speziell bei Patienten ohne ausreichende eigene Coping-Ressourcen.

Methodische Erfordernisse

Psychoonkologische Studien benötigen ein Höchstmaß an präziser und aufwendiger Forschung, um eventuell gegebene Zusammenhänge zwischen psychosozialen Faktoren und Krebsprogression nachweisen zu können. Aufgrund der verfügbaren Forschung ist bislang nicht davon auszugehen, „dass die Psyche Krebs verursacht". Auch wenn es sich zukünftig noch herausstellen sollte, dass bestimmte psychosoziale Belastungsfaktoren an der Krebsinzidenz (mit)beteiligt sind, so muss den somatischen Faktoren dennoch das Primat eingeräumt

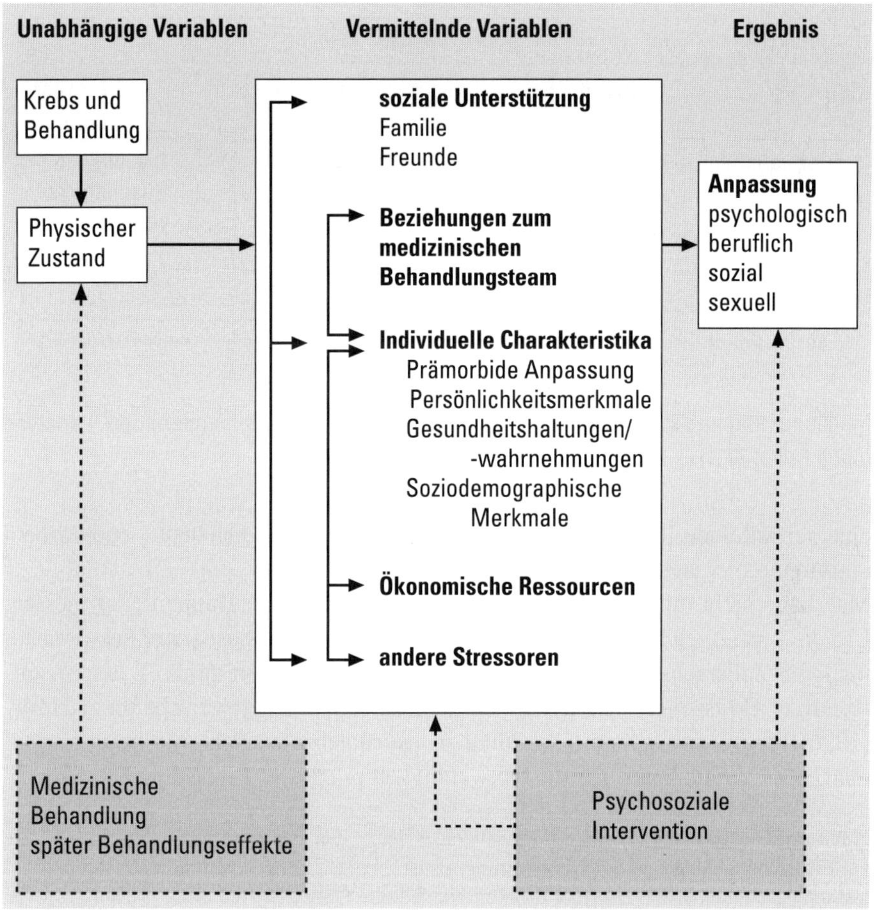

Abb. 2.4 Vulnerabilitätsmodell der psychosozialen Adaptation von Krebsüberlebenden (nach Kornblith, 1998)

werden. Soweit sind wir aber in absehbarer Zeit noch lange nicht, den Beitrag psychosozialer Einflussgrößen eindeutig nachweisen zu können.

Dagegen zeigen sich mehrende Studienergebnisse, dass psychosozialen Faktoren wie Persönlichkeitseigenschaften, sozialer Unterstützung und sozioökonomischen Variablen eine gewisse Rolle bei der *Krebsprogression* zukommt. Da es auch hier nur vernünftig ist, im besten Falle von einer sehr subtilen Rolle psychosozialer Komponenten im komplexen organismischen Geschehen bei einer gegebenen Krebserkrankung auszugehen, ergibt sich zwangsläufig die Notwendigkeit einer hochauflösenden Forschung der psychologischen und sozialen Variablen, die im kompexen Wechselprozess zwischen somatischem und Erlebenssystem

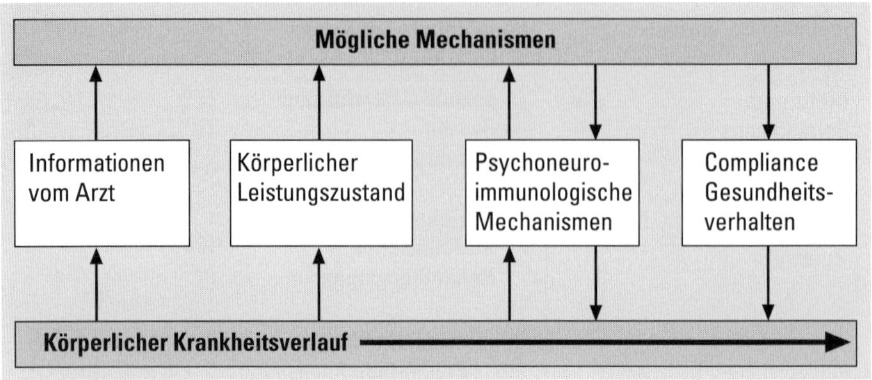

Abb. 2.5 Mögliche Mechanismen zwischen Krankheitsverlauf und intervenierenden Variablen (nach Faller, 2001)

eine vermittelnde Rolle spielen (vgl. zum Verhältnis von Erlebens-, endokrinem und immunologischem System Kap. IV).

Man kann nicht mit einer LKW-Waage das Gewicht einer Daunenfeder messen. Um die vermutlich äußerst feine und subtile Wirkung psychosozialer Faktoren auf malignes Zellwachstum untersuchen zu können, bedarf es mithin z. T. extrem aufwendiger Erfassungsmethoden psychologischer Krankheitsverarbeitung. Hürny (1996) verweist in seinem Überblick zu psychosozialen Faktoren beim Verlauf maligner Erkrankungen auf die Notwendigkeit präziserer Erfassung:

> „Meines Erachtens ist das offene Interview eines der besten und empfindlichsten Instrumente zur Erforschung der Krankheitsverarbeitung. Es ist aber sehr aufwendig und teuer, mit psychologisch geschulten Klinikern über die Zeit wiederholte Gespräche bei einer großen Zahl von Patienten durchführen zu lassen." (Hürny, 1996, S. 965)

Interessanterweise erbrachten ja gerade die Untersuchungen substanziell günstige Beiträge beim Coping der Patienten auf den weiteren Krankheitsverlauf, in denen ein Interview anstelle von Fragebögen zum Tragen kam (Hürny, 1996; Faller, 1998; Tschuschke et al., 1999; 2001).

Faller (1998, S. 101) führt sechs Forderungen an, die an eine adäquate Forschung zu stellen wären, die den körperlichen Krankheitsverlauf vorauszusagen anstreben:

1. *Überprüfung vorher festgelegter Hypothesen* statt wahlloser retrospektiver Mehrfachtestung (Gefahr zufällig signifikanter Ergebnisse)
2. *Prospektive Anlage der Untersuchung* (Verhinderung der Verwechslung zwischen Ursache und Wirkung)
3. *Multimodale Erfassung der Krankheitsverarbeitung* (Bevorzugung von Fremdeinschätzungen)
4. *Erfassung der Krankheitsverarbeitung in Längsschnittdesigns* (mehrere Messzeitpunkte statt einmaliger Querschnittserhebung)

5. *Homogene Stichprobenbildung und differenzierte biomedizinische Beschreibung der Stichprobe*
6. *Multivariate statistische Auswertung* (um Scheinkorrelationen auszuschließen)

Es sind weiterhin noch einige andere Aspekte zu erwähnen, die methodisch unverzichtbar erscheinen: *kontrollierte Studiendesigns*, *große Stichprobenumfänge* und eine *multizentrische Studienanlage.*
Nur kontrollierte Studien gestatten den Effekt der psychosozialen Variablen sauber herauszuarbeiten; große Stichproben erlauben schließlich zufällige Variablen-Ausprägungen zu kompensieren und den Ergebnissen eher verallgemeinerbaren Charakter zu verleihen. Nicht zuletzt eröffnen gerade multizentrische Studien größere Stichprobenumfänge innerhalb vergleichsweise kurzer Zeit und den Gewinn von Ergebnissen mit verallgemeinerbaren Aussagemöglichkeiten.
Richardson et al. (1994) geben darüber hinaus zu bedenken, dass psychologische Faktoren vielleicht nur für einen bestimmten Kreis von Krebserkrankungen relevant sein könnten; gemeint sind dabei die womöglich günstigen Einflüsse auf die Krebsprogression. Auch könnte es sein, dass psychologische Faktoren nur in einem frühen Stadium der Erkrankung eine krankheitsmodifizierende Rolle spielen und damit gezielt genutzt werden sollten, etwa über psychologisch-supportive Maßnahmen (vgl. das nächste Kapitel).
Die möglichen Fallstricke psychoonkologischer Forschung liegen nach Richardson et al. (1994) in folgenden Aspekten, die zugleich Hinweise darauf liefern, was in einer sinnvollen und damit für spätere Behandlungen brauchbaren psychoonkologischen Forschung berücksichtigt werden sollte. Einige dieser Aspekte sind bereits vorhin genannt worden.
Für Richardson et al. ist es plausibel, dass eine wie auch immer geartete Beziehung zwischen psychologischem Status und Überleben nach einer Krebsdiagnose eine sehr kleine Komponente einer hochkomplexen kausalen Kette sein könnte, die durch die biologische Basis der Erkrankung dominiert werde. Dies ist sinngemäß auch meine Auffassung, wie ich weiter oben dargelegt habe.

1. Die bedeutsamsten Determinanten des Überlebens seien der Sitz (die Art) des Krebses, Stadium der Erkrankung sowie die Histologie des Krebses. Daher bedürfe es der Kontrolle dieser Variablen entweder im Untersuchungsdesign oder in der Datenanalyse. Behandlung, Zugang zu Hilfe, Compliance und Selbsthilfe sollten gleichfalls als relevante Aspekte des Überlebensprozesses sorgfältig operationalisiert und erfasst werden.
2. Eine größere Beschränkung der Interpretierbarkeit der vorhandenen Studien liege in der mangelnden Sensitivität der verwandten Maße. Standardisierte Skalen gestatteten es lediglich, einen kleinen Ausschnitt der psychologischen Befindlichkeit zu erfassen. Die vielfältigen Wege, auf denen ein betroffenes Individuum die Diagnose und seine Krankheit versuche zu bewältigen, erfordere sorgfältige psychometrische Entwicklungen und Validierungen von Ska-

len, die z. B. solche Persönlichkeitskonstrukte wie „Fighting Spirit" oder „Hoffnungs- und Hilflosigkeit" zu messen gestatten (vgl. auch Hürny, 1996; Tschuschke et al., 1999).

3. Die Rolle psychologischer Merkmale im Rahmen komplexer immunologischer Abläufe sollte intensiv bei gesunden Personen unter Stressbedingungen studiert werden. Wir müssten die Beziehung zwischen Gefühlen, Coping-Strategien, Gesundheit und Krankheit bei gesunden Personen verstehen, anstatt zu versuchen, dies an Personen mit einer Krebserkrankung zu studieren, bei denen das Immunsystem bereits durch die Erkrankung, die Behandlung oder beides zugleich beeinträchtigt sei. Immunologische Funktionsweisen seien eine Konsequenz und ein Indikator der Erkrankung und ihrer Progression, genauso wie sie ein Indikator für die Reaktion auf die zytotoxische Behandlung darstellten (vgl. hierzu auch Kap. IV).

III

Psychosoziale Interventionen und Krankheitsverlauf bei Krebserkrankungen

Psychologische Interventionen bei Krebskranken sind ein relativ neues Thema. Zwar gab es schon immer die psychologische bzw. psychiatrische Hilfestellung aufgrund seelischer Komplikationen bei Betroffenen. Diagnose und Behandlungsmaßnahmen stellen einen solch belastenden, häufig genug einen traumatisierenden Vorgang dar, dass Betroffene von sich aus häufig nach seelischem Beistand nachfragen bzw. ihnen auf dem Wege von Konsiliar- und Liaison-Diensten in Krankenhäusern eine solche Hilfe zuteil werden kann, speziell dann, wenn sich behandelnde Onkologen nicht ausreichend in der Lage sehen, zusätzlich noch auf psychische Probleme ihrer Patienten angemessen reagieren zu können.
Natürlich werden sehr viele psychische Probleme von Patienten im onkologischen Routine-Alltag von betreuenden Schwestern und Pflegekräften oder Sterbehelfern aufgefangen (Margulies et al., 1994; Meerwein et al., 1991).
In diesem Kapitel soll es aber um eine andere **psychologische Intervention** gehen, nämlich die systematisch applizierte, die von professionellen Psychologen und/oder ärztlichen Psychotherapeuten den Patienten offerierte zusätzliche Stützungs- und/oder Behandlungsmaßnahme, die neben die indizierte onkologische Routinebehandlung zusätzlich hinzutritt bzw. die in der Zeit der Nachbetreuung und Rehabilitation vom Patienten ambulant in Anspruch genommen werden kann.
Damit keinerlei Zweifel aufkommen: Psychologische Interventionen stellen bei Krebskranken nur **eine ergänzende supportive Maßnahme** dar und sind **kein Ersatz für medizinische Verfahren** (Larbig, 1998).

„Der primäre Zugang zum Krebskranken muss bestimmt sein von der Anerkennung der Realität des Traumas, das Krankheit und Behandlung für den Einzelnen bedeuten können – auch bei Berücksichtigung der Tatsache, dass sich das Erleben der aktuellen Situation zusammensetzt aus Einflüssen der jeweilig einzigartigen Persönlichkeit der Kranken mit ihren Verwundbarkeiten und Konflikten, die deren „innere“ Welt ausgestalten, und durch die Umstände des aktuellen Krankheitsgeschehens selber.“ (Schwarz, 1998, S. 84)

Psychologische Interventionen erscheinen deshalb zunehmend als sinnvoll, weil sich seit den 50er Jahren die Studien mehren, die einen günstigen Effekt von adjuvanten psychosozialen Maßnahmen auf die weitere Krebsprogression zu haben scheinen (siehe weiter unten). Das wachsende Bewusstsein für die Sicherstellung einer möglichst hohen Lebensqualität für den Erkrankten ließ verschiedenste psychosoziale Interventionsformen entstehen (Sourkes et al., 1998). Die klinische Beobachtung, dass eine Krebsdiagnose Menschen in eine abgrundtiefe Verzweiflung stürzen kann – was sich zuweilen in verschiedenen psychiatrisch auffälligen Reaktionen niederschlägt, machte psychologisch-psychiatrische Interventionen zunächst in nur solchen Fällen erforderlich, für die eine psychiatrische Diagnose gestellt werden musste. Schwarz spricht von 40 % bis 50 % der Krebskranken mit einer diagnostizierbaren psychischen Störung, 90 % davon aufgrund der Diagnose bzw. der Behandlungsbelastungen. Holland und Rowland (1990) erwähnen eine in 33 % der Fälle über eine Beratung hinausgehende psychosoziale Betreuungs- und Behandlungsbedürftigkeit aller Krebskranken. Über den Prozentsatz der krebs-

diagnostizierten Patienten, für die eine so genannte *lifetime* Posttraumatische Belastungsstörung (PTSD) diagnostiziert werden muss, werden in diesbezüglichen Studien zwischen 1,4 % als Minimum und 39,7 % als Maximum berichtet, mit einer mittleren Streubreite zwischen ca. 10 % und 25 % (Smith et al., 1999).
Neben der verbesserten Lebensqualität der Betroffenen bewirken psychosoziale Maßnahmen unter bestimmten Umständen mehr als Begleitung und Stützung. Sie scheinen in bestimmten Ausmaßen und bei bestimmten Krebserkrankten sogar Überlebenshilfe im wahren Sinne des Wortes zu sein – so konnte in vereinzelten, mit methodisch akzeptabler Sorgfalt durchgeführten Studien nachgewiesen werden, dass soziale Unterstützung oder gezielte psychologische Interventionen die rezidivfreie Überlebenszeit oder die generelle Überlebenswahrscheinlichkeit von an Krebs Erkrankten verlängern bzw. erhöhen können. Dieser Aspekt wird im weiteren Verlauf noch speziell anzusprechen sein.
Im Folgenden werden zunächst die verschiedenen Facetten psychologischer, psychotherapeutischer bzw. psychosozialer Interventionsformen und -möglichkeiten sowie Forschungsergebnisse solcher Maßnahmen ausgiebig vorgestellt und diskutiert werden.
Worden und Weisman (1984) haben 372 Patienten mit frisch diagnostizierter Krebserkrankung im Hinblick auf psychologische Merkmale (Vulnerabilitätsindex) und ihre Bereitschaft, sich psychotherapeutisch helfen zu lassen, untersucht. Nur zwei Drittel der Patienten mit hohem psychischen Risiko akzeptierten ein psychotherapeutisches Angebot. Die Patienten, die das Angebot zurückwiesen, hatten eine optimistische Haltung, bagatellisierten die Implikationen ihrer Diagnose und sahen das psychotherapeutische Angebot als eine Bedrohung ihres emotionalen Gleichgewichts an, weil die Möglichkeit eines weiteren Disstresses durch das Herauslassen unterdrückter Gefühle befürchtet wurde.
Patienten, die eine psychotherapeutische Hilfe akzeptierten, waren weniger in der Lage, ihre Diagnose und deren Implikationen zu verleugnen, sie waren weniger hoffnungsvoll und neigten mehr zu einem bewussten Erleben ihrer Situation in religiöser und existenzieller Hinsicht. Unter diesen Patienten wurde eine Verbesserung ihres psychologischen Zustandes beobachtet, was die Annahme unterstützt, dass eine frühe Identifikation derjenigen mit einem Risikoprofil eine hilfreiche Intervention erlaubt. Generell kann man sagen, dass diejenigen, die ein Vulnerabilitätsrisiko aufwiesen und eine psychotherapeutische Hilfe akzeptierten, von letzterer auch profitierten (Sourkes et al., 1998).

3 Psychosoziale Interventionsmaßnahmen bei Krebs – Rational

Blake-Mortimer et al. (1999) beschreiben die Mitteilung darüber, an einer lebensbedrohlichen Erkrankung zu leiden, als ein potenzielles Desaster für Betroffene und Angehörige. Die betroffenen Patienten seien unmittelbar betroffen mit dem Gefühl der eigenen Sterblichkeit, was nahezu für alle akuter psychologischer Disstress bedeute. Bis zu 30 % entwickelten psychiatrische Auffälligkeiten. Selbst ein Drittel der Langzeitüberlebenden wiesen unvollständige Anpassungen an die Diagnose und die medizinischen Behandlungsmaßnahmen auf und verblieben noch sechs Jahre nach der Diagnose symptomatisch auffällig. Perpetuierte Posttraumatische Belastungsstörungen (PTSD) wurden immer wieder festgestellt, die in einzelnen Studien zwischen 1,4 % als Minimum und 39,7 % als Maximum, mit einer mittleren Streubreite zwischen ca. 10 % und 25 % der Patienten betrafen (Smith et al., 1999).
Dennoch mag sich für viele Ärzte – und Betroffene – die Frage stellen:

Warum eigentlich psychosoziale Interventionen bei Krebskranken?

Bisherige Studien zur Krebsprogression haben nach Blake-Mortimer et al. (1999) im Wesentlichen nur die Tumorbiologie zwecks Verbesserung des Verständnisses der Widerstandsprozesse im Organismus untersucht. Ein Verständnis der möglichen komplexen Wechselwirkungen zwischen der Erkrankung selbst, der biologischen wie aber auch der psychosozialen Faktoren, die Erkrankung zu bekämpfen, wurden bisher von der klassischen Medizin wenig bis gar nicht ins Auge gefasst (vgl. auch Kap. IV).
Es ist das interdisziplinäre Feld der vergleichsweise jungen, noch wenig abgegrenzten Disziplin *Psychoonkologie*, das sich mit komplexen Zusammenhängen zwischen neuroimmunologischen, neuroendokrinologischen und psychosozialen Faktoren bei der Tumorprogression auseinander setzt.
Mögliche **günstige psychosoziale Effekte** auf die Krankheitsprogression wurden teilweise in Kapitel II dargestellt; in diesem Kapitel wird es um die Beeinflussungsmöglichkeiten des Krankheitsverlaufs durch so genannte **psychosoziale Interventionsmaßnahmen** gehen, im Kapitel IV werden **psychoneuroimmunologische und -neuroendokrinologische Studienergebnisse** hinzu genommen werden.
Ungünstige und günstige Effekte psychosozialer Natur auf die Krankheitsprogression wurden in verschiedenen Studien nachgewiesen. Von daher ergibt sich die

Notwendigkeit einer Beschäftigung mit möglichen Einflussnahmen auf jene psychosozialen Variablen, die unter Umständen die Krankheitsprogression günstig beeinflussen können.
Kürzere Überlebenszeiten fanden sich z. B. bei Krebspatienten bei **emotionalem Disstress** (Gilbar, 1997; Molassiotis, 1997; Weisman und Worden, 1976), und verstärkter psychologischer Disstress ist nachweislich mit einem ungünstigen Krankheitsfortschritt korreliert (Cohen und Williamson, 1991). Pennebaker (1993) fand sogar Patienten, deren häufigerer **Gebrauch emotional negativ besetzter Wörter** einen verbesserten Nutzen für ihre Gesundheit bewirkte. Ebenfalls scheinen Patienten, die starke Gefühle ausdrücken können, effektiver mit ihrer Krankheit umgehen zu können (Coping) (Temoshok, 1985; Derogatis et al., 1979; Greer et al., 1979; Pettingale, 1984; Spiegel et al., 1989, Spiegel, 1993a). Zusätzlich zu affektiv-geladenem Ausdruck wurden bestimmte **Coping-Strategien** als mit der Krankheitsprogression verknüpft gefunden. Weniger adaptive Coping- oder Bewältigungsstrategien wie **Vermeidung** und **Unterdrückung** von krebsbezogenen Gedanken waren mit einer größeren Rezidivwahrscheinlichkeit verknüpft (Epping-Jordan et al., 1994; Tschuschke et al, 2001). Zu den Wirkungen von Affektausdruck und Coping tritt weiterhin noch die **soziale Unterstützung** hinzu, die eine verbesserte Gesundheit bewirkt. Soziale Aktivitäten z. B. haben bei Krebspatienten eine gestiegene Überlebenszeit bewirkt (Hislop et al., 1987; Waxler-Morrison et al., 1991).
Bezüglich möglicher psychosozialer Interventionsmaßnahmen bei an Krebs Erkrankten hat Fawzy (1999) hierzu eine bemerkenswert differenzierte Analyse vorgenommen, so dass sie hier auszugsweise wiedergegeben werden soll.
Fawzy stellt weitere wichtige Fragen, z. B.

- Falls interveniert werden sollte, wer benötigt solche Maßnahmen?
- Wann dann sollten diese Interventionen erfolgen?
- Wie sollten diese Maßnahmen aussehen und wer könnte sie durchführen?
- Was sind die erwünschten und erwartbaren Ergebnisse solcher Interventionsmaßnahmen?

Die Diagnose und die Behandlung von Krebserkrankungen bringen eine Menge an Verzweiflung, Unsicherheit und psychologischem Disstress mit sich, die mit einer ganzen Reihe von psychosozialen Interventionsmaßnahmen gemildert bzw. sogar behoben werden können.

Nach Fawzy (1999) sind die (eventuell) fünf Phasen des „Krebserlebens“:

1. das Erfahren der Diagnose
2. die Behandlung
3. die Erholungsphase
4. das eventuelle Auftreten eines Rezidivs
5. terminal-palliative Maßnahmen

Zu 1.

Während der diagnostischen Phase versuchen Patienten häufig die Ernsthaftigkeit der Erkrankung zu leugnen bzw. zu bagatellisieren (was nichts anderes als eine mildere Form der Verleugnung darstellt), wie dies auch die oben zitierte Arbeit von Worden und Weisman (1984) dokumentiert. Sie weisen manchmal medizinische Behandlungsvorschläge zurück, gleichzeitig in fortgesetzter Suche nach anderen Behandlungsoptionen, bzw. sie reagieren umgekehrt, indem sie mit einer fatalistischen Haltung die Behandlung als zwecklos abweisen. Sie erleben häufig akute Trauer, Ärger/Wut, Angst und Depression zugleich bzw. abwechselnd sowie abnehmende Konzentrationsfähigkeit, psychomotorische Retardierung und Veränderungen sowie Störungen ihres Appetits, ihres Schlafs und ihres allgemeinen Antriebs.
Während dieser Phase können zusätzlich angebotene *Informationen* durch zum Beispiel eine onkologische Schwester, *individuelle psychologische Hilfe* und *pharmakologische Maßnahmen* hilfreich sein.

Zu 2.

Während der frühen Behandlung erleben Patienten vielfach **allgemeine Angst, Traurigkeit, Depression, Kontrollverlust, Hilf-** und **Hoffnungslosigkeit, Ärger/Wut** und **Schuldgefühle**. Patienten, die sich einer Operation unterziehen müssen, können Trauerreaktionen davon tragen aufgrund von Körperveränderungen, sie verlegen zuweilen den Operationstermin zeitlich weiter nach hinten, suchen nach nichtoperativen Alternativen oder haben postoperative reaktive Depressionen. Patienten, die sich einer Bestrahlungstherapie unterziehen müssen, fürchten die Strahlenmaschine, fürchten die Zwecklosigkeit der Behandlung und zeigen manchmal Psychose-ähnliche Wahrnehmungen und Halluzinationen.
Zusätzliche *Informationen* durch einen Onkologen oder eine speziell ausgebildete Schwester bezüglich der Krankheit und der erforderlichen Behandlungsmaßnahmen sind dringend erforderlich. Viele der aufgelisteten Probleme können gut durch *Gruppentherapie* gehandhabt werden, indem supportive, behaviorale und/oder kognitive Techniken zum Tragen kommen. Auch könnte eine individuelle psychologische Hilfe durch einen speziell hierfür ausgebildeten Therapeuten oder Psychiater sehr günstig wirken.

Zu 3.

Nach abgeschlossener Behandlung wird von allen Seiten (Patient, Familie und psychologischen Helfern) angenommen bzw. gehofft, dass nun alles vorbei sein möge. Unglücklicherweise ist es aber Realität, dass es **weitergehende Probleme** gibt und das **Bewältigen der Krebsdiagnose ein lebenslanges Phänomen** sein kann, selbst wenn der Patient kuriert ist. Beinahe jeden Patienten beschäftigt ein mögliches erneutes Auftreten des Krebses. Es besteht eine erhöhte **Vulnerabilität** gegenüber allen möglichen äußeren Einwirkungen auf die gewohnten Lebensvollzüge, so dass viele Patienten Schwierigkeiten haben, sich an die **Einschränkungen im privaten oder beruflichen Bereich** anzupassen.

Daher ist das Leben vieler Patienten beeinträchtigt durch fortgesetzte Angst und reaktive Depression (manchmal *lifelong* PTSD, siehe Kap. II). Jetzt können zusätzliche *Informationen* durch den behandelnden Onkologen bzw. eine entsprechend ausgebildete Schwester, *unterstützende Gruppen*, die entweder Krankenhaus-basiert angeboten werden, oder *individuelle psychotherapeutische Hilfe* und/ oder *pharmakologisches Management* von Beschwerden sehr wichtig sein.

Zu 4.

Jene Patienten, die ein Rezidiv erleiden oder weitere, wiederholte Behandlungen benötigen, zeigen die gleichen Reaktionen wie zum Zeitpunkt der Erstdiagnose, nur noch intensiver. Sie erleiden häufig einen **Schock** und reagieren mit **Nicht-wahr-haben-Wollen**, vollständiger oder teilweiser, abgespaltener **Verleugnung**, **großer Angst**, **Wut** und **Verzweiflung/tiefer Depression**. Die psychologische Anpassung ist zu diesem Zeitpunkt viel schwieriger.
Auch hier können zusätzliche *Information/Anleitung* über weitere Behandlungsoptionen sehr hilfreich sein, ein Anvisieren klarer Einwilligung in weitere Behandlung, eine Begrenzung der Nebeneffekte der Körperbildaspekte, die Reduktion von Isolierungsgefühlen durch *Gruppenintervention* (supportiv, kognitiv, behavioral), *individuelle psychologisch-psychotherapeutische Maßnahmen* sowie begleitende *pharmakologische Hilfen* sollten ins Auge gefasst werden.
Die Patienten sollten – bei geeigneter Maßnahme (siehe vorgenannte Möglichkeiten) – durchaus in der Lage sein, daraus ein verbessertes Coping-Verhalten zu beziehen sowie eine verbesserte Anpassung an die erforderlichen Behandlungsmaßnahmen, ein verbessertes Management von Nebenwirkungen, eine verbesserte Kooperationsbereitschaft (Compliance), eine bessere Reintegration in ihr alltägliches Leben so weit wie nur möglich sowie ein allgemein verbessertes affektives Befinden zu erreichen.

Zu 5.

Patienten in einer terminal-palliativen Phase fürchten die **Isolierung von der Familie und vom medizinischen Behandlungsteam**. Sie fürchten das „Unbekannte", den **Prozess des Sterbens** und was danach kommt, den **Tod**. Sie haben Angst vor potenziellen **physischen Komplikationen** wie **Schmerzen**, **Kurzatmigkeit** und den **Verlust von Körperfunktionen**. Sie bewegen sich durch einen Prozess der Trauer und des Klagens hindurch und sehen sich Angst, Depression und akutem Delir gegenüber.
In dieser Situation ist eine klare Bekennung des Behandlungsteams erforderlich, verfügbar zu bleiben. *Eine offensive Behandlung von Nebeneffekten der terminalen Krankheit*, besonders Schmerzen, durch den Onkologen, die Schwestern und den Psychiater, den Psychologen oder den Pfarrer ist jetzt zentral. *Einzelpsychologische Betreuung* und Behandlung sollte Trauer und existenzielle Aspekte anvisieren. *Pharmakologische Maßnahmen* sind zu diesem Zeitpunkt wahrscheinlich erforderlich. Es muss in dieser Phase vorrangig um *Lebensqualität* gehen, den

affektiven Zustand und die Kontrolle der Nebeneffekte der fortgeschrittenen Krankheit.
Psychologisch-psychotherapeutische Interventionen bei Krebserkrankten können sich konzeptuell unterschiedlicher Vorgehensweisen bedienen und erzielen anscheinend auch unterschiedlich günstige Effekte (vgl. auch Fawzy und Fawzy, 1998), häufig in der Kombination, wie dies aus **Tabelle 3.1** ersichtlich wird.

3.1 Krisenintervention

Im Zusammenhang mit einer Krebsdiagnose erleben praktisch alle Betroffenen eine Lebenskrise. Von einer **Krise** spricht man, wenn stark erhöhte psychische und physiologische Erregungsniveaus aufgrund von situativen Anforderungen auftreten, die die vom Individuum vermuteten eigenen Bewältigungsressourcen übersteigen. Man könnte auch von unauflösbarem **Stress** oder in manchen Fällen sogar von einem **Trauma** sprechen (Smith et al., 1999).

„Eine Krise ereignet sich, wenn eine Person ein Hindernis bei wichtigen Lebenszielen sieht, das – für eine gewisse Zeit – unüberwindbar für seine gewöhnlich eingesetzten Problemlösestrategien ist.“ (Caplan, 1961; Übers. v. Verf.)

oder

„Eine Krise ist insofern ein sehr einzigartiges Geschehen, als sie ein biologisches, psychologisches, soziales und – für einige – spirituelles Ereignis ist, das buchstäblich jeder in seinem Leben zumindest ein Mal erfahren wird. Ungeachtet der Tatsache, dass eine Krise Individuen, Familien oder Gemeinschaften mitbetrifft, erlebt sich die in der Krise befindliche Person im Fokus der Anspannung und Isolation.“ (Loscalzo und Brintzenhofeszoc, 1998, S. 662; Übers. v. Verf.)

Loscalzo und Brintzenhofeszoc (1998) zufolge ist eine Krise ein zeitlich begrenztes Phänomen, das ca. 6 bis 8 Wochen dauere und von Konfusion, Disorganisation und einer Unfähigkeit, die Situation mit den herkömmlichen Mitteln zu bewältigen, geprägt sei. Dem krisenhaften Zustand ginge ein aktuelles oder bedrohlich gefährliches Ereignis oder eine solche Situation voraus, ein Verlust oder eine schwere Herausforderung.
Dennoch sei im Falle der Krebserkrankung die initial erfahrene Diagnose der Malignität der Erkrankung nur der erste Punkt auf einem Krankheitskontinuum, das eine Menge an krisenhaften Unterpunkten aufweise, von denen jeder mit nachhaltigen Herausforderungen an Bewältigung und Anpassung befrachtet sei.
Ein sehr wichtiger Punkt sei die mittlerweile gegebene Erkenntnis, dass die Gelegenheit für eine Intervention zu einem frühen Zeitpunkt der Erkrankung ein therapeutisches Klima schaffen könne, in dem zukünftige Hindernisse und Rückschlä-

Tab. 3.1 Nachweislich effektivste Therapiekombinationen für Krebspatienten im psychosozialen Bereich (Fawzy, 1999)

Bewältigungsfertigkeiten				
Erziehung/Information	**Behaviorales Training**	**Stress-Management**	**Kognitive Therapie**	**Unterstützung**
Diagnose: • Biopsien • Bestrahlungen • Bluttests • Symptome **Behandlung:** • Optionen • Nebenwirkungen • Umgang mit (Neben-)Wirkungen **Erkrankung:** • S&S-Wiederkehr • S&S-Fortschritt • Verlauf der Erkrankung • Neue Optionen • Umgang mit Symptomen/Beschwerden **Ernährung:** • gesundheitsförderlich • gesundheitshinderlich	**Entspannung:** • PMR • Geleitete Imagination • Visualisierung • Tai Chi, Chi Gong-Yoga • Meditation • Biofeedback • Hypnose	**Persönliches Bewusstsein** • Stress-Ursachen • Reaktionen auf Stress **Wirkungen von Stress:** • Schlaflosigkeit • GI-Stress • Übererregung • Immunsuppression **Management:** • benutze Problemlösung zur Eliminierung oder zur Modifikation	**Coping-Strategien:** Aktiv-behaviorale • Problemlösung • Suchen nach Ratschlägen und Unterstützung • Partnerschaft mit behandelnden Ärzten • Aufsuchen von Unterstützungs-Gruppen • Verbesserung der Ernährung • Sport/Bewegung Aktiv-kognitive • Herausforderung • positive Gelegenheit • Bedeutung • Neubewertung • Entgiftung von Tod und Sterben • Trauer	**Gruppe:** • krankheitsspezifisch • phasenspezifisch • multiple therapeutische Techniken • zielorientiert • professionell geleitet • Unterstützung durch Peers **Einzel:** • patientenspezifisch • multiple therapeutische Techniken • zielorientiert • professionell geleitet **Peer:** • trainiert • zielorientiert (z.B. mit dem Ziel der Genesung)

S&S = Symptome & Signale; GI = Guided Imagery = geleitete Imaginationen; PMR = Progressive Muskel-Relaxation

ge antizipiert und gehandhabt werden könnten, bevor sich maladaptive Strukturen (Resignation, Stress, Verzweiflung, fortgesetztes *[lifelong]* Trauma auf Seiten des Betroffenen, Belastungen für die soziale Umgebung und die familiären und partnerschaftlichen Beziehungen) verfestigen könnten (Hofmann, 1999).

Krisenintervention als Beratungsmethode ist eine prinzipiell zeitlich befristete Maßnahme und zielt direkt auf ein Überwinden der Probleme im Hier und Jetzt (Loscalzo und Brintzenhofeszoc, 1998). Die Aufmerksamkeit wird nicht auf ungelöste Probleme der Vergangenheit gerichtet, sondern darauf, möglichst schnell das alte Funktionsniveau von betroffenem Patient und Angehörigen von vor der Krise wiederherzustellen.

Psychotherapeutische Hilfe bei Krebs dagegen hat verschiedene Ziele, unter anderem die Aufrechterhaltung eines Fokus auf die Erkrankung und ihre Implikationen, während Aspekte der Vergangenheit und der Gegenwart exploriert werden, die eine Anpassung an die Krankheit beeinflussen (Sourkes et al., 1998). Ängste und Gefühle bezüglich der Erkrankung und ihres Ausgangs sind dominierend in den Gedanken des Patienten und häufig zu schmerzhaft und zu belastend, um Familie und Freunden gegenüber offenbart zu werden.

Einflüsse auf das Leben der Patienten und ihrer Familien sind in den Tabellen 3.3 und 3.4 aufgeführt.

Verschiedene psychosoziale Aspekte scheinen ähnlich zu sein für beide betroffene Seiten: das Gefühl der Bedrohung während der Behandlung und des weiteren Krankheitsverlaufs, die Konfrontation mit Sterblichkeit, der Verlust von Zielen und von Träumen für sich selbst und die Familie usw.

Loscalzo und Brintzenhofeszoc (1998) sind der Auffassung, dass einige der Einstellungen gegenüber Krebs das Leben des Patienten und seiner Familie noch bis lange nach der Bewältigung der Erkrankung beeinträchtigen können, wenn sie nicht frühzeitig im Erleben der Erkrankung korrigiert oder neu eingeordnet würden. Zum Beispiel könne die Unsicherheit über die Diagnose und die Behandlung zu Beginn gegenseitige Beschuldigungen auslösen, was zu Konflikten und eingeschränkter Kommunikation führen würde.

Ein Dezit an Information und falschen Annahmen auf Seiten der Familie bezüglich der Verursachung der Erkrankung könnte zu der Auffassung führen, dass Stress die Krankheit bewirkt habe, sie könnte als eine Bestrafung für vergangene Sünden angesehen werden oder gar als Wunsch von irgendjemandem. Es sei essenziell, dass in den frühen Stadien der Erkrankung eine genaue Information geteilt würde zwischen Patient, Familie und behandelndem Team.

Die im Folgenden angerissenen Probleme mit den (möglichen) unterschiedlichen Stadien von Diagnose bis eventuellem terminalen Zustand für Betroffene und Familienangehörige sind Loscalzo und Brintzenhofeszoc (1998) entnommen und sind im Überblick in den **Tabellen 3.2 und 3.3** dargestellt.

Tab. 3.2 Einfluss der Krebserkrankung im Krankheitsverlauf für den Patienten (Loscalzo und Brintzenhofeszoc, 1998)

Krise/Ereignis	Persönliche Einschätzung/Meinung	Auswirkungen	Coping-Anforderungen	Ziele der Überlebenden	Professionelle Interventionen
Diagnose	• Warum gerade ich? • Was habe ich denn getan? • Ich habe den Krebs selbst verursacht • Jemand hat mir die Krankheit gewünscht. Wer war es? • Ist der Krebs eine Vergeltung oder Strafe? • Muss ich jetzt sterben? • „Todesstrafe"	• Furcht • Angst/Depression • Verleugnung • Ohnmacht • Konfusion • Konfrontation mit der eigenen Sterblichkeit • Entsetzen • Ärger • Verlust des Vertrauens in Gott, in sich selbst, in seinen Körper und in andere	• Akzeptanz der Diagnose • Toleranz von Stress und emotionaler Aufruhr • Akzeptieren von größerer Abhängigkeit • Hilfe annehmen können • Anpassung an das Medizinische Hilfesystem • Vorstellungen darüber entwickeln, wie Behandlungsmaßnahmen in den Alltag integriert werden können • Entscheidungen treffen bezüglich der Behandlungsmöglichkeiten • Reden über die Krankheit und die Behandlung und was das für andere bedeutet • Sinnsuche	• Bestmögliche Hilfe mit der geringsten Beeinträchtigung der Lebensumstände	• Physische Kompetenz • Informationen • Supportive Manahmen • Edukative Maßnahmen • Kognitiv-behaviorale Trainingspogramme • Aktivierung von Ressourcen /Weitervermittlung • Patienten-Begleitung

Krise/Ereignis	Persönliche Einschätzung/Meinung	Auswirkungen	Coping-Anforderungen	Ziele der Überlebenden	Professionelle Interventionen
Behandlung (Operation, Chemo- und Strahlentherapie)	• Ich habe eine Chance das alles zu schaffen • Werde ich das überleben? • Wie gehe ich mit dem Verlust eines Körperteils um, egal welchem? • Werden die mir alles entfernen? • Ich muss dieses Gift nehmen, um den Krebs zu besiegen, aber es kann mich auch umbringen • Muss ich sterben, wenn ich eine Abmachung nicht einhalte? • Fallen mir die Haare aus? • Wie werde ich aussehen? • Wissen die wirklich, was sie machen?	• Furcht • Angst • Depression • Unruhe • Konfusion • Bedürfnis nach Kontrolle • Zielstrebigkeit • mit körperlichen Veränderungen konfrontiert sein • Furcht vor Intimität und Sexualität • Erleichterung • Verleugnung • Erbrechen und Übelkeit • Antizipation von Erbrechen und Übelkeit • Verletzbarkeit • Schmerz	• Anpassung an die chronische Erkrankung und an die Behandlung. • Entscheidungen treffen bezüglich des Behandlungsverlaufs. • Die Behandlung als einen „Job" betrachten, der erlernt und gemeistert werden muss. • Entwicklung und Aufrechterhaltung befriedigender Beziehungen mit den Angehörigen des medizinischen Hilfesystems. • Korrigieren von „falschen" Denkweisen und Gefühlen. • Zusammenhalt der Familie, um die Behandlung durchführen zu können. • Physische Beanspruchung durch die Be-	• Optimale Unabhängigkeit und Kontrolle, • Versicherungsschutz, • Arbeitsplatz. • Gefühl der Normalität herstellen. • Die Behandlung durchstehen.	• Krisenintervention • Informationen • Edukative Maßnahmen • Unterstützung • Kognitiv-behaviorale Trainingspogramme • Problemlösung • Physische Kompetenz • Aktivierung von Ressourcen / Weitervermittlung

Krise/Ereignis	Persönliche Einschätzung/Meinung	Auswirkungen	Coping-Anforderungen	Ziele der Überlebenden	Professionelle Interventionen
	• Ich muss daran glauben, dass es hilft! • Bin ich radioaktiv verseucht?		handlung in den Alltag integrieren. • Bewältigung der Ambivalenz bezüglich der Behandlung. • Wiederaufbau von Selbstvertrauen nach körperlichen Veränderungen.		
Remission	• Ich habe eine zweite Chance, diesmal muss ich es richtig machen. • Ich muss eine positive Einstellung bewahren. • Werde ich mich unglücklich machen, wenn ich den Erfolg der Behandlung in Frage stelle? • Ich habe es geschafft, heißt das, ich kann wieder zur Normalität zurückkehren? • Die Zeit, die ich habe, ist nur „geliehen".	• Dankbarkeit, • Rezidivangst, • Erleichterung, • Angst, verlassen zu werden. • Gesteigerte Beschäftigung mit der Gesundheit. • Hypochondrie, • Zwangsgedanken, • Einsamkeit, • Ärger, • Ausübung von Kontrollen, • Altruismus, • Furcht,	• Das Ende der Behandlung feiern. • Damit umgehen, dass sich das Leben für immer verändert hat. • Leben in Ungewissheit. • Anpassung an Langzeiteffekte der Behandlung. • Informationen beschaffen über Anpassung an die Krankheit und Überleben. • Sich auf weniger ärztliche Betreuung einstellen.	• Physische und psychologische Rehabilitation, kognitive Schwierigkeiten. • Aufbau von Selbstwertgefühl. • Rückkehr zur Arbeit und in die Rolle des Familienangehörigen und in gesellschaftliche Rollen. • Wiederaufbau von Intimität.	• Edukative Maßnahmen, • Informationen, • Unterstützung. • Kognitiv-behaviorale Trainingspogramme. • Supportive Psychotherapie. • Aktivierung von Ressourcen /Weitervermittlung.

Krise/Ereignis	Persönliche Einschätzung/Meinung	Auswirkungen	Coping-Anforderungen	Ziele der Überlebenden	Professionelle Interventionen
	• Ich kann jetzt durchatmen, muss aber auf der Hut sein. • Leben ist unvorhersehbar - ich hoffe, es kommt zu mir zurück. • Kennen sie sich wirklich aus? • Ich weiß nicht, ob ich meinem Körper jemals wieder trauen kann? • Ich habe wieder die Kontrolle. • Ich kann wieder leben. • Ich möchte anderen helfen, die das durchmachen müssen, was ich durchgemacht habe. • Ich wusste immer, das ich den Kampf gewinnen werde.	• Angst.	• Wieder ein „normales" Leben führen. • Die Furcht vor einem Rezidiv abwehren. • Neu definierte Rollen in der Familie, der Gesellschaft und bei der Arbeit übernehmen. • Etablierung oder Wiederherstellung von Zielen und Motivation. • Lernen, sich selbst und seiner Umgebung wieder zu trauen. • Akzeptieren seiner Sterblichkeit, ohne unmittelbaren Bezug.		
Rezidiv/ Neuerkrankung	• Was habe ich falsch gemacht? • War es meine negative	• Ärger • Furcht • Depression	• Wieder Hoffnung schöpfen können. • Die Unsicherheit der	• Realität in das Familienleben integrieren.	• Informationen, • Unterstützung, • eduktive Maßnahmen

Krise/Ereignis	Persönliche Einschätzung/Meinung	Auswirkungen	Coping-Anforderungen	Ziele der Überlebenden	Professionelle Interventionen
	Einstellung? • War ich so naiv zu glauben, dass alles überstanden sei? • Gott ließ mich scheitern • Ich habe es schon einmal geschafft, also schaffe ich es jetzt auch! • Am Ende geht es nie gut für mich aus. • Sie sagten, dass ich gesund sei, aber ich bin es nicht. • Muss ich wieder von vorne anfangen?	• Angst, • Schock, • Hoffnungslosigkeit, • Verleugnung, • Schuldgefühle, • Vertrauensverlust, • Gefühle der Entfremdung, • gesteigerte Verletzbarkeit, • Kontrollverlust, • Konfrontation mit dem Sterben, Sinnsuche.	Zukunft akzeptieren. • Informationen über die neue Situation verstehen können. • Einen Lebensmittelpunkt wiederfinden angesichts der zeitlichen Perspektive und der geänderten Prognose. • Die neue Situation mit anderen besprechen. • Entscheidungen treffen für den neuen Behandlungsverlauf. • Integration des progredienten Verlaufs der Erkrankung bis hin zum Tode. • Tolerieren von Veränderungen im Alltag und in den jeweiligen Rollen. • Wieder einstellen auf größere Abhängigkeit. • Wiedereinstieg in die Behandlung.	• Entwicklung von Selbstwertgefühl.	• Kognitiv-behaviorale Trainingsprogramme. • Physische Kompetenz. • Supportive Psychotherapie. • Ressourcen zur Verfügung stellen/Weitervermittlung.

Krise/Ereignis	Persönliche Einschätzung/Meinung	Auswirkungen	Coping-Anforderungen	Ziele der Überlebenden	Professionelle Interventionen
Fortgeschrittenes Krankheitsstadium	• Ich habe keine Kontrolle mehr. • Gibt es neue Behandlungsmöglichkeiten? • Was mache ich falsch? • Wird es genauso schlimm wie beim letzten Mal? • Werde ich daran zerbrechen?	• Depression, • Angst, • Demoralisierung, • Furcht, • Verleugnung, • Ärger, • Furcht vor Intimität.	• Aufbau von Hoffnung und Zielen. • Medizinische Maßnahmen zulassen. • Ermöglichung von Coping-Fertigkeiten. • Offenheit in der Kommunikation mit der Familie, mit Freunden und medizinischem Personal. • Einschätzung von Betreuungs- und Behandlungsmöglichkeiten. • Beziehung mit dem Behandlungsteam aufbauen.	• Würde, • Ziele, • Rollen in Familie, Arbei und Gesellschaft.	• Unterstützung • Kognitiv-behaviorale Trainingsprogramme. • Supportive Psychotherapie • Physische Kompetenz. • Ressourcen zur Verfügung stellen/Weitervermittlung. • Informationen geben, • edukative Maßnahmen vornehmen.

Tab. 3.3 Einfluss der Krebserkrankung auf die Familie (Loscalzo und Brintzenhofeszoc, 1998)

Krisenhaftes Ereignis für den Patienten	Auswirkungen in der Familie	Ziele der hinterbliebenen Angehörigen	Professionelle Intervention
Diagnose	• Schuldgefühle. • Wunsch zu helfen (retten). • Verletzbarkeit durch die Identikation mit dem Familienangehörigen. • Angst davor, sich anzustecken. • Dem Familienangehörigen die Schuld an der Erkrankung geben.	• Umstrukturierung familiärer Rollen und Aufgaben. • Potenzielle Veränderungen von Machtstrukturen. • Lernen, über die Diagnose zu sprechen. • Umgang mit der eigenen Verletzbarkeit in Bezug zur Krebserkrankung.	• Informationen, • Unterstützung, • Edukative Maßnahmen, • Körperliche Kompetenz, • Ressourcen zur Verfügung stellen/Wiedervermittlung, • Kognitiv-behaviorale Trainingsprogramme, • Handlungspläne entwerfen.
Behandlung (Operation, Chemo- und Strahlentherapie)	• Vermittlung zwischen unterschiedlichen Bedürfnissen des Patienten und der Familienangehörigen. • Regulation von Optimismus. • Anpassung an die körperlichen Veränderungen. • Machtlosigkeit, die Nebeneffekte der Behandlung zu kontrollieren.	• Akzeptanz finanzieller Einschränkungen. • Lernen, über die Effekte der Behandlung zu sprechen. • Die Erfahrungen in das alltägliche Leben integrieren.	• Informationen, • Unterstützung, • Edukative Maßnahmen, • Körperliche Kompetenz, • Ressourcen zur Verfügung stellen/Weitervermittlung, • Kognitiv-behaviorale Trainingsprogramme, • Handlungspläne entwerfen.
Remissionsphase	• Rollen innerhalb der Familie neu definieren. • Wieder Kraft gewinnen. • Lernen, mit einer ungewissen Zukunft zu leben.	• Akzeptieren einer langandauernden finanziellen Belastung. • Anpassen an ein Leben mit einem „anderen". Familienmitglied • Toleranz gegenüber dem Wunsch des	• Informationen, • Unterstützung, • Edukative Maßnahmen, • Körperliche Kompetenz, • Ressourcen zur Verfügung.

Krisenhaftes Ereignis für den Patienten	Auswirkungen in der Familie	Ziele der hinterbliebenen Angehörigen	Professionelle Intervention
	• Ziele der Familie neu beleben.	Patienten, immer über die Krebserkrankung sprechen zu wollen • Die Erfahrung in das alltägliche Leben integrieren	stellen/Weitervermittlung, • Kognitiv-behaviorale Trainingsprogramme, • Handlungspläne entwerfen.
Rezidiv	• Aufgaben und Rollen innerhalb der Familie neu strukturieren. • Misstrauen in das medizinische Hilfesystem. • Wunsch, den Familienangehörigen zu retten. • Umgang mit den Gefühlen von Versagen und Verrat.	• Umgang mit physischer und psychischer Belastung • Die Erfahrung in das alltägliche Leben integrieren	• Informationen, • Unterstützung, • Edukative Maßnahmen, • Körperliche Kompetenz, • Ressourcen zur Verfügung stellen/Weitervermittlung, • Kognitiv-behaviorale Trainingsprogramme, • Handlungspläne entwerfen.
Fortgeschrittenes Krankheitsstadium	• Enttäuschung. • Gefühl des Versagen. • Akzeptieren von Verlusterlebnissen. • Finanzielle Beeinträchtigungen.	• Gefühle für Hoffnung und Sinn aufrechterhalten • Weiterhin offen kommunizieren • Finanzielle Unabhängigkeit bewahren • Vorstellung darüber entwickeln, ohne das erkrankte Familienmitglied zu leben	• Informationen, • Unterstützung, • Körperliche Kompetenz, • Ressourcen zur Verfügung stellen, Weitervermittlung, • Kognitiv-behaviorale Trainingsprogramme, • Handlungspläne entwerfen.

Krisenhaftes Ereignis für den Patienten	Auswirkungen in der Familie	Ziele der hinterbliebenen Angehörigen	Professionelle Intervention
Terminalphase	• Schuld. • Ressourcen des Patienten beachten. • Lebenspläne verwerfen oder zurückstellen. • Emotionaler Rückzug vom Patienten. • Fremde Menschen im Hause haben. • Weniger Zeit bei der Arbeit, in der Schule verbringen.	• Bedürfnis, den bevorstehenden Verlust zu akzeptieren. • Klärung der eigenen betreffenden Rolle. • Sich verabschieden von Träumen. • Kognitiv-behaviorale Trainingsprogramme.	• Informationen, • Informationen, • Unterstützung, • Edukative Maßnahmen, • Körperliche Kompetenz, • Ressourcen zur Verfügung stellen/Weitervermittlung, • Für die Familie eintreten,
Verlust des Familienmitgliedes	• Ärger. • Intensiver Kummer. • Emotionales Aufgewühltsein. • Befürchtungen, die Lage finanziell und emotional nicht zu schaffen. • Unsicherheit. • Sehnsucht. • Traurigkeit.	• Entwicklung einer neuen Beziehung zu dem Verstorbenen. • Rollen und Aufgaben innerhalb der Familie neu strukturieren. • Neubewertung der finanziellen Lage. • Die Erfahrung in das alltägliche Leben integrieren.	• Informationen, • Unterstützung, • Edukative Maßnahmen, • Körperliche Kompetenz, • Ressourcen zur Verfügung stellen/Weitervermittlung, • Für die Familie eintreten, • Kognitiv behaviorale Trainingsprogramme, • Therapeutische Rituale.

3.1.1 Diagnose

Die Diagnose ist immer ein Schock, Ängste sind weiterhin ein Zeichen der Krise, die durch die Diagnose ausgelöst wird. Loscalzo und Brintzenhofeszoc (1998) sehen in der Konfrontation mit der eigenen Sterblichkeit und den damit verknüpften existenziellen Fragen die Ursachen für Disstress, Angst, Depression und die Suche nach Bedeutung, die für einige Patienten spirituelle Aspekte mit aufwerfe. Dennoch vermindere sich das Disstressniveau innerhalb von 7 bis 14 Tagen in dem Maße, in dem die Wirklichkeit der Erkrankung in das tägliche Leben integriert und ein Handlungsplan entwickelt werde.

3.1.2 Behandlung

Während der Behandlungsphase konzentrieren sich die Krisen auf die schmerzvollen und belastenden Behandlungsprozeduren, noxische Nebenwirkungen und das wachsende Bewusstsein langanhaltender negativer physischer und psychischer Wirkungen über Monate hinweg. Übelkeit und Übergeben, körperliche Anstrengungen, Müdigkeit und Antriebslosigkeit sind übliche Beschwerden und münden in akuten Disstress und Behandlungsverweigerungen. Die Nebenwirkungen vertragen sich nicht mit den täglichen Anforderungen, mit der Fähigkeit, innerhalb der Familie, bei der Arbeit und in der Gesellschaft gewohnte Rollen aufrechtzuerhalten, das Selbstbild und das Selbstvertrauen sind gefährdet (Loscalzo und Brintzenhofeszoc, 1998).
Für die Familie wird es zum Problem, die Bedürfnisse des erkrankten Familienmitglieds mit denen anderer Familienmitglieder auszubalancieren, es können Schuld und Scham resultieren.

3.1.3 Remission

Für diejenigen Patienten, die eine Remission als eine Krise erleben, herrschen übermächtige Gefühle des Ausgeliefertseins, einer Vulnerabilität im Hinblick auf ein Rezidiv und Angst vor. Das Gefühl des Damoklesschwertes über sich ist omnipräsent. Während der Remission sind hypochondrische Befürchtungen üblich, speziell vor Nachuntersuchungen.

3.1.4 Rezidiv

Das erste Rezidiv ist das als am stressvollsten erlebte Ereignis im Kontinuum der gesamten Erkrankung (Silberfarb et al., 1980), ähnlich der initialen Diagnose, nur noch schlechter im Hinblick auf das Gefühl, dass die Erkrankung über die Behandlung die Oberhand behalte. Das betroffene Individuum fühle sich häufig frustriert und betrogen, gleichzeitig unmittelbare medizinische Behandlung fordernd und Zweifel bezüglich der Nützlichkeit weiterer Maßnahmen ausdrückend (Loscalzo und Brintzenhofeszoc, 1998). Das Auftreten eines Rezidivs sei eine Konfrontation für Patient und Familie mit der Möglichkeit, dass der Krebs nicht kontrollierbar und der Tod unvermeidbar sein könnte. Ärger gegenüber dem Behandlungsteam stelle einen Ausdruck von Disstress und zugleich das Bedürfnis für Hilfe dar.

3.1.5 Fortgeschrittene Erkrankung

Das Bewusstsein, dass die Erkrankung bei wiederholten Behandlungen nicht anspreche, münde in wiederholte Versuche, neue Behandlungsformen zu finden, oder in der Akzeptanz, dass weitere aggressive kurative Behandlung unrealistisch sei (Loscalzo und Brintzenhofeszoc, 1998). Perioden fortgesetzter Krisen, manifestiert durch Panik und Angst werden beobachtet, wenn die Abwehrmechanismen zeitweise unter der Last zusammenbrechen. Viele Patienten und Angehörige suchen an dieser Stelle nach alternativen Therapieformen, weil sie das Gefühl haben, dass die traditionelle medizinische Behandlung wenig oder gar nichts (mehr) zu offerieren hat. Ein ungemein großer esoterischer Markt mit skurrilen bis grotesken Methoden, Verfahren und Mittelchen blüht abseits der Schulmedizin, weil sich die Betroffenen und ihre Angehörigen meistens von der Schulmedizin aufgegeben (und als „austherapiert" abgeschoben) fühlen. Die Frage ist berechtigt, ob dieses subjektive Gefühl reale Verhältnisse widerspiegelt, ob also die „klassische" Medizin in diesem Sinne versagt, indem sie die betroffenen Patienten nur auf den Krebsherd reduziert und sich sonst nicht in der Betreuungspflicht sieht (vgl. auch Dörner, 2000).

3.1.6 Endstadium

Zu diesem Zeitpunkt ist die Kontrolle der sehr belastenden Symptome im Vordergrund, und die Aufmerksamkeit richtet sich auf psychologische Entlastung. Die Familie hat ein großes Bedürfnis, über die physischen Veränderungen informiert zu sein und so viel wie möglich einbezogen zu werden. Die geistig-religiösen Bedürfnisse müssen jetzt ebenfalls berücksichtigt werden, auf beiden Seiten, bei Patient und Familie.

3.1.7 Trauer

Die Bedeutung des Todesereignisses steht im Vordergrund. Ein sich Verzehren, tiefe Traurigkeit, Schuld, Scham, Konfusion und Wut werden häufig sehr schnell nach dem Verlust ausgedrückt. Ein fehlendes Krisenmanagement mündet häufig in eine fortgesetzte Wut gegenüber dem Behandlungsteam und kann sich in einem breiten Spektrum destruktiver Reaktionen inkl. Unzufriedenheit und Gerichtsverfahren manifestieren.

3.2 Soziale Unterstützung

Klinische Beobachtungen wie Ergebnisse von zahlreichen Studien weisen in dieselbe Richtung, nämlich dass **soziale Unterstützung** dem betroffenen Patienten sehr behilflich sein kann. Unter „sozialer Unterstützung" versteht man die Präsenz eines anderen Lebewesens derselben Spezies, die für das betroffene Individuum beschützend wirkt (Cassel, 1976) bzw. die sozialen Bedürfnisse des betroffenen Individuums nach Zuneigung, Sicherheit, Zustimmung und Zugehörigkeit durch soziale Interaktion erfüllt („social support") (Kaplan, 1977; beide zit. n. Krischke et al., 1999).

Krischke et al. (1999) haben die Ergebnisse verschiedener Studien bezüglich psychischer Probleme, Belastungen und Erwartungen von Krebspatienten an ihr soziales Umfeld in einer übersichtlichen Tabelle aufgelistet **(Tab. 3.4)**.

Die Erwartungen an das engere soziale Umfeld sind demnach eher emotionaler Natur. In der Ulmer Studie zur Knochenmarktransplantation (KMT) war die Bewältigungsstrategie „emotionale Unterstützung" eine der wichtigsten: Nur Patienten, die spontan von erlebter emotionaler Unterstützung **bereits vor allen Behandlungsmaßnahmen** durch Angehörige oder wichtige Personen sprachen, waren unter den Langzeitüberlebenden zu finden, dagegen sprach nicht ein einziger der innerhalb von ein paar Jahren nach Transplantation verstorbenen Patienten diesen gefühlsmäßigen Aspekt *vor* den Konditionierungsmaßnahmen vor der Behandlung an (Grulke et al., 1998). Die Tatsache, dass diese psychologischen Inhalte von Langzeitüberlebenden bereits vor allen Behandlungsschritten und weit vor den möglichen Folgen der invasiven Behandlung ausgedrückt wurden – also zu einem Zeitpunkt, an dem sie ohne Kenntnisse des weiteren Behandlungs- und Rehabilitationsverlaufs waren, vor den Konditionierungsmaßnahmen (Bestrahlung und Chemotherapie), vor der kritischen Phase der ersten 100 Tage nach KMT (Graft-versus-host disease = GVHD-Wirkungen und Rezidive treten hier mit hoher Wahrscheinlichkeit auf) – unterstreicht die prospektive Bedeutung dieser Empfindensweisen für den weiteren Krankheits- und Genesungsverlauf (Tschuschke et al., 2001).

Ein weiterer wichtiger Aspekt, der sich aus **Tabelle 3.5** ersehen lässt, ist die Bedeutung der Kommunikationsstörung (vgl. auch Tschuschke, 1996). Der Erwartung an das soziale Umfeld – meist an Freunde und gute Bekannte – nach Freundschaft und Aufrechterhaltung des Kontakts in der Not steht häufig genug der Rückzug dieser Personen entgegen, sei es aus Verständnislosigkeit der Situation des Patienten, sei es aus irrationalen Ängsten (vgl. Tab. 3.3).

Tab. 3.4 Psychische Probleme, Belastungen und Erwartungen von Krebspatienten an das soziale Umfeld (Krischke et al., 1999)

Partnerschaft	**Kinder**	**Freunde, Bekannte, Kollegen**
• Liebermann, 1982 • Peters-Golden, 1982 • Buddeberg et al., 1986 • Murcia und Steward, 1990	• Beutel, 1988 • Murcia und Steward, 1990 • Schafft, 1984	• Tausch, 1981
Probleme des Partners	**Probleme der Kinder**	**Probleme der Freunde, Bekannten und Kollegen**
• Verzweiflung, Depression, Schuldgefühle, Schwierigkeiten, die Krebserkrankung zu akzeptieren • Rollenveränderungen als Belastung erlebt • Beeinträchtigung der Kommunikation, des Sexuallebens • Verminderte gemeinsame Unternehmungen und Sozialkontakte	• Folgeerscheinungen der Krebserkrankung als belastend und schwer verständlich erlebt • Verständnislosigkeit über verminderte Zuwendung und Verfügbarkeit der Eltern • Verhaltensstörungen, Schulprobleme • Überforderung durch zusätzliche Aufgaben und verstärktes Verantwortungsgefühl • Rückzug von Gleichaltrigen und verstärkte Aggressivität	• Angst und Rückzug • Angst, Zuneigung zu zeigen • Angst vor Konfrontation mit der Krebserkrankung • Verschlossenheit, Unwissenheit
Erwartungen an den Partner	**Positiver Umgang mit Kindern**	**Erwartungen an Freunde, Bekannte und Kollegen**
• Verständnis, Trost, Aufrichten in Krisensituationen, Annehmen des Partners mit der Krebserkrankung, Geborgenheit, Sicherheit • Eheliche Zufriedenheit • Unveränderte Liebe, Berührungen • Besuche, Aufmerksamkeit, Einfühlsamkeit • Zukunftspläne, Mut zu Veränderungen	• Angstabbau durch Beschäftigung und Information • Vermeiden von irrationalen Schuldgefühlen • Nutzen von Gelegenheiten, Fragen stellen zu lassen • Altersgerechtes Helfen macht Kinder stolz und stärkt das Selbstbewusstsein • Vertrauen, Verständnis, Offenheit • Gewisse Belastbarkeit voraussetzen	• Zuneigung durch Besuche, Blumen, besprochene Kassetten, Anrufe, Briefe • Gemeinsames Lernen, den Umgang mit der Krebserkrankung und Leben nach der Behandlung üben • Gespräche, Hilfsbereitschaft

(Fortsetzung)

Tab. 3.4

Partnerbezogene Krebsängste	Kindbezogene Krebsängste der Patienten	Ängste bezogen auf Freunde, Bekannte und Kollegen
• Vertrauensverlust, ungeliebt zu sein, emotionaler Rückzug, Distanz, Verständnislosigkeit, Einsamkeit	• Beim Kind selbst die Angst vor einer Krebserkrankung zu induzieren • Überforderung, Überbelastung, Zurückgezogenheit, Verständnislosigkeit	• Rückzug, Verminderung der Sozialkontakte, Verlassen werden, Verständnislosigkeit, Verharmlosung der Krankheit

Tab 3.5

Soziale Unterstützung durch Bezugspersonen anhand der Studie von Dunkel-Schetter (1984) im Vergleich zur aktuellen Studie. (In der aktuellen Studie waren Mehrfachantworten möglich, wodurch die Prozentangaben nicht unmittelbar vergleichbar sind.) (Krischke et al., 1999)

Verteilung sozialer Unterstützung (Dunkel-Schetter, 1984)		Personen, die Ihnen bisher ziemlich bis sehr stark bei der Bewältigung der Krebskrankheit geholfen haben		Welcher Mensch ist bezogen auf die Krebserkrankung für Sie am wichtigsten?	
Ehepartner, Kinder, Geschwister	34,0 %	Ehepartner	77,8 %	Freund/Freundin	96,1 %
Ärzte, Krankenschwestern	30,0 %	Kinder	64,4 %	Kind	86,4 %
Freunde	16,0 %	Freund, Freundin	61,7 %	Partner, Partnerin	52,1 %
Andere Krebskranke	9,0 %	Freunde/ Bekannte	60,2 %	Mutter	9,7 %
Vorgesetzter, Kollegen	6,0 %	Krankenpflege-Pers.	47,7 %	Vater	5,8 %
Verschiedene andere	5,0 %	Verwandte Arbeitskollegen Eltern Psychotherapeut	47,1 % 22,2 % 34,3 % 13,5 %		

Tabelle 3.5 verweist auf die Bedeutung der engsten Familienangehörigen, die „... die wichtigsten Quellen sozialer Unterstützung für Krebspatienten ... " (Krischke et al., 1999) darstellen.

Soziale Unterstützung („social support"), wie oben definiert, ist eine gar nicht zu unterschätzende Komponente im Zusammenhang mit einer onkologischen Erkrankung. Wie in allen Lebenskrisen erweist sich auch hier das gefühlsmäßige Dasein wichtiger Bezugspersonen als enorm hilfreich. Sei es, dass es um das Gefühl des Nicht-Ausgestoßenseins, des weiterhin wertvoll Seins, um das Gefühl der Unterstützung bei der Bewältigung oder anderes geht, Menschen sind primär soziale Wesen und benötigen für das Gefühl eines sinnvollen Lebens den anderen oder die anderen. Man kann nach Martin Buber davon sprechen, dass „der Mensch am Du zum Ich“ werde. Dies dürfte um so mehr für Situationen großer Not und Verzweiflung Gültigkeit haben. Tatsächlich zeigt eine Studie von Koopman und Mitarbeitern (1998), dass die soziale und emotionale Unterstützung von nahen Angehörigen eine abpuffernde Wirkung („buffering hypothesis“) gegenüber dem Stresserleben hat. Allerdings sei die Kehrseite der Medaille, dass aversive Unterstützung – z. B. nicht ausreichende oder geringe soziale Unterstützung – sogar zu einem Anwachsen von Stresserleben führe.

Psychosoziale Hilfen für an Krebs Erkrankte bedürfen unbedingt begleitender sozialer Unterstützung durch wichtige Bezugspersonen. Ohne eine solche – natürliche und parallel erfolgende – Hilfe und Unterstützung kann professionelle Hilfe wahrscheinlich nicht sehr erfolgreich sein.

3.3 Grundlegende Überlegungen zu psychologisch-psychotherapeutischen Interventionen bei onkologischen Erkrankungen

In dem Maße, in dem sich die Überlebensraten bei Krebserkrankungen aufgrund von Fortschritten in der medizinischen Behandlung verbesserten, ist die Bedeutung der psychologischen, psychotherapeutischen oder psychiatrischen Interventionen gestiegen. Die Ziele solcher Maßnahmen können in folgenden Punkten gesehen werden (nach Fawzy et al., 1995), was sich mittlerweile auch in zahllosen Studien empirisch belegen lässt:

- Verringerung von Vereinsamungsgefühlen durch Gespräche mit anderen in vergleichbarer Situation
- Reduzierung von behandlungsbezogener Angst
- Reduzierung von Verzweiflung und Depression
- Hilfestellungen zur Klärung von Missverständnissen und Fehlinformationen
- Verringerung der Gefühle von Isolierung, Hilf- und Hoffnungslosigkeit und der Vernachlässigung durch andere
- Ermutigung von mehr Selbstverantwortung, gesunden zu wollen
- Verbesserte Compliance mit der medizinischen Behandlung
- Ganz allgemein Verbesserung der Lebensqualität.

Die meisten Untersuchungen zu psychologisch-psychotherapeutischen Interventionen bei onkologischen Patienten sind zeitlich begrenzte, meist intensive und kompakte Maßnahmen, die sich unterschiedlichster Techniken und Konzepte bedienen und die häufig auf die spezifischen Bedürfnisse des körperlich schwer erkrankten Patienten zugeschnitten sind (Fawzy et al., 1993; Sourkes et al., 1998). Nur sehr wenige Untersuchungen befassten sich bislang mit längerfristig arbeitenden psychotherapeutischen Interventionen; in diesen Fällen handelte es sich ausschließlich um gruppentherapeutische Interventionen (Spiegel et al. 1989; Cunningham et al., 1998; Edmonds et al., 1999). Da die Psychoonkologie eine vergleichsweise sehr junge Disziplin ist, gibt es erst vereinzelte Studien, in denen unterschiedlichste psychologische Techniken bei einem sehr heterogenen Spektum onkologischer Erkrankungen zum Einsatz gekommen sind. Sie reichen von

- Entspannungs- und imaginativen Verfahren,
- supportiven,
- informativ-edukatorischen Konzepten
- bis hin zu psychodynamischen,
- interpersonellen oder
- aufbauenden verhaltenstherapeutischen Maßnahmen, die entweder einzeln oder im Rahmen einer Gruppe durchgeführt werden

(Fawzy et al., 1995).

Sourkes et al. (1998) erwähnen die Notwendigkeit, bei **psychodynamisch orientierten** psychotherapeutischen Interventionsmaßnahmen im Auge zu behalten, dass der primäre Fokus der Intervention sehr eng auf die Erkrankung und ihre Implikationen gerichtet sein müsse, während Aspekte der Vergangenheit und Gegenwart mit exploriert werden müssten, die für die Patienten subjektiv die Anpassung an die Erkrankung und ihre Implikationen beeinträchtigten. Es bestehe kein Zweifel daran, so Sourkes und Mitarbeiter (1998), dass sich die Gefühle und Befürchtungen der Patienten auf die Erkrankung und ihren Verlauf richteten, sie würden oftmals vom Patienten selbst als zu schmerzhaft und zu belastend empfunden, als dass sie der Familie oder Freunden gegenüber offenbart würden.
Eher **verhaltenstherapeutisch orientierte** Interventionen vernachlässigen dagegen Aspekte der Vergangenheit und zielen vollständig auf die Adaptation an die gegebenen Umstände. Der Aspekt der begrenzt verfügbaren Zeit – aufgrund der Natur der Erkrankung und der daraus abzuleitenden erforderlichen Behandlungsmaßnahmen und damit einhergehenden Anforderungen an den Patienten – schlägt sich in den allermeisten Interventionsstudien nieder. Fast durchgängig handelt es sich um teilweise extrem kurzfristige psychologisch-psychotherapeutische Hilfen, die nur einige wenige Sitzungen umfassen, dennoch mit beachtenswerten Wirkungen, wie noch zu zeigen sein wird. Längerfristige Interventionen produzieren bislang widersprüchliche Effekte (vgl. Cunningham et al., 1998; Spiegel et al., 1989). Die Gründe hierfür und daraus abzuleitende Empfehlungen werden noch ausführlicher zu erörtern sein (vgl. Kap. 3.4.7).

Zu den Rahmenbedingungen der Arbeit des Psychoonkologen führen Sourkes et al. (1998) an, dass – wie gesagt –

- die Zeit,
- der Raum bzw. der Rahmen, in dem die Intervention stattfinden soll,
- die Identität des Patienten,
- der therapeutische Gehalt der Intervention und ihr Prozessverlauf sowie nicht zuletzt
- die therapeutische Beziehung

jeweils eine große Rolle spielen könnten.

Dem Psychoonkologen, der psychotherapeutisch helfen wolle, stelle sich eine komplizierte Situation dar, die auf der einen Seite die Notwendigkeiten von Erkrankung und Behandlungsmaßnahmen, auf der anderen Seite aber zugleich die Grundregeln der Psychotherapie zu berücksichtigen habe.
Die folgenden Aspekte der Rahmenbedingungen psychotherapeutischer Interventionsmaßnahmen bei Patienten mit einer Krebserkrankung sind Sourkes et al. (1998) entnommen.

Zeit

Das Bewusstsein des unwiderbringlichen Vergehens von Zeit durchdringt jegliches Erleben von potenziellem oder drohendem Verlust. Die Diagnose einer Krebserkrankung erhöht rapide das Bewusstsein von Zeit für den betroffenen Patienten wie auch für die Angehörigen.

„Wenn man das Zeitgefühl eliminieren kann, kann man auch die ultimative Trennung vermeiden, die die Zeit mit sich bringt – den Tod (Bard, 1959, S. 6; zit. bei Sourkes et al.). Es ist das omnipräsente Bewusstsein von Zeit, das die Drohung des Verlusts kritischer werden lässt als irgendeinen anderen Stress im Leben.“ (Sourkes et al., 1998, S. 696)

Im Gegensatz zur traditionellen Psychotherapie, bei der eine konsistente Struktur im Behandlungsrahmen aufrechterhalten werden muss und therapeutische Bedeutung erlangt (Häufigkeit der Sitzungen, Dauer der einzelnen Sitzungen, Terminvereinbarungen), verändert sich die Planung von Sitzungen mit zunehmendem Schweregrad der Erkrankung bzw. mit der Todesbedrohung: sie muss flexibel sein und therapeutische Kontakte können beträchtlich variieren. Dies gilt wiederum weniger für Überlebende einer Krebserkrankung oder bei in Remission befindlichen Patienten. Das oben Gesagte gilt in gleichem Maße für die Verfügbarkeit des Therapeuten, der auf konsistente Art und Weise präsent sein muss, da es sich hierbei um eine der relevanten Zeitkomponenten von Psychotherapie mit Krebspatienten handelt.
An Krebs erkrankte Patienten in psychisch labilen Zuständen müssen die Möglichkeit haben, ihre emotionale Belastbarkeit selbst zu steuern, indem sie die Kon-

frontation und Intensität durch psychotherapeutische Arbeit zuweilen von sich fernhalten müssen. Therapeuten müssen daher das grundsätzliche Verständnis aufbringen, dass die *Variabilität von therapeutischen Sitzungen* eine conditio sine qua non bei Krebspatienten ist. Ein Therapeut, der diese „Patienten-Selbstregulierung" als eine narzisstische Kränkung auffassen würde, hätte die grundlegend andere Situation dieser Patienten im Vergleich zum sonst üblichen Setting nicht verstanden. Zwar muss der Widerstandsaspekt auch in der psychotherapeutischen Behandlung von onkologischen Patienten Beachtung finden, es erfordert dennoch ein hohes Mass an Sensibilität, die Manipulation seitens des Patienten aufgrund von Widerstand zu erschließen und therapeutisch zu berücksichtigen.

Dauer der Therapie

Die Dauer einer individuellen Sitzung hängt natürlich vom physischen Status des Patienten ab. Es mag auch hier eine Rolle spielen, dass der Patient zuweilen die aktuelle Befindlichkeit als Entschuldigung vorschiebt, weil die Auseinandersetzung mit den psychologischen Seiten der Erkrankung oder die tödliche Bedrohung zum Vermeidungswunsch führt. Eine Fehleinschätzung seitens des Therapeuten kann die therapeutische Beziehung nachhaltig beschädigen. Andererseits kann der Botschaft, allein gelassen werden zu wollen, eine starke depressive Reaktion zugrunde liegen, bei der eigentlich ein tiefes Verlangen nach Kontakt besteht, gleichzeitig aber auch eine Unfähigkeit, die Initiative zu ergreifen.

Therapeutische Inhalte und Behandlungsverlauf

Speziell psychodynamische Therapien basieren auf dem unstrukturierten Fluss von spontan eingebrachten Inhalten und einem ungeplanten Verlauf. Vergangenheit, Gegenwart und Zukunft verschwimmen miteinander, wenn sich einzelne Themen entfalten. Man kann die Freizügigkeit der „normalen" psychotherapeutischen Situation gegenüber Tempo der Behandlung und in Anspruch genommener Zeit durchaus als einen Luxus ansehen, der allerdings angesichts einer lebensbedrohlichen Erkrankung nicht gegeben ist. Die Unmittelbarkeit der Erkrankung fordert eine Fokussierung auf die Gegenwart, eingerahmt von den Themen Trennung und Verlust.

Hierbei spielt die Erfahrung von Patient und Angehörigen mit Verlusten in der Vergangenheit eine besondere Rolle. Die individuelle „Verlust-Geschichte" eines betroffenen Patienten ist ein kritischer Punkt bei der therapeutischen Arbeit und der „Beleuchtung" von Stärken und Verletzbarkeiten des Patienten.

Nach Sourkes und Mitarbeitern stellen psychologische Abwehrmaßnahmen für den an Krebs erkrankten Patienten eher Coping-Strategien für den Augenblick dar, als dass sie Barrieren auf dem Wege des Vergangenheitsverständnisses wären. Im psychoanalytisch-psychodynamischen Verständnis sind eingesetzte Abwehrmechanismen zunächst einmal Operationen des Ichs, um unbewusste Konflikte zu kontrollieren (vgl. auch Kapitel I). Abwehr wird in der psychodynamischen Therapie primär als Hindernis angesehen und muss entsprechend aufgebrochen werden, damit eine Be- und Verarbeitung des zugrunde liegenden Problems ermöglicht wird. Bei onkologischen Patienten dagegen muss grundsätzlich davon ausgegangen werden, dass Labilisierungen unbedingt vermieden werden sollten. Auch wenn bestimmte Abwehrstrukturen im normalen Leben – im neurotischen Sinne – als maladaptiv aufzufassen wären, so stellen sie doch unbewusste Strategien des Patienten dar, mit den Herausforderungen des Lebens umzugehen. Einige der an Brustkrebs erkrankten Patientinnen in der Studie von Greer et al. (1991) setzten verstärkt *Verleugnung* als Abwehr ein und erzielten damit offenbar eine bessere Langzeitüberlebenschance als Patientinnen, bei denen Coping-Muster wie *Resignation* und *Hoffnungslosigkeit* vorherrschten. Psychotherapeuten müssen bei Onkologiepatienten als Anwalt der defensiven Struktur der Patienten behilflich sein, um ein optimales Coping ermöglichen zu können („an advocate of the patient's defensive structure, in the service of optimal coping", Sourkes et al., 1998, S. 698).

Wir haben in unseren Untersuchungen mit Leukämiepatienten, die sich einer allogenen Knochenmarktransplantation unterzogen, festgestellt, dass die Patienten überwiegend so genannte *reifere* Abwehrmechanismen verwendeten, wie z. B. *Verdrängung*, *Rationalisierung*, *Reaktionsbildung*, *Isolierung* und vor allem *Intellektualisierung* (Tschuschke et al., 2002). Sie ermöglichten auf diese Weise die Aktivierung angemessener Krankheitsbewältigungsstrategien (Coping), wie z. B. solche, die dem Formenkreis der kämpferischen Einstellung **(Fighting Spirit)** zuzuschreiben sind. Dagegen fanden wir bei neurotischen und persönlichkeitsgestörten Patienten sehr unreife Abwehrmechanismen wie *Verleugnung*, *Spaltung* und *projektive Mechanismen*, die eine Akzeptanz der gegebenen eigenen Problematik offensichtlich sehr behinderten und somit angemessene Coping-Strategien praktisch unmöglich machten. Man kann darüber spekulieren, ob sich hier das Ausmaß der Bedrohung maßgeblich durchgesetzt hat – und somit eher gesunde Strukturen aktivierte – oder ob es sich bei den Leukämiepatienten in unserer Untersuchung eher um psychologisch gesündere Patienten handelte, die sich den Weg zu einem der raren Transplantationsplätze freigekämpft hatten, wie wir auch anhand der relativ niedrigen Werte im Depressions- und Angstbereich feststellen konnten (Tschuschke et al., 1994).

Die therapeutische Beziehung

Aus der psychodynamischen Sicht kommt der therapeutischen Beziehung eine überragende Bedeutung im Kontext von Psychotherapie zu. Eine hilfreiche, vertrauensvolle therapeutische Beziehung wird zu Übertragungen seitens des Patienten führen, die therapeutisch genutzt werden können. Im Rahmen der psychologisch-psychotherapeutischen Hilfe bei onkologischen Patienten hat die quasi luxuriös anmutende exklusive Konzentration auf die Übertragungsmuster allein keine Daseinsberechtigung (Sourkes et al., 1998). Stattdessen muss der Therapeut ständig eine „Rückübersetzung" auf das normale Leben des Patienten vornehmen, um eine enge Korrespondenz zwischen dem Übertragungsmaterial und seinen Implikationen für die wichtigen Beziehungen des Patienten aufrecht zu erhalten. Zuweilen kann der Therapeut eine wichtigere Person für den Patienten werden, als es die eigenen Angehörigen sind. Dies wirft Probleme für die Familie bzw. die wichtigsten Bezugspersonen auf. Therapeuten und andere Helfer müssen sich ihrer heiklen Situation als möglicherweise „kompetitive Helfer" bewusst sein; in einem solchen Falle wäre dies ein Alarmsignal für ein inadäquates Involviertsein, gekoppelt mit der Schwierigkeit der Angehörigen, mit dem Patienten in Beziehung zu treten bzw. zu bleiben.

Gegenübertragung

Die Gegenübertragung als gleichfalls psychodynamisches Behandlungskonzept in der Psychotherapie kommt auch der Situation mit onkologischen Patienten zugute. Wie Sourkes et al. (1998) ausführen, erfordert die Intervention bei onkologischen Patienten mehr Interaktion und erlaubt keine solche objektive Haltung wie bei physisch gesunden Patienten. Speziell die Gegenübertragungsaspekte gewinnen demnach eine kritische Bedeutung. Die Arbeit mit einem vom Tode bedrohten Menschen wirft den Therapeuten unweigerlich auf seine eigene „Verlust-Geschichte". Er muss unbedingt verstehen, warum die Erkrankung eines bestimmten Patienten oder dessen unabwendbarer bevorstehender Tod schmerzhafter für ihn oder sie ist als das Schicksal eines anderen Patienten. Hier werden Supervisionshilfen oder Besprechungen mit einem Kollegen oder einer Kollegin sehr bedeutsam, wenn ein spezifischer Patient nachhaltig psychologischen Disstress im Therapeuten erzeugt hat. Zuweilen kann es sogar klug sein, einen bestimmten Patienten an einen Kollegen weiter zu vermitteln, wenn dieser Patient tief sitzende eigene Beziehungen aus der Vergangenheit des Therapeuten aufgewühlt hat, die eine angemessene Hilfe für den aktuellen Patienten sehr erschweren oder sogar unmöglich machen würden, da sie mit Gegenübertragungsgefühlen konfundiert wären.

3.4 Formen psychologisch-psychotherapeutischer Interventionen bei onkologischen Erkrankungen und ihre Ergebnisse

Psychologische bzw. psychotherapeutische Interventionen sind bei Krebskranken stets „... ergänzende supportive Maßnahmen und sind kein Ersatz für medizinische Verfahren“ (Larbig, 1998, S. 382), dies sollte noch einmal betont werden. Sie umfassen eine Reihe unterschiedlicher Verfahren und Ansätze, die im Folgenden detaillierter dargestellt und auf ihre hilfreichen Aspekte hin diskutiert sowie auf ihre Grenzen hin untersucht werden sollen.
Fawzy et al. (1995) haben in einem sehr umfangreichen und in kritischer Hinsicht auch sehr differenzierten Überblick die psychosozialen Interventionsansätze und -möglichkeiten beleuchtet. Aus diesen Gründen soll diese Darstellung in ihrer Quintessenz hier grundlegend übernommen und um einige neuere Literaturstellen erweitert werden.
Grundsätzlich lassen sich nach Fawzy et al. (1995) folgende Interventions-Ansätze voneinander unterscheiden:

- Edukative, informationsbasierte Ansätze,
- behaviorale Ansätze,
- einzeltherapeutische Ansätze,
- gruppenbasierte Ansätze.

Die von Fawzy et al. berücksichtigten Untersuchungen werden im Hinblick auf die Art der Patientenpopulation, das Konzept und die Qualität der Intervention, das Forschungsdesign der Studie sowie die Ergebnisse der Intervention dargestellt. Bei Letzterem wird speziell auf die Ergebnisqualität geachtet, z. B. das Coping, den affektiven Zustand, die Lebensqualität, Kenntnisse bezüglich der Erkrankung und der notwendigen Behandlungsmaßnahmen, Compliance; physischer Status, Rezidivauftreten und Überlebenszeit werden im Einzelnen betrachtet.

3.4.1 Psychoedukative und informationsbasierte Ansätze und Studienergebnisse

Tabelle 3.6 zeigt die wenigen Studien, die sich mit den Effekten edukativer Interventionen befasst haben.

Tab. 3.6 Edukative Interventionsstudien (nach Fawzy et al., 1995)

Studie; Jahr	Diagnose	N/ M	R/ NR	Exper.	Kon- trolle	Dauer	Inhalt	Follow up	Coping	Affekt	QOL	Wissen	Compl.	Phys.	Immun.	R/S
Jacobs et al., 1983	Hodgkin	N	R	1(21)	1(26)	Festlegung durch die Patienten	Informationsbroschüre + Rundschreiben	3 M	+ –	+		+				
Rainey, 1985	gemischt, RTx	N/ M	NR	1(30)	1(30)	1 x 12 min	dosierte RTx-Präsentation	4–6 W		+		+X				
Ali und Khalil, 1989	Blasenkrebs	N	R	1(30)	1(30)	1 x 30-60 min	Präoperative Informationen	12 Tage		+						
Richardson et al., 1990	Blutkrebsarten, gemischt	N	R	1(22) 2(23) 3(24)	1(25)	1. 1h + Hausbesuch 2. 1h + Krankenhaus 3. 1h + Hausbesuch + Krankenhaus	1. E + cueing 2. E + shaping 3. E + cueing + shaping	6 M					+			+
Pruitt et al., 1993	gemischt RTx	N	R	1(15)	1(16)	3 x 1h / 3 W	Info über RTx, allg. Dinge, Coping + Kommunikation	3 M		+		k.V.				

RTx = Bestrahlungstherapie; N/M = neu diagnostiziert vs. metastasiert/erneuter Krebs; R/NR = randomisiert vs. nicht randomisiert; QOL = Quality of Life-Messungen; Compl.= Compliance; Phys. = physische Verbesserung; Immun. = Immunsystem-Reaktionen; R/S = erneuter Krebs (recurrence) vs. Überlebenszeit (survival); E = Erziehungs-/Informationsmaßnahmen; cueing = Hinweisreize geben; shaping = herausbilden; k.V. = keine Verbesserung; + = signifikant verbessert; – = signifikante Verschlechterung; M = Monate; W = Wochen X = Zunahme über die Zeit, aber keine Unterschiede zwischen den Gruppen bei der Abschlussmessung

Die Tatsache, dass viele Patienten ein inadäquates Wissensniveau bezüglich ihrer Erkrankung und der daraus resultierenden Behandlungserfordernisse haben, führte zu Studien, die anzielten, den Patienten über Informationen ein Gefühl von weniger Hilflosigkeit und Unsicherheit aufgrund von Wissensdefiziten zu vermitteln. Auf diesem Wege soll ihnen ein Gefühl von Beherrschbarkeit (mastery) und gewisser Kontrolle vermittelt werden. „Edukation" meint hier die Wissensvermittlung über wissenschaftlich-medizinische Aspekte und Fakten der Krankheit sowie der Technik der Behandlung, da Patienten hier häufig falsche oder gar keine Vorstellungen hegen, aber auch Informationen über Coping-Möglichkeiten, emotionale Aspekte und Vieles mehr.
Manche Patienten neigen dazu, zu zögern oder überhaupt keine Fragen zu stellen. Mitteilungen über akute Nebenwirkungen der physisch erforderlichen Behandlungsmaßnahmen (Durchfälle, Bauchschmerzen, Übelkeit, Miktionsbeschwerden) und mögliche Spätfolgen (Verhärtung und Verfärbung der Haut, Darmentzündungen, begleitet von Durchfällen) an die Patienten werden im Allgemeinen als notwendig zur Erreichung einer gewissen Angstkontrolle angesehen, ebenso wie Aspekte der Fertilität sowie sexueller Folgeprobleme der Erkrankung und Behandlung (Larbig, 1998).
Die fünf in Tabelle 3.6 dargestellten Untersuchungen verwendeten sozusagen ultrakurze Interventionen, wobei es sich um eine einzige Maßnahme zwischen wenigen Minuten oder einer Stunde plus Besuch oder um maximal drei mal eine Stunde über drei Wochen hinweg handelte. Die besten Effekte wurden mit diesen sehr begrenzten Maßnahmen im Affektbereich erzielt, kaum im Coping und eigentlich auch nicht im Wissensbereich, der ja eigentlich der Kernpunkt dieser Art der Intervention sein sollte. Die verfügbaren Studien missachteten speziell die Messung des Wissenszuwachses, was eine eklatante methodische Schwäche darstellt. Die Studie von Richardson et al. (1990) konnte immerhin eine Zunahme an Compliance sowie dadurch bedingt einen günstigen Effekt auf die Wahrscheinlichkeit eines Rezidivauftretens bei der Interventionsgruppe erzielen. Zukünftige edukativ-informationsbezogene Interventionsuntersuchungen sollten Fawzy et al. folgend unbedingt die angezielten Ergebnisse im Rahmen eines theoretisch klar definierten Rahmens erfassen können.
Man kann also derzeit nur festhalten, dass die Effekte einer alleinigen Intervention im Hinblick auf eine Verbesserung des informativen Standes der betroffenen Patienten nach wie vor ziemlich ungeklärt sind.
Meines Wissens gibt es überhaupt keine Untersuchung, die berücksichtigt, ob Patienten überhaupt und inwieweit sie aufgeklärt werden wollen. Wir haben in der Ulmer Leukämie-Studie zur Knochenmarktransplantation festgestellt, dass es Patienten gibt, die lieber über Details der Erkrankung und der Behandlung im Unklaren bleiben wollten, als sich zusätzlich zu belasten. Dagegen standen mehrheitlich allerdings die vielen Patienten, denen es eine Hilfe war, so weit wie möglich Wissen zu erwerben, um ein Gefühl der Kontrolle und eines möglichen eigenen Beitrags zum weiteren Behandlungsverlauf zu erlangen (Compliance).

Untersuchungen zum differenziellen Verlauf von Erkrankungen von Patienten mit dem Wunsch nach Aufklärung und Einbeziehung – und dann entsprechender Intervention – und solchen ohne einen diesbezüglichen Wunsch stehen allerdings noch aus.
Die wenigen Studien, die in Tabelle 3.6 dargestellt sind, zeigen, dass insbesondere im Affektbereich (Depressionen, Ängste) deutliche Entlastungen durch Informationen bzw. Edukationsprogramme erzielt werden können.

3.4.2 Verhaltenstherapeutisch/behaviorale Ansätze und Studienergebnisse

Verhaltenstherapeutische bzw. verhaltensmedizinische Maßnahmen haben sich bei einer ganz breiten Spanne von chronischen Erkrankungen und Schmerzzuständen als sehr hilfreich erwiesen (Larbig, Grulke und Revenstorf, 2000; Syrjala et al., 1992). Sie sollen helfen, Disstress zu reduzieren wie auch physische Komplikationen zu mildern, die häufig aus der Behandlung der onkologischen Erkrankung resultieren (z. B. durch Chemotherapie und Bestrahlungstherapie). Fawzy et al. zählen ein breites Spektrum an Interventionsmöglichkeiten auf, das unterschiedlichste Techniken umfasst: progressive Muskelentspannung (PM), Hypnose (Selbsthypnose oder Therapeuten-induzierte Hypnose), Tiefenatmung, Meditation, Biofeedback, passive Entspannung und geleitete Imaginationen (guided imagery, GI, auch Visualisierung genannt). Letzteres umfasst beides, die Vorstellung einer angenehmen Szene und die „Vorstellung, das eigene Immunsystem zerstöre Krebszellen".
Tabelle 3.7 enthält 10 Untersuchungen, die solche Techniken verwandt haben, und verdeutlicht die Effekte dieser Interventionsmaßnahmen.
Die allgemeine Übersicht zeigt auf den ersten Blick eine ganze Reihe sehr günstiger Effekte durch behaviorale Interventionstechniken. Sehr gute Wirkungen lassen sich im Bereich des verbesserten Coping feststellen. Alle zehn Studien weisen in den sieben kontrollierten Studien eine signifikant verbesserte Coping-Reaktion gegenüber den unbehandelten Kontrollen nach; auch lassen sich in den drei Studien ohne Kontrollgruppen Verbesserungen beschreiben. In sechs der zehn Studien sind signifikant verbesserte Affektlagen zu verzeichnen und in vier Studien eine bedeutsam erhöhte Lebensqualität. Die physische Gesundheit wurde in sieben der zehn Untersuchungen signifikant günstig beeinflusst durch die behaviorale Intervention; das Immunsystem zeigte sich sogar in sechs Studien positiv stimuliert. Bei den Untersuchungen von Lyles et al. (1982) und von Davis (1986) ließen sich sogar günstige Effekte auf die Rezidivrate feststellen.

Die verfügbaren, methodisch anspruchsvolleren Untersuchungen stellen also durchgängig einen sehr guten Nachweis der Wirksamkeit behavioraler Techniken im Hinblick auf ein verbessertes Coping, verbesserte Affektzustände bis hin zu allgemein verbessertem physischen Zustand mit günstig beeinflussten Immunreaktionen dar. Das Behandlungsziel dieser psychologischen Maß-

Tab. 3.7 Verhaltenstherapeutische/behaviorale Interventionsstudien (nach Fawzy et al., 1995)

Studie; Jahr	Diagnose	N/M	R/NR	Exper.	Kontrolle	Dauer	Inhalt	Follow up	Coping	Affekt	QOL	Wissen	Compl.	Phys.	Immun.	R/S
Burish und Lyles, 1981	gemischt, Chemotherapie	M	R	1(8)	1(8)	5 x 1 h / 60 Tage	PMR,GI	75 Tage	+	+				+		
Morrow und Morell, 1982	gemischt Chemotherapie	M	R	1(20) 2(20)	1(20)	2 x 1 h / 2 W	1. SD (PMR) 2. Gespräche	60 Tage	+	k.V.	+			+		
Lyles et al., 1982	gemischt Chemotherapie	M	R	1(18) 2(14)	1(18)	5 x 1 h / 60 Tage	1. PMR, GI 2. Gespräche	75 Tage	+	+	+			+	+	+
Cotanch, 1983	gemischt Chemotherapie	M	NR	1(12)	keine	1 x 1 h	PMR	48 h	+	+				+	+	
Carey und Burish, 1987	gemischt Chemotherapie	M	R	3(k.A.)	1(k.A.)	5 x ≈ 1 h / 60 Tage	PMR, GI 1. professionell 2. semi-prof. 3. Tonband	2 W	+	+				+	+	
Burish et al., 1991	gemischt Chemotherapie	N	R	1(15)	1(15)	1. 45 min 2. 90 min 3. 135 min	1. PMR, GI 2. PREP 3. PREP, PMR, GI	90 Tage	+	+						
Davis, 1986	Brustkrebs	N	R	1(7)	1(7) 2(5)	13 x 45 min/8 W	1. PMR, B 2. PMR, CT	8 M	+	+					+	+

Studie; Jahr	Diagnose	N/ M	R/ NR	Exper.	Kontrolle	Dauer	Inhalt	Follow up	Coping	Affekt	QOL	Wissen	Compl.	Phys.	Immun.	R/S
Gruber et al., 1988	gemischt	M	NR	1(10)	Cross-over-B	12 x ? h / 1 Jahr	PMR, GI, B	1 Jahr	+		+			+	+	
Gruber et al., 1993	Brustkrebs	N	R	1(7	2(6) Cross-over	9 W und monatl. Follow-up	PMR, GI, B, ohne Anleitung	15 M	+	k.V.				+	+	
Baider et al., 1994	gemischt	N/M	NR	1(123)	keine	6 x 1,5 h / 6 W	PMR	8 M	+		+					

N/M = neu diagnostiziert vs. metastasiert/erneuter Krebs; R/NR = randomisiert vs. nicht randomisiert; QOL = Quality of Life-Messungen; Compl.= Compliance; Phys = physische Verbesserung; Immun. = Immunsystem-Reaktionen; R/S = erneuter Krebs (recurrence) vs. Überlebenszeit (survival); PMR = Progressive Muskelrelaxation; GI = Visualisierung; SD = Systematische Desensibilisierung; B = Biofeedback; CT = Cognitive Therapie, PREP = allgemeine Anleitungen zum Coping-Verhalten, k.A. = keine Angaben; k.V. = keine Verbesserung; M = Monate; W = Wochen; + = signifikant verbessert

nahmen liegt in einer verbesserten Schmerzkontrollierbarkeit und -fähigkeit sowie der Linderung zytotoxischer und antizipatorischer Nebenwirkungen (Larbig, 1998).

3.4.3 Einzeltherapeutische Ansätze und Studienergebnisse

Im Rahmen gezielter einzeltherapeutischer Interventionsstudien kommen die konzeptuell unterschiedlichsten Ansätze zum Tragen. Erfolgreiche individuelle psychotherapeutische Hilfe ermöglicht Entlastung von Disstress, der mit einer Krebsdiagnose einhergeht. Sie leistet darüber hinaus Unterstützung, Mitgefühl und Empathie (Fawzy et al., 1995). Eine geglückte menschliche Beziehung ist die unverzichtbare Basis für jede psychotherapeutische Hilfe. Auf ihr erst baut die technische und Wissenskompetenz des Therapeuten auf. Eine gute „Arbeitsbeziehung“ ist notwendige, aber allein noch nicht hinreichende Voraussetzung für Hilfe durch Psychotherapie. Im Falle der Psychotherapie mit Krebspatienten verschiebt sich die Schwerpunktsetzung mehr in Richtung mitmenschlicher empathischer Kompetenz und basiert weniger auf den technischen Aspekten.
Tabelle 3.8 verdeutlicht die Wirksamkeitsbereiche einzelpsychotherapeutischer Interventionen.
Die aufgeführten Untersuchungen verwendeten sehr unterschiedliche Zeitpunkte für eine psychotherapeutische Individualhilfe. Entsprechend unterschiedliche Ergebnisse offerieren die Studien. Ein Manko der meisten Berichte ist die mangelhafte Beschreibung der tatsächlich angewandten therapeutischen Methode. Insofern können auch keine Bewertungen hinsichtlich hilfreicher und weniger hilfreicher Interventionsformen vorgenommen werden. Die Frage bleibt offen, ob die menschliche Zuwendung mehr Effekte als das verwendete Konzept bewirkte bzw. was den zusätzlichen Effekt bestimmter Konzepte ausmachte.
Die Untersuchung von Capone et al. (1980) befasste sich mit der Effektivität individueller psychotherapeutischer Hilfe bei neu diagnostizierten gynäkologischen Krebspatientinnen im stationären Rahmen. Drei Monate nach der Behandlung berichteten die Patienten der Interventionsgruppe von signifikant weniger emotionalen Problemen, von weniger Konfusion und weniger sozialer Isolierung als die Kontrollpatienten. Damit konnte nachgewiesen werden, dass individuelle psychologische Unterstützung während der initialen Hospitalisierungsphase einen signifikanten Effekt bei der Reduzierung sexueller Dysfunktionen bewirkte, die im Zusammenhang mit der Diagnose und der Behandlung von genitalem Krebs verbunden waren. Tatsächlich bestätigten die katamnestischen Nachuntersuchungen ein Jahr später, dass die Patientinnen der Interventionsgruppe mit einer wesentlich höheren Wahrscheinlichkeit zu normaler beruflicher Aktivität und zu sexueller Funktionsfähigkeit zurückkehrten als die Patientinnen der unbehandelten Kontrollgruppe.

Eine gemischte Gruppe von 138 Krebspatienten – verglichen mit 131 psychologisch unbehandelten Kontrollpatienten – wurde von Gordon et al. (1980) mittels eines Pakets aus edukatorischen Aspekten (Leben mit der Erkrankung), Konsultationen mit medizinischem Personal und Überweisungsdiensten und professioneller psychologischer Beratung behandelt. Die Ergebnisse zeigen eine rapide Abnahme an negativem Affekt bei der Interventionsgruppe, eine aktivere Nutzung von Zeit, eine höhere Rückkehrrate zu normaler beruflicher Tätigkeit sowie eine realistischere Lebensperspektive im Vergleich zu den Patienten der Kontrollgruppe.
Maguire et al. (1980) untersuchten die Behandlungseffekte einer in Beratung spezialisierten Krankenschwester (Interventionen vor und nach der Operation, zur Katamnese und Kontakte in der Klinik zur Beobachtung des weiteren Verlaufs) im Hinblick auf die Verhinderung psychiatrischer Morbidität bei 152 Brustkrebspatientinnen. Es ergaben sich keine signifikanten Vorteile für die Interventionsgruppe bei der Prävention psychiatrischer Morbidität. 12 bis 18 Monate nach einer Mastektomie zeigte sich jedoch bei der Interventionsgruppe (n = 75) eine reduzierte Rate an Morbidität gegenüber der Kontrollgruppe (n = 77).
Linn et al. (1982) studierten die Effekte von Beratung zur Disstress-Reduzierung bei Krebserkrankungen im Spätstadium. Die Beratung konzentrierte sich auf die Reduzierung von Verleugnung, auf die Aufrechterhaltung von Hoffnung, die Beibehaltung sinnvoller Aktivitäten, die Durchführung notwendiger Erledigungen und Regelungen im Zusammenhang mit der finalen Erkrankung, die Unterstützung von Selbstwertgefühlen und Lebenszufriedenheit. Obwohl die Überlebenszeit zwischen Interventions- (n = 62) und Kontrollgruppe (n = 58) nicht differierte, erreichten die Interventionspatienten eine höhere Lebensqualität.
Die Untersuchung von Worden und Weisman (1984) befasste sich mit den Effekten einer präventiven psychosozialen Intervention von 381 Patienten, die erst kürzlich mit einer Krebsdiagnose konfrontiert worden waren. Die Patienten waren voruntersucht worden im Hinblick auf emotionalen Disstress und ungünstige bzw. mangelhafte Coping-Strategien und wurden diesbezüglich randomisiert in Interventions- (n = 59) und Kontrollgruppe (n = 58). Die Patienten der Interventionsgruppe berichteten von einer Abnahme des emotionalen Disstresses und einer Zunahme an Coping-Fertigkeiten sowie einer Zunahme an Problemlösestrategien.
Die Untersuchungen von Grossarth-Maticek und Mitarbeitern (1984) berichten von verbesserter Überlebenszeit bei Brustkrebspatientinnen aufgrund von drei verschiedenen psychotherapeutischen Interventionsmodi. Diese Untersuchungen werden von unterschiedlichster wissenschaftlicher Seite sehr kritisch betrachtet, da man von zahlreichen erheblichen methodischen Schwächen ausgeht, die sowohl in der Gruppenzusammensetzung beider Bedingungen wie auch in der an keiner Stelle genauer spezifizierten Art der psychologischen Intervention begründet sind (Fox, 1991; Van der Ploeg, 1991; Schwarz, 1999). Die Ergebnisse von Grossarth-Maticek et al. (1984) (vgl. auch Stierlin und Grossarth-Maticek, 1998) werden aus den genannten Gründen von der Scientific Community sehr zurück-

Tab. 3.8 Einzeltherapeutische Interventionsansätze (nach Fawzy et al. 1995; Erweiterung und Aktualisierung v. Verf.)

Studie; Jahr	Diagnose	N/M	R/NR	Exper.	Kontrolle	Dauer	Inhalt	Follow up	Coping	Affekt	QOL	Wissen	Compl.	Phys.	Immun.	R/S
Capone et al., 1980	gynäkologischer Krebs	N	R	1(56)	1(41)	4 x ? h / ? W	IP	12 M	+	+						
Gordon et al., 1980	Brustkrebs Lungenkrebs malignes Melanom	N	NR	1(157)	1(151)	≈ 24 x ? h / 6 M	IP, E, C	6-12 M	+	+						
Maguire et al., 1980	Brustkrebs	N	R	1(75)	1(77)	4 x ? / ? W	IP	18 M	k.V.	k.V.						
Linn et al., 1982	gemischt	N	R	1(62)	1(58)	3 x / W x ? h / 12 M	IP	12 M			+			+		k.V.
Worden und Weissman, 1984	gemischt	N	R	1(59)	1(58)	≈ 4 x ? / 1 M	IP	12 M	+	+						
Grossarth-Maticek et al., 1984	Brustkrebs	M	R	1(24) 2(12) 3(14) 4(49)	1(17) 1(49)	1. 30 h 2. 30 h 3. 30 h 4. 20 h	1. IP 2. BT 3. + 4.: CBT	15 M							+	+
Forester et al., 1985	gemischt RTx	N/M	R	1(48)	1(52)	10 x 30 min / 10 W	IP	10 W	+	+				+		
Houts et al., 1986	gynäkologischer Krebs	N	R	1(14)	1(18)	3 Anrufe/ 12 W	IP	12 W	k.V.	k.V.						

Studie; Jahr	Diagnose	N/M	R/NR	Exper.	Kon-trolle	Dauer	Inhalt	Follow up	Coping	Affekt	QOL	Wissen	Compl.	Phys.	Immun.	R/S
McCorkle et al., 1989	Lungen-krebs	N/M	R	1(k.A.)	1(k.A.)	? x wöchentl. / 6 M	1. IP, onkologische Krankenschwester 2. IP, allg. Krankenschwester	35 W	+	+				-		
Mermelstein und Holland, 1991	Lymphkrebs, Ovarialkrebs	M	NR	1(2)	keine	? Anrufe/ 3-6 M	IP (via Telefon)	4 M	+	+		+-				
Edgar et al., 1992	gemischt	N/M	R	1(103) 2(102) Cross-over		5 x 1 h / 5 ? W	IP, E: 1. frühe Interv. 2. späte Interv.	1 Jahr	+	+		+				
Greer et al., 1992 *	gemischt	M	R	1(72)	1(84)	6 x 1h / 8 W	IP, C, BT	4 M	+	+-						
Moorey et al., 1994 *	gemischt	N/M	R	1(72)	1(84)	6 x 1 h / 8 W	IP, C, BT	1 Jahr	+	+						
Moorey et al., 1998	gemischt	N/M	R	1 (25)	2 (22)	keine	CBT (1) Counselling (2)	4 M	+ (1)	+ (1)						

RTx = Bestrahlungstherapie; N/M = neu diagnostiziert vs. metastasiert/erneuter Krebs; R/NR = randomisiert vs. nicht randomisiert; QOL = Quality of Life-Messungen; Compl. = Compliance; Phys. = physische Verbesserung; Immun = Immunsystem-Reaktionen; R/S = erneuter Krebs (recurrence) vs. Überlebenszeit survival); IP Individualtherapie; E = Erziehungs-/Informationsmaßnahmen; C = Coping-Strategien; CBT = cognitiv-behaviorale Therapie; BT = Behaviorales Training; k.V. = keine Verbesserung;

+ = signifikant verbessert; – = signifikante Verschlechterung. k.A. = keine Angaben; * dieselbe Studie mit 1-Jahres-Follow-up; W = Wochen; M = Monate

haltend kommentiert, die Integrität der Studie wird grundsätzlich angezweifelt (Meyer und Mark, 1995; Schwarz, 1999), sodass sie aus diesen Gründen in den folgenden Darstellungen keine Berücksichtigung mehr finden wird.
Forester und Mitarbeiter (1985) untersuchten 48 Patienten (Kontrollgruppe = 52 Patienten), die Bestrahlungstherapie erhielten. Eine signifikante Reduzierung im physischen und emotionalen (Disstress) Bereich konnte für die Gruppe festgestellt werden, die Psychotherapie erhielt. Männer erzielten bemerkenswerter Weise bessere Effekte als Frauen.
Houts und Mitarbeiter (1986) randomisierten 32 Patientinnen mit gynäkologischer Krebserkrankung in eine Gruppe, die Beratung erhielt (n = 14) und eine Gruppe mit normaler Unterstützung (n = 18). Ein Teil der Interventionsgruppe erhielt Hilfestellungen zum Aufbau von Coping durch erfahrene Sozialarbeiter, die selbst früher einmal an Krebs erkrankt waren, der zweite Teil erhielt eine Anleitung nebst Audiokassette, die die zu lernenden Coping-Strategien erklärten. Es ergab sich kein Unterschied zwischen beiden Gruppierungen. Damit wurde die Hypothese der Autoren nicht bestätigt, dass frühere Krebspatienten sich als bessere Berater erweisen würden als andere Therapeuten.
In einer randomisierten Studie mit Patienten mit fortgeschrittenem Lungenkarzinom von McCorkle et al. (1989) wurden 166 Patienten mit neu diagnostiziertem und/oder metastasiertem Lungen-Ca. auf drei Bedingungen aufgeteilt:

- Pflegedienste durch onkologische Krankenschwestern in der Wohnung der Patienten,
- Pflegedienste durch normale Krankenschwestern in der Wohnung der Patienten und
- Standardhilfen ohne Besuche in der Wohnung der Patienten.

Die beiden experimentellen Bedingungen in der Wohnung der Patienten schlossen – neben den physikalischen Maßnahmen – psychosoziale Interventionen mit ein (Trauerverarbeitung, -beistand, Informationen über Hilfen aus der Gemeinde). Die Patienten in den beiden Hausbedingungen erreichten eine größere Unabhängigkeit, Reduzierung von Disstress, allerdings ein schlechteres Gesundheitserleben im Verlauf der Zeit. Scheinbar paradox hatten die Patienten der Kontrollbedingung mehr Disstress-Erleben und eine größere Abhängigkeit, zugleich aber eine verbesserte Einschätzung ihrer Gesundheit. Die Autoren schließen aus den Ergebnissen, dass die intensivere psychologische Betreuung bei der Bewältigung von Disstress und beim Aufrechterhalten von Unabhängigkeit helfe, dass zugleich aber diesen Patienten eine realistischere Anerkennung ihrer Erkrankungslage ermöglicht werde.
Edgar et al. (1992) untersuchten die Coping-Fertigkeiten von 205 neu diagnostizierten Krebspatienten, die zwei Bedingungen zugeordnet wurden: einer frühen und einer späteren psychologischen Intervention. Die frühe Intervention fand unmittelbar nach der Diagnose statt, während die spätere Intervention ca. vier Monate nach der Diagnosestellung begann. Beide Bedingungen umfassten initial fünf

individuelle Sitzungen mit einer Krankenschwester, wobei jede Sitzung ein spezielles Ziel hatte:

- Zielsetzung,
- kognitive Neubewertung, Problemlösetechniken,
- effektive Nutzung eigener Ressourcen sowie ein
- Entspannungstraining.

Zum Messzeitpunkt nach acht Monaten wurden geringere Depression, weniger Angst und weniger Sorge bei den Patienten der späteren Interventionsgruppe festgestellt als bei denjenigen der frühen Interventionsgruppe. Dieser Trend setzte sich im Angstbereich über das ganze Jahr fort, obwohl alle Patienten beider Modalitäten im emotionalen Coping am Ende des Jahres profitierten.
Dieser Aspekt der zeitlichen Kontingenz mit der Diagnosestellung könnte eine bedeutsame Rolle spielen im Zusammenhang mit günstigen Effekten durch psychosoziale Interventionsmaßnahmen bei Krebs. Krebspatienten sind enorm belastet mit der Unmittelbarkeit und Gnadenlosigkeit der Diagnose, sodass ihnen womöglich in kurzen Zeiträumen nach der Diagnosestellung gar nicht der Sinn nach psychologischer Arbeit – die ja im Endeffekt eine Hilfe sein soll – steht. Bei Patientinnen mit einer frisch gestellten Brustkrebsdiagnose haben Kolleginnen in Aachen, Essen, Hannover und Mannheim festgestellt, dass nur wenige bereit sind, sich kurzfristig nach Diagnose und operativem Eingriff psychologisch helfen zu lassen (Neises, Brandenburg; pers. Mitteilung). Vielmehr steige die Bereitschaft, eine psychologisch-psychotherapeutische Maßnahme in Anspruch zu nehmen, etwa erst ein halbes Jahr nach Diagnose und Behandlung stärker an.
Damit ist natürlich die Frage berührt, ob nicht eine Intervention so früh wie möglich hilfreicher sein würde als eine spätere, weil eventuell gegebene Einwirkungen psychologischer Haltungen auf den Organismus frühzeitig den Gesundungsprozess günstig beeinflussen könnten (siehe hierzu auch Kap. IV). Andererseits kann eine gewisse zeitliche Entfernung zur traumatisierenden Diagnose und Behandlung eine größere innere Bereitschaft aufbauen helfen, sich psychologisch helfen zu lassen, was sich dann wiederum in besseren Interventionseffekten niederschlägt wie verringerter Angst, Depression und Sorge oder erhöhtem aktiven Coping und damit einhergehender verbesserter Lebensqualität, wie ja die Untersuchung von Edgar et al. (1992) gezeigt hat. Die differenzielle Effektivität dieser beiden grundsätzlichen Möglichkeiten, die den zeitlichen Abstand und damit die Bereitschaft der Betroffenen für eine Maßnahme berücksichtigt, ist allerdings noch nicht ausreichend untersucht worden.
174 Patienten mit gemischten malignen Diagnosen wurden von Greer et al. (1992) in einem randomisierten Design hinsichtlich der Effekte adjuvanter psychologischer Therapie in verschiedenen psychologischen Maßen (Hospitalisierungsangst, Depressionswerte, psychologische Symptomskalen, Anpassungsskalen bezüglich der Krebserkrankung usw.) untersucht. Acht Wochen nach Interventionsbeginn

wies die Interventionsgruppe signifikant geringere Scores in folgenden Skalen als die Kontrollgruppe auf:

- Hilflosigkeit,
- Fatalismus,
- Angst,
- psychologische Symptome,
- zugleich aber höhere Werte in Fighting Spirit.

Nach vier weiteren Monaten zeigten sich grundsätzlich ähnliche Unterschiede. Moorey et al. (1994) nahmen einen 1-Jahres-Follow-up der gerade genannten Studie vor. Die Experimentalgruppe setzte die positive Entwicklung fort, indem sie weniger Angst und weniger Depression als die Patienten der Kontrollgruppe aufwies.

Die berichteten und in Tabelle 3.8 aufgeführten Studien weisen die deutlichsten günstigen Effekte im Bereich des Coping und der Affektregulierung auf. Bemerkenswert ist, dass sich in nur einer Untersuchung die Lebensqualität nachhaltig besserte und auch die physische Gesundheit sich in nur zwei Studien nachweislich durch die individualpsychologische Intervention verbesserte, in einer sogar verschlechterte.

Diese bei Fawzy et al. (1995) berücksichtigten Studien weisen ein gegenüber den behavioralen Interventionsstudien etwas ungünstigeres Profil auf. Tabelle 3.7 zeigt im Vergleich mit Tabelle 3.8 auf einen Blick, dass sich im Bereich von Coping und Affektregulierung beide Interventionsbedingungen cum grano salis nicht unterscheiden, die behavioralen Interventionsmaßnahmen dagegen im somatischen Bereich ihre Vorteile zu haben scheinen: die Effekte der behavioral-psychologischen Maßnahmen scheinen sich auf den physischen Zustand des Organismus günstiger auszuwirken, wie sie mehrheitlich auch positive Reaktionen im Immunsystem zu bewirken scheinen.

3.4.4 Gruppentherapeutische Ansätze und Studienergebnisse

Nach Fawzy et al. (1995) begannen um 1970 herum die ersten Berichte über Gruppen-Interventionsstudien mit Krebspatienten. **Tabelle 3.9** weist interessanterweise mit 21 Studien mehr Untersuchungen mit Gruppeninterventionen aus als die vorherigen Tabellen bezüglich ihrer spezifischen Interventionsmodi.

Wood et al. (1978) berichteten in einer Pilotstudie über die Effekte von acht wöchentlichen Gruppensitzungen bei 15 Patienten mit gemischten Diagnosen, die von einem Psychiater, einem Sozialarbeiter und einer examinierten Krankenschwester kogeleitet wurden. Fokus der Gruppenarbeit lag auf der Bewältigung von Krebs und dem Leben mit der Krankheit. Die Patienten berichteten von hilf-

Tab. 3.9 Gruppentherapeutische Interventionsstudier (nach Fawzy et al., 1995, und Bottomley, 1997; Erweiterungen und Aktualisierung vom Verf.)

Studie; Jahr	Diagnose	N/ M	R/ NR	Exper.	Kon-trolle	Dauer	Inhalt	Follow up	Coping	Affekt	QOL	Wissen	Compl.	Phys.	Immun.	R/S
Bloom et al., 1978	Brustkrebs	N	NR	1 (21) 2 (18)	keine	?	E (1) EU (2)		2 M		+					
Wood et al., 1978	gemischt	N/ M	NR	1(15)	keine	8 x 1,5 h / 8 W	C	8 W	+	+		+				
Ferlic 1et al, 1979	gemischt	N/ M	NR	1(30)	1(30)	6 x 1,5 h / 2 W	E, C, EU	6 M	+			+				
Stecchi et al., 1979	Brustkrebs	?	R	1(28)	1(28)	?	ad hoc	3 M								
Farish 1979	Brustkrebs	?	R	1(26) 2(26)	1(26)	12 x 1 h	1.individuell 2. Gruppe	–								
Weissman et al., 1980	gemischt	k. A.	R	1(59)	1(58)	4 x ? h / 6 W	C, SM, VT	6 M	+	+						
Spiegel et al., 1981, 1989	Brustkrebs	M	R	1(34)	1(24)	52 x 1.5 h / 52 W	E, C, VT, EU	1 Jahr	+	+						+
Steiger, 1981	Brustkrebs	?	NR	1 (13)	keine	?	EU, E, EA	ad hoc								
Johnson, 1982	gemischt	N/ M	R	1(26)	1(26)	8 x 1,5 h / 4 W	E, C, EU	4 W	+	+		+				
Vachon et al., 1982	Brustkrebs	N	NR	1(64)	1(104)	? x ?h / 3 W	E, C, EU	3 W		+						
Jacobs et al., 1983	Hodgkin-L.	?	NR	1(25) 2(20)	1(18)	8 x 1,5 h 8 x 1,5 h	EU (1) E (2)	–		+	+					

Studie; Jahr	Diagnose	N/M	R/NR	Exper.	Kontrolle	Dauer	Inhalt	Follow up	Coping	Affekt	QOL	Wissen	Compl.	Phys.	Immun.	R/S
Heinrich und Schag, 1985	gemischt	M	NR	1(26)	1(25)	6 x 2 h / 6 W	E, C, SM, VT, EU	4 M	+	+	+	+		k.V.		
Cain et al., 1986	gynäkologischer Krebs	N	R	1(21) 2(28)	1(31)	8 x 2 h / 8 W	E, C, VT, EU 1. individuell 2. Gruppe	6 M	+	+						
Telch und Telch, 1986	gemischt	N/M	R	1(13) 2(14)	1(14)	6 x 1,5 h / 6 W	1. C, SM, VT 2. EU	3 M	+	+						
Cunningham und Tocco, 1989	gemischt	N/M	R NR	1(28) 2(25) 3(39)	1(18)	6 x 2 h / 6 W	1. E, C, EU 2. und 3. E, C, SM, VT, EU	3 M		+						
Fawzy et al., 1990	malignes Melanom	N	R	1(38)	1(28)	6 x 1,5 h / 6 W	E, C, SM, VT, EU	6 M	+	+	+				+	
Fawzy et al., 1993	malignes Melanom	N	R	1(34)	1(34)	6 x 1,5 h / 6 W	E, C, SM, VT, EU	6 Jahre								+
Cunningham et al., 1993	gemischt	N/M	NR	1(402)	keine	7 x 2 h / 7 W	E, C, VT, EU	5 M	+	+						
Cella et al., 1993	gemischt	N/M	NR	1(77)	keine	8 x ? h / 8 W	E, C, EU	8 W	+	+	+					
Forester et al., 1993	gemischt	N	R	1(24)	2(24)	10 x 1,5 h	EA, EU (1) keine (2)	2 M	+	+	 +	 +		+		
Berglund et al., 1994	gemischt	N/M	R	1(98)	1(101)	11 x 2 h / 7 W	E, C, SM, körperliches Training	12 W	+							

Studie; Jahr	Diagnose	N/M	R/NR	Exper.	Kon-trolle	Dauer	Inhalt	Follow up	Coping	Affekt	QOL	Wissen	Compl.	Phys.	Immun.	R/S
Cocker et al. 1994	Brustkrebs	M	–	1(6)	–	6 _ 3 W _ 1,5 h	CBT (VT)	3 M	+	+						
Cope 1995	Brustkrebs	?	–	1(15)	–	10 _ 1,5 h	EA, EU	–								
Fawzy et al., 1996	malignes Melanom	N	R	1(16)	1 (22)	6 x 1,5 h / 6 W	E, C, SM, VT, EU – Gruppe (G) vs. Einzel-Intervention (E)	1 Jahr	+ (G)	+ (G+E)						
Hosaka 1996	Brustkrebs	?	R	1(10) 2(10)	keine	5 x 1,5 h (1) 5 x 1,5 h (2)	E, VT, C (1) Individual (2)	–	+	+						
Bottomley et al., 1996	gemischt	N	NR	1(8) 2(9)	1(14)	8 x 1,5 h (1+2) Kontr. keine	E, VT, C (1)	4 M	+	+						
Spiegel et al., 1999	Brustkrebs	N	NR	1(115)	keine	12 x 1,5 h /12 W	Supp.Express. Gruppen-therapie	3, 6, 12 M	+	+			+ (1)			
Helgeson et al., 2000	Brustkrebs	N	R	1 (79) 2 (74) 3 (82)	1(77)	8 x 2h / 8 W	(1) E (2) Diskussion (3) Kombin. 1 und 2	2 W								

N/M = neu diagnostiziert vs. metastasiert/erneuter Krebs; R/NR = randomisiert vs. nicht randomisiert; QOL = Quality of Life-Messungen; Compl. = Compliance; Phys = physische Verbesserung; Immun. = Immunsystem-Reaktionen; R/S = erneuter Krebs (recurrence) vs. Überlebenszeit (survival); M = Monate; W = Wochen; k.V. = keine Verbesserung,; E = Erziehungs/Informationsmaßnahmen; C = Coping-Strategien; VT = Verhaltenstherapeutische Maßnahmen; (z.B. Entspannung, CBT = kognitiv-beh. Therapie); SM = Stress-Management; EU = Maßnahmen zur emotionalen bzw. sozialen Unterstützung; EA = Emotionsausdruck; + = signifikant

reichen Gesprächen über ihre Ängste, geringerer Isoliertheit und dem gesteigertem Gefühl von Unterstützung.
Ferlic et al. (1979) führten sechs beratende Gruppensitzungen mit 30 frisch diagnostizierten Patienten mit unterschiedlichen Krebserkrankungen über zwei Wochen durch. Inhalt der Interventionsmaßnahmen waren folgende Aspekte:

- Information/Erziehung,
- Team-Präsentationen (Schwestern-Perspektive, medizinische und psychologische Aspekte, Religion, Sexualität und Ernährung) und
- Unterstützung durch die Gruppe.

Wechselnde Teammitglieder leiteten die Gruppe zusammen mit einem Sozialarbeiter: eine von drei Krankenschwestern, zwei Ärzte, zwei Pfarrer, ein Beschäftigungstherapeut und/oder ein Ernährungsberater. Es fand eine Art Kontrollgruppe statt, allerdings schien es sich nicht um eine adäquate Randomisierung zu handeln. Leider wurden zu wenig Fragebögen von den Patienten ausgefüllt zurückgegeben, so dass wenig vollständige Daten zum 6-Monats-Zeitpunkt vorliegen. Als gesichert kann die Verbesserung der Gruppeneinstellung, der Anpassung an die Krankenhaussituation, die Beziehungsstärke der Patienten, ihr Wissen über Krebs sowie ihre Einstellungen gegenüber dem Tod festgehalten werden.
Weisman und Mitarbeiter (1980) führten eine komplexe Maßnahme für 59 Patienten mit gemischten Diagnosen – 58 Patienten in der Kontrollbedingung – durch: Das Programm umfasste unter anderem vier Tonbänder und zehn Sets illustrierter „Problem-Karten", um Diskussionen fokussieren zu können, sowie eine sechswöchige Periode mit vier Gruppensitzungen.
Diese Art der Intervention bewirkte eine gesteigerte Kommunikation und zunehmende Coping-Strategien bei den Patienten der Interventionsgruppe im Vergleich zu denen der Kontrollgruppe nach sechs Monaten.
Spiegel und Mitarbeiter (1981, 1989) führten eine prospektive Studie mit Patientinnen mit metastasierendem Mammakarzinom durch. Die Patientinnen der Interventionsgruppe erhielten eine wöchentliche supportiv-expressive Gruppensitzung über ein Jahr hinweg (das therapeutische Konzept wird ausführlich im Kapitel 3.4.6 dargestellt).
Nach 12 Monaten wiesen die Patienten mit Gruppenunterstützung signifikant weniger Anspannung, weniger Müdigkeit und geringere Konfusion, aber mehr Vitalität auf als die Patientinnen der Kontrollbedingung. Außerdem zeigte sich eine signifikante Abnahme an Schmerz bei den Interventionspatientinnen. Weitere Trends zeigten sich im verringerten maladaptiven Coping-Bereich und geringerem phobischen Verhalten. Die 10-Jahres-Follow-up-Untersuchung sah nur noch drei der Patientinnen lebend und wies vollständige Daten für die 83 verstorbenen Patientinnen auf. Die Überlebenszeit war signifikant unterschiedlich für die Interventionsgruppe im Vergleich zu den Patientinnen der Kontrollgruppe. Während die Patientinnen mit Gruppenunterstützung im Durchschnitt 36.3 Monate überlebten, war dies mit durchschnittlich 18.9 Monaten bei den Kontrollgruppen-Patientinnen hochsignifikant weniger Zeit.

Johnson (1982) randomisierte 52 neu oder mit Rezidiv diagnostizierte Patienten mit gemischten Diagnosen in zwei Bedingungen: eine Kontrollgruppe oder eine vierwöchige, acht Sitzungen umfassende strukturierte psychoedukative Gruppenintervention unter dem Motto „Ich kann copen (bewältigen)“. Die strukturierte Intervention beeinflusste alle drei gemessenen Bereiche signifikant günstig im Vergleich zur Kontrollgruppe: Angst, Wissen über die Krebserkrankung sowie Sinn und Bedeutung des Lebens (kognitives Coping).
Die Untersuchung von Vachon et al. (1982) verglich 64 an Brustkrebs erkrankte Patientinnen, die in einem Hospital-Setting (Lodge) während der Bestrahlungstherapie verweilten, mit 104 Patientinnen, die ihre Therapiezeit zu Hause verbrachten. Das Hospital-Setting offerierte „Coping mit Krebs“-Unterstützungsgruppen. Das Behandlungskonzept umfasste Informationen, die Gelegenheit, Emotionen auszuleben, das Training von Coping-Fertigkeiten sowie ein Treffen mit Krebspatientinnen, die ihre Therapie absolviert hatten und sich wohl fühlten. Die Anzahl der durchgeführten Sitzungen innerhalb von drei Wochen ist leider unbekannt. Teilnahme am Lodge-Programm führte zu einer Verminderung der Wahrscheinlichkeit, problematische Affekte zu erleben, und zu einer erhöhten Wahrscheinlichkeit im entgegengesetzten Sinne (positive Affekte zu erleben).
Heinrich und Schag (1985) verglichen 26 Patienten mit unterschiedlichen Krebsdiagnosen mit 25 Patienten in einer Kontrollgruppe. Die „Stress und Aktivitäts-Management“-Bedingung (SAM) ermöglichte auch die Teilnahme von Ehepartnern in der Gruppe. Die Teilnehmer – Patienten und Partner – berichteten von verbessertem Coping (2- und 4-Monate-Follow-up) und einer besseren Einstellung gegenüber der Behandlung. Es ergaben sich allerdings keine Unterschiede im Bereich der Anpassung an die Erkrankung.
Mit Hilfe einer Randomisierung teilten Cain et al. (1986) 80 Patientinnen mit gynäkologischen Krebserkrankungen einer Kontrollgruppe, einer individuellen psychologischen oder einer psychologischen Gruppenberatungsintervention zu. Die acht wöchentlichen Sitzungen beruhten auf thematischen Beratungen (einzeln oder in Gruppe), die durch Sozialarbeiter angeboten wurden, zuweilen unterstützt durch Onkologie-Krankenschwestern, einem Radiologen und einem Ernährungsberater. Themen waren

- mögliche Ursachen der Erkrankung,
- Behandlungseinfluss, speziell auf die Körperwahrnehmung und Sexualität,
- Entspannung,
- Ernährung und körperliche Betätigung,
- Beziehung zu den Behandlern,
- Gespräche mit Familie und Freunden sowie
- Zielsetzungen.

Die Ergebnisse zeigten, dass Einzel- und Gruppeninterventionen gleich effektiv waren bei der Reduzierung von Angst und Depression und eine Anpassung an die Krankheit zum Follow-up-Zeitpunkt nach sechs Monaten förderten. Ausserdem gewannen die Patienten der Interventionsgruppe mehr Wissen um ihre Erkran-

kung und Behandlung, wie die Autoren deskriptiv beurteilten (es war kein spezielles Maß für Wissenszuwachs eingeplant worden).
Telch und Telch (1986) untersuchten 41 Patienten mit gemischten Diagnosen, indem sie sie auf eine Coping-Fertigkeiten-Gruppe, eine emotional unterstützende Gruppe und eine unbehandelte Kontrollgruppe randomisierten. Die zwei sechswöchigen Gruppeninterventionen mit je einer Sitzung/Woche erbrachten sehr unterschiedliche Ergebnisse. Während die unstrukturierte Gruppe auf die emotionale Unterstützung zielte, indem ein Klima ermöglicht wurde, in dem Gefühle ausgedrückt werden konnten, hatte die Gruppe, die die Bewältigungsstrategien zu verbessern anzielte, ein festes Programm: es wurden Coping-Strategien gelehrt und geprobt, die kognitive, behaviorale und affektive Formen umfassten.
Die Coping-Skills-Gruppe wies in fast allen Bereichen signifikant bessere Werte auf als die unstrukturierte Gruppe: im affektiven Zustand, in der Zufriedenheit mit der Arbeit, den sozialen Aktivitäten, in physischem Erscheinungsbild, kognitivem Stress, in der Kommunikation mit anderen sowie dem Coping mit medizinisch erforderlichen Behandlungsmaßnahmen.
Die Patienten der unstrukturierten Gruppenintervention wiesen in kaum einem Bereich eine Verbesserung auf, während die Patienten der unbehandelten Kontrollgruppe tatsächlich eine Verschlechterung ihres psychologischen Zustandes erfuhren.
In der Untersuchung von Cunningham und Tocco (1989) wurden 60 Patienten mit gemischten Diagnosen in zwei Gruppenbedingungen randomisiert: einer supportiven Diskussionsgruppe mit edukativen Inhalten bezüglich Coping-Fertigkeiten oder einer alleinigen supportiven Diskussionsgruppe. Eine ganze Reihe von Interventionsmaßnahmen gehörte zu der psychoedukativen Gruppenmaßnahme wie

- unterstützende Diskussion,
- Erleichterung von Gefühlsausdruck,
- allgemeine Problemlöseansätze,
- Teilen von Informationen,
- progressive Muskelentspannung,
- Selbsthypnose,
- Zielsetzungsstrategien,
- allgemeines Lebensmanagement, das Ernährung, Arbeit und körperliche Betätigung umfasste, sowie
- die Diskussion spiritueller Aspekte.

Eine weitere Gruppe von 18 Patienten, die sechs Wochen später begann, diente als nicht randomisierte Kontrollgruppe. Ausserdem wurde eine weitere, 39 Patienten umfassende Gruppe, ebenfalls nicht randomisiert, der psychoedukativen Gruppenintervention zugeführt.
Beide Interventionsgruppen wiesen signifikant Verbesserungen im affektiven Bereich auf, verglichen mit der Kontrollgruppe. Dabei zeigte die psychoedukative Bedingung die größten Verbesserungswerte.

Cunningham et al. (1993) untersuchten 400 Krebspatienten mit gemischten Diagnosen, die an einer Kurzgruppenmaßnahme mit supportivem Programm im Hinblick auf eine Verbesserung der Bewältigungsstrategien teilnahmen. Untergruppen hinsichtlich Geschlecht, rassischer Zugehörigkeit, Religionszugehörigkeit, Ausbildungsstand und vorangegangenen Erfahrungen unterschieden sich nicht in den erzielten Effekten. Wohl aber erreichte das Gesamt-Interventionsprogramm eine signifikante Verbesserung der Coping-Fertigkeiten und erzielte Verbesserung im emotionalen Befindensbereich für die meisten Individuen, die an dem Programm teilgenommen hatten. Diese Verbesserungen hatten auch noch drei Monate später (Follow-up) Bestand.
Eine achtwöchige supportive Gruppenmaßnahme wurde von Cella et al. (1993) bei 77 Patienten mit gemischten Diagnosen durchgeführt. Es gab keine Randomisierung oder Kontrollgruppe in dieser Untersuchung. Erwartungsgemäß wurden signifikant höhere Werte für die Lebensqualität am Ende der Maßnahme berichtet, verglichen mit dem Status vor der Gruppe.
Berglund et al. (1994) untersuchten in einer prospektiven, randomisierten Studie 98 Patienten mit gemischter Diagnose, die an einem Rehabilitationsprogramm teilnahmen, im Vergleich zu 101 Patienten einer unbehandelten Kontrollgruppe. Die Interventionsgruppe erhielt 11 strukturierte, zweistündige Sitzungen, die von einer Onkologie-Schwester über sieben Wochen geleitet wurde. Physisches Training, Lehren von Bewältigungsstrategien und Informationen waren die primären Ziele des Programms.
Die Patienten in der experimentellen Bedingung verbesserten sich signifikant in folgenden Bereichen:

- körperliches Training,
- physische Befindlichkeit,
- Fighting Spirit (Coping),
- Körpererleben,
- Informationsumfang,
- Schlafqualität,

alles verglichen mit der unbehandelten Kontrollgruppe.

Fawzy et al. (1990a; b; 1993) bzw. Fawzy und Fawzy (2000) führten eine Maßnahme bei Patienten mit malignem Melanom durch, indem sie der Tatsache Rechnung trugen, dass die meisten der bisher berichteten Studien mit ihren spezifischen Maßnahmen einen bestimmten Erfolg aufweisen konnten, dass aber die erreichte Varianz der einzelnen Maßnahmen relativ gering war. Aus diesem Grunde wurden spezifische Interventionsteile, die sich in anderen Studien als effektiv erwiesen hatten, in einem sechswöchigen strukturierten Gruppenprogramm kombiniert. Gesundheitsinformationen, auf das Melanom zugeschnitten, wurden ebenso angeboten wie Stressmanagement (Informationen, Bewusstseinsaspekte bezüglich Stresserleben des Organismus, Entspannungstechniken wie „guided imagery“, progressive Muskelrelaxation oder Selbsthypnose), ein Training zum Erlernen

von Coping-Fertigkeiten und deren Anwendung auf Probleme und/oder in Situationen, denen Krebspatienten begegnen. Die Interaktion der Patienten in der Gruppe diente weiterhin der emotionalen Unterstützung.
Die Patienten wurden einer Kontrollgruppe mit routinemäßiger onkologischer Behandlung oder eben der Interventionsgruppe mit dem oben beschriebenen Maßnahmenkatalog zurandomisiert. Nach sechs Wochen strukturierter Gruppenintervention zeigten die Patienten der experimentellen Bedingung signifikant weniger Disstress als die Kontrollgruppenpatienten. Nach sechs Monaten waren diese Unterschiede noch prononcierter. Zusätzlich berichteten die Patienten der Interventionsgruppe von signifikant weniger Konfusion, weniger Depression, verminderter Müdigkeit und generell geringerer Stimmungsgestörtheit bei zugleich höherem Ausmaß an Vitalität.
Unmittelbar nach der sechswöchigen strukturierten Intervention konnte bei den Interventionspatienten eine signifikante Zunahme an aktiv-behavioralem Coping gegenüber den Kontrollgruppenpatienten festgestellt werden. Dies war auch für den 6-Monats-Follow-up weiterhin gültig.
Interessanterweise verwandte die Studie von Fawzy et al. auch die systematische Überprüfung von relevanten Immunparametern. Der Prozentsatz an Granular-Lymphozyten (CD57) stieg signifikant an nach sechswöchiger psychologischer Intervention. Auch nach sechs Monaten konnte der Anstieg dieser Lymphozyten festgestellt werden wie auch Zunahmen an natürlichen Killerzellen (CD16 und CD56) sowie Interferon-α-induzierte natürliche Killerzelltoxizität. Angst und Lebensqualität waren ebenso hochsignifikant negativ korreliert ($p < 0.001$) wie Depression, Ärger und Gesamtgestörtheit sowie Konfusion mit Lebensqualität.
Zum 6-Jahres-Follow-up konnten Zusammehänge mit der Rezidivauftretenswahrscheinlichkeit wie auch mit der Überlebenszeit festgestellt werden. Die Kontrollgruppe wies einen Trend zum Auftreten eines Rezidivs innerhalb dieses Zeitraums auf (13 von 34) sowie eine signifikant höhere Todesrate (10 von 34). Dagegen erlitten von der Interventionsgruppe nur 7 von 34 ein Rezidiv und nur 3 von 34 Patienten waren verstorben.
McArdle und Mitarbeiter (1996) verglichen vier verschiedene Bedingungen bei der adjuvanten Behandlung von Brustkrebspatientinnen unterschiedlichen Krankheitsstadiums miteinander:

- Routinebehandlung,
- Routinebehandlung plus Hilfen durch eine für Brustkrebsprobleme geschulte Schwester,
- Routinebehandlung plus Hilfen durch eine Freiwillige Hilfsorganisation sowie
- Routinebehandlung plus Hilfen durch eine Freiwillige Hilfsorganisation und Hilfen durch eine zusätzlich geschulte Schwester.

Alle Maßnahmen der Freiwilligen Hilfsorganisation waren transaktionsanalytisch konzeptualisiert und fanden in Gruppen statt. Insgesamt erwiesen sich alle Maßnahmen als signifikant effektiv, die Bedingungen mit Gruppenbeteiligung waren aber durchgängig signifikant günstiger als zusätzliche Hilfen durch die Onkologie-Schwester ohne Gruppeninterventionsmaßnahme. Die Patientinnen erzielten 12 Monate nach der Operation signifikante Reduktionen in den Ausmaßen ihrer Depressivität, Angst, Müdigkeit, somatischen Symptome, sozialen Dysfunktion, Krankenhausangst und -depression sowie eine Verbesserung ihrer allgemeinen Gesundheit.

Die Studie von Cunningham et al. (1998; vgl. auch andere Elemente der Untersuchung, dargestellt bei Edmonds et al., 1999) enttäuschte dagegen in ihren Ergebnissen auf der ganzen Linie. Es handelte sich im Unterschied zu den meisten anderen Studien – bei denen es sich eher um Kurzzeitinterventionsmaßnahmen handelt – um eine Langzeit-Gruppenmaßnahme bei Patientinnen mit einem metastasierenden Brustkrebs. Zwar war dies auch bei der Studie von Spiegel et al. (1989) der Fall, wo ja sehr günstige Effekte auf die Überlebenszeit festgestellt worden waren, die Untersuchung von Cunningham et al. bzw. Edmonds et al. scheint indes weniger das Konzept von Spiegel et al. (1981; 1989) bzw. von Spiegel und Classen (2000) (siehe hierzu auch ausführlich Kapitel 3.4.6) verwendet zu haben als vielmehr eine stark in Richtung kognitiv-behaviorale Gruppentherapie modifizierte Fassung. Dieser Unterschied könnte sich moderierend ausgewirkt haben. Die besonderen Aspekte des Gruppenansatzes von Spiegel und Mitarbeitern und seine womöglich besonderen Meriten bei Krebserkrankten werden daher ausführlich noch zu diskutieren sein (vgl. Kap. 3.4.6).

Darüber hinaus erweist es sich bereits in den 90er Jahren des vergangenen Jahrhunderts als zunehmend schwierig für wissenschaftlich angelegte Studien, das Paradigma einer randomisierten, kontrollierten Studie durchzuhalten. Patienten/innen scheinen aufgeklärter zu sein (günstige Effekte von adjuvanten psychologischen Maßnahmen haben sich wohl in zahlreichen Medien herumgesprochen) und geben sich nicht mehr mit einer Zuweisung zu einer (zusätzlich unbehandelten) Kontrollgruppe zufrieden. Entsprechend suchen sie selbstständig vermehrt nach psychologisch-psychotherapeutischer Hilfe, sei es bei professionellen Psychotherapeuten, in Selbsthilfegruppen oder bei medizinischen Randgruppen (alternativmedizinische Angebote, Heilpraktiker usw.) (Tschuschke, 2000).

Die Studie von Cunningham et al. bzw. Edmonds et al. diskutiert ebenfalls den Aspekt, ob nicht in Langzeitgruppen auch ganz unterschiedliche Phasen des Krankheitsverlaufs durchschlügen, was sich dann wiederum auf die Stimmungs- und Befindenslage der Patientinnen, mit metastasierendem Mamma-Ca. in diesem Falle, durchschlagend auswirken müsse. Entsprechend würden die günstigen psychologischen Effekte der Gruppenmaßnahmen durch die Ereignisse – z. B. einer dramatischen Krankheitsverschlimmerung – nivelliert (Cunningham et al., 1998; Tschuschke, 2000). Alastair Cunningham und Mitarbeiter/innen (2000) haben dem in einer weiteren, qualitativ hoch auflösenden und erheblich aufwendigen Untersuchung (nicht kontrolliert und randomisiert) Rechnung getragen.

22 Patientinnen mit medizinisch inkurablem, metastasierendem Mamma-Ca. erhielten eine wöchentliche Gruppensitzung über mindestens acht Monate. Detail-

lierte qualitative Datenanalysen der einzelnen Gruppensitzungen bezüglich der für jede Patientin individuellen „psychologischen Themen“ (selbstbezogene Arbeit) mündeten in einen „gesamtpsychologischen Score“ („total psychological score“), der wiederum quantitativ mit der Überlebensdauer in Beziehung gesetzt wurde. Fünf von sechs Hauptthemen waren signifikant mit Überlebensdauer verknüpft: die Fähigkeit, zu handeln und sich zu verändern, eine Bereitschaft, Veränderung anzustoßen, der Einsatz von Selbsthilfe, die Beziehungen mit anderen sowie die Qualität der Erfahrungen. Die Grundüberzeugung der Patientinnen, dass psychologische Anstrengungen ihren Krankheitsverlauf beeinflussen würden, hatte ebenfalls eine starke, statistisch gesicherte Beziehung mit der Überlebenszeit. Die Autoren schließen aus diesen Ergebnissen, dass nicht die psychologische Reaktion eine Auswirkung der Erkrankung sei, sondern umgekehrt die spezifische psychologische Reaktion den Krankheitsverlauf beeinflusse.
Moorey und Mitarbeiter (1998) stellten bei 57 Patienten mit unterschiedlichen Krebserkrankungen mit Hilfe eines problemorientierten, kognitiv-behavioralen Gruppenansatzes in einer randomisierten, kontrollierten Studie fest, dass acht Sitzungen signifikant günstige Ergebnisse auf Verringerungen in Hoffnungslosigkeit, Angst und selbst beschriebenen Problemen mit sich brachten. Außerdem gab es signifikant günstige Einflüsse auf Coping, z. B. eine starke Zunahme an Fighting Spirit, besserem Umgang mit und besserer Anpassung an die Krebserkrankung.
Sarah Edelman und Kollegen (1999) verwendeten gleichfalls einen kognitiv-behavioralen Gruppenansatz bei 92 Patientinnen mit einem metastasierenden Mamma-Ca. in einer randomisierten, kontrollierten Studie. Etwa acht wöchentliche Gruppensitzungen, gefolgt von einem gemeinsamen Abendtreffen mit der gesamten Familie und drei weiteren monatlichen Gruppensitzungen, erbrachten allerdings keinerlei Zusammenhänge mit Überlebenszeit, wohl aber kurzfristige Verbesserungen der Gestimmtheit und des Selbstwerts unter den Teilnehmerinnen der Interventionsgruppe, die aber bereits zu den 3- und 6-Monats-Follow-ups verschwunden waren.
David Spiegel und Mitarbeiter (1999) führten über 12 Wochen je eine 90-minütige Gruppeninterventionsstudie bei 115 im Frühstadium (I und II) diagnostizierten Brustkrebspatientinnen in 12 onkologischen Zentren, verteilt über die USA, nach dem Konzept der **Supportiv-expressiven Gruppentherapie** (vgl. auch Kap. 3.4.6) durch. Die Patientinnen befanden sich sämtlich innerhalb eines Zeitraums von maximal einem Jahr nach der Diagnosestellung. Rezidivierende Erkrankungen, Lymphknotenbefall und psychiatrische Störungen wurden ausgeschlossen. Nach drei, sechs und 12 Monaten wurden Messungen vorgenommen, die allesamt hochsignifikante Effekte der Kurzzeitgruppenintervention erbrachten: eine Reduzierung der Gesamtbeeinträchtigung um 40 % (*TMD*-Scores der *POMS*), eine vergleichbare Reduzierung der Krankenhausängste und -depressionen innerhalb von sechs Monaten sowie eine drastische Reduzierung von Traumawirkungen (auf der *Impact of Event*-Skala, *IES*).
Die Untersuchung von Helgeson et al. (2000) verglich die Wirkungen von informationsbasierten edukatorischen mit emotionsbasierten Peer-Diskussionsgruppen

(einer Art Selbsthilfegruppen) auf die physische Befindlichkeit von 230 Patientinnen mit Brustkrebs in unterschiedlichen Stadien der Erkrankung (Stadium I: 25 %, Stadium II: 69 % und Stadium III: 6 %; vgl. Tab. 3.9). Die Mehrheit der Patientinnen hatte sich Lymphektomien unterziehen müssen (68 %), 32 % Mastektomien. Die edukatorischen Gruppenmaßnahmen erzielten speziell bei denjenigen Patientinnen signifikant bessere physische Befindlichkeitswerte (SF-36), die mit schlechteren Ausgangswerten gestartet waren. Frauen mit initial als gut erlebter emotionaler Unterstützung durch den Partner erlitten dagegen eine Verschlechterung, wenn sie einer Peer-Diskussionsgruppe angehörten. Die Schlüsse, die die Autoren aus diesen Ergebnissen ziehen, gehen dahin, dass sozial gut integrierte und gestützte Patientinnen in solchen Gruppen anscheinend Probleme und Leiden anderer erführen, die sie selbst verunsicherten. Eine differenzielle Indikation wäre also im Vorfeld sehr hilfreich. Außerdem scheinen hier Wirkungen von Gruppenprozessen zum Tragen gekommen zu sein, die durchaus maladaptive Wirkungen entfalten können, speziell begünstigt womöglich durch die Abwesenheit eines professionellen Gruppenleiters. Gruppen können durchaus ungünstige Wirkungen auf ihre Mitglieder entfalten, wenn regressive und Subgruppenprozesse maligne gruppale Kräfte zu Tage fördern, die von einem geschulten und kompetenten Gruppenleiter bzw. einer Gruppenleiterin durchaus unterbunden werden könnten (Tschuschke, 2001a).

Viele der aufgeführten gruppentherapeutischen Interventionsstudien sind, genau betrachtet, keine puristischen Gruppeninterventionen, sondern stellen in der Regel ein Mixtum Compositum verschiedener psychosozialer Interventionsmodi dar, wie dies im Übrigen allerdings auch grundsätzlich für die Studien der drei anderen zuvor genannten Grundansätze gilt.

Dennoch wurden reine *gruppen*spezifischen Interventionen in vielen Studien realisiert, die mindestens für die psychologischen Variablen (Depressivität, Angst, Lebensqualität) durchgängig signifikant positive Effekte bewirkten, meistens auch über längere Zeiträume. Viele Studien bewirkten auch günstige Effekte im Coping-Repertoire der untersuchten Patienten. Einige Studien weisen darüber hinaus auch günstige Wirkungen auf den physischen Zustand bzw. sogar auf die Überlebenszeit aus.

3.4.5 Vorteile gruppentherapeutischer Interventionen

Die kleine soziale Gruppe kann als ideales psychosoziales Hilfsmittel bei Belastungen aufgrund einer Krebserkrankung angesehen werden.

Die Umgebung des Krebspatienten – inklusive Ärzten und Pflegepersonal – sendet häufig gemischte und widerspüchliche Botschaften an den Patienten – explizit positives Feedback bei gleichzeitig subtilen negativen Signalen, häufig transformiert in eine bemutternde und überfürsorgliche Haltung, untergründige Aggressivität und Zurückweisung verdeckend (Wortman und Dunkel-Schetter 1979). Das heißt, die Diagnose „Krebs" *kann* zu erheblichen sozialen Auswirkungen führen, die den betroffenen Patienten in Verzweiflung und Vereinsamung werfen können, als die Konsequenz der Unfähigkeit wichtiger anderer, die schmerzlichen Affekte und Nöte des Patienten, die mit der Krankheit einhergehen, ertragen zu können. Die vom Patienten schmerzlich als verändert erlebten sozialen, interpersonellen Bezüge bewirken bei ihm Konfusion, Verletztheit und ein einbrechendes Selbstwertgefühl. Gruppen können hier sehr helfen.

Tabelle 3.10 zeigt die Auswirkungen von Krebserkrankungen auf die interpersonalen Beziehungen betroffener Patienten (Benioff und Vinogradov, 1993).

Die ersten Arbeiten zu psychologischer Hilfe als Reaktion auf Krebserkrankungen erschienen kurz nach dem Zweiten Weltkrieg zu Beginn der 50er Jahre. Zunehmend erfolgreichere medizinische Behandlungen von Krebserkrankungen brachten auch einen enormen Aufschwung an psychologischen Ansätzen mit sich (Holland, 1989). Die ersten Selbsthilfegruppen traten vor mehr als 50 Jahren auf den Plan. Eher traditionelle gruppentherapeutische Ansätze für Krebspatienten entwickelten sich relativ langsamer als Selbsthilfegruppen. Die frühen dieser Ansätze basierten wesentlich auf Informationsaustausch und Gruppenberatung eher supportiver Natur; sie waren mehr zeitlich befristet und hoch strukturiert (Benioff und Vinogradov, 1993). Einige dieser Gruppenansätze entwickelten sich in eine eher explorative und auf die affektive Belastung abzielende Richtung (Ringler et al.,1981). In den späten 70er Jahren erschienen dann die ersten Berichte über den Einsatz unstrukturierter, Open-end-Gruppenpsychotherapien für Krebspatienten (Yalom und Greaves, 1977). In den letzten Jahren nun wechselte der Fokus auf die Effekte solcher Gruppeninterventionen, speziell im Hinblick auf die Überlebenschancen der Patienten (Fawzy et al., 1993; Spiegel, 1989).

Tab. 3.10 Auswirkungen von Krebserkrankungen auf interpersonale Beziehungen (nach Benioff und Vinogradov, 1993) (aus Tschuschke 1996)

Gefühle von Vereinsamung durch	Gestörte interpersonale Interaktionen, ausgelöst durch Widersprüche zwischen
• die Unfähigkeit wichtiger Bezugspersonen, schmerzhafte Affekte tolerieren zu können • die Wahrnehmung des Patienten, anders zu sein und von anderen wegen Krebs gemieden zu werden	• negativen Gefühlen und Ängsten über Krebs • dem Glauben, dass die einzig geeignete Haltung die ist, Optimismus und Liebenswürdigkeit auszudrücken

3.4.5.1 Supportive versus explorative Gruppentherapie mit Krebspatienten

Gingen die frühen Gruppen mit Krebspatienten noch davon aus, ausschließlich unterstützende Funktion zu übernehmen und keinesfalls Abwehrprozesse aufzubrechen, so gibt es mittlerweile Erfahrungen, die gerade die klassisch therapeutische Haltung favorisieren (Benioff und Vinogradov, 1993).
Tabelle 3.11 stellt die Hauptmerkmale beider Techniken einander gegenüber. Speziell das eindrückliche Erleben der von Krebspatienten eingesetzten **Abwehrmechanismen**, namentlich *Verleugnung* und *Flucht*, erweckte bei Gruppenleitern zunächst das Gefühl, nur nicht an sehr angstbesetzte und heikle Punkte im Zusammenhang mit der Krankheit und speziell dem Tod zu rühren. In erster Linie sollte Gruppentherapie mit Krebspatienten ja gerade Unterstützung bieten und auf die Effekte der Erkrankung, auf das Leben des Patienten und seine Reaktionen auf die Krankheit fokussieren. Daher sollte die Exploration tieferer Aspekte, z. B. aus der Vergangenheit, eingeschränkt bleiben; des Gruppenleiters vorrangige Aufgabe sei es, Patienten bezüglich ihres extremen psychologischen Stresses aufgrund der Krebserkrankung Bewältigungshilfen anzubieten (Massie, Holland und Straker, 1990).
Aber die Erfahrungen mit Krebspatienten in therapeutischen Gruppen trugen zunehmend zu einer modifizierten Sichtweise bei (Ringler et al., 1981). Zu Beginn waren Therapeuten sehr damit beschäftigt, welche möglichen traumatischen Effekte der Gruppenbehandlung auf die einzelnen Gruppenmitglieder auftreten könnten. Zum Beispiel das Erleben des Todes eines Gruppenmitglieds könnte den anderen Gruppenmitgliedern unerträgliche Angst und Belastung bringen.

Tab. 3.11 Supportive versus explorative Gruppen (nach: Benioff und Vinogradov 1993) (aus Tschuschke, 1996)

Supportiv	Explorativ
• Fokussiert auf die Auswirkungen der Krankheit	• Fokussiert auf die affektiven Erfahrungen des Patienten
• Stärkt und unterstützt die Abwehr des Patienten	• Konfrontiert und interpretiert die Abwehr des Patienten
• Betont Coping-Fertigkeiten	• Betont affektive Erfahrungen und ermutigt Katharsis
• Vermeidet Dissens in der Gruppe	• Ermutigt Diskussion existenzieller Aspekte und erlaubt diesbezügliche Dissesensen
• Patienten bestimmen Tempo und emotionales Klima in der Gruppe	• Gruppenleiter intervenieren mit Prozess-Kommentaren und führen auf affektiv besetzte Aspekte zurück, wenn die Gruppe diesen Aspekten ausweicht

Die zunehmende Erfahrung mit solchen Gruppen jedoch erbrachte einen ganz anderen Effekt, nämlich dass Patienten sogar eher geholfen wurde, sich ihren eigenen Tod mit weniger Angst vergegenwärtigen zu können (Ringler et al., 1981; Yalom und Greaves, 1977).

Im Gegenteil wurde aus diesen Erfahrungen die Überlegung abgeleitet, dass Flucht und Rückzug der Patienten von gefährlichen Themen in Verleugnung und Vermeidung/Flucht eher die Fähigkeit des Gruppenleiters und der anderen Gruppenmitglieder testete, den Stress und die Angst bzw. den Schmerz aushalten zu können: „Meinen Sie es wirklich ernst damit, wenn Sie sagen, wir können hier *alles* ansprechen?" Es gehe eben in therapeutischen Gruppen in viel größerem Ausmaß um den Prozess, das Erschreckende, „Vergiftende" an Tod und Sterben aus dem Erleben zu nehmen **(detoxifying death)**, um ein Klima zu schaffen, das Tod als einen menschlichen Prozess, der zur Existenz dazu gehöre, zu verstehen gestatte (Spiegel und Spira, 1991; vgl. auch Kap. 3.4.6).

Yalom und Greaves (1977) führen an, dass die größte Angst vieler Gruppenmitglieder von Krebspatienten-Gruppen nicht die Angst vor dem Tod an sich sei, sondern die Furcht vor der „absolut totalen Einsamkeit, die das Sterben begleitet" (Yalom und Greaves 1977). Obgleich diese Erfahrung nicht beschwichtigt oder gar ausradiert werden könne, so könne doch weniger Vereinsamung resultieren, indem sie mit anderen Menschen geteilt werde.

Spiegel et al. (1981, S. 532) schildern eindrucksvoll den dynamischen Prozess und die Vermeidungstendenzen in einer Gruppe, die sich mit dem Sterben eines ihrer Gruppenmitglieder auseinanderzusetzen hatte.

Fall-Vignette

Bevor die Gruppenmitglieder bereit waren, sich mit dem drohenden Verlust eines Gruppenmitgliedes auseinanderzusetzen, gab es in der Gruppe oft Abschnitte von Ärger und Spaltung. Eine Patientin, die aufgrund von Hirnmetastasen im Begriffe war zu sterben, war bei ihrer letzten Gruppensitzung so schwach, dass sie nicht im Stande war, ihren Kopf aufrecht zu halten. Die Gruppenmitglieder diskutierten beim nächsten Treffen, wie wütend sie auf die Patientin waren, dass sie in diesem Zustand an der Gruppensitzung teilgenommen hatte. Durch Nachdenken erkannten sie aber, dass es der Patientin eine enorme Anstrengung bereitet haben musste, zu der Gruppensitzung zu kommen, und dass die Gruppe wohl primär wegen ihrer eigenen Hilflosigkeit so ärgerlich war.

Daraufhin entschied sich die Gruppe, ein letztes Treffen am Bett dieses Gruppenmitgliedes in ihrer Wohnung zu haben. Bei diesem Treffen war diese Patientin nur noch teilweise wach, sie war dennoch berührt davon, dass die Gruppe gekommen war; die Gruppe entwickelte aufgrund dieses Erlebnisses eine erhöhte Kohäsion und Stärke, weil sie sich um die Patientin so kümmern konnte.

Als sich die Hirnmetastasen dieser Patientin erstmals entwickelt hatten, fühlten sich die Gruppenleiter extrem unwohl wegen der möglichen Effekte auf die Gruppe. Würde das Miterleben der graduellen, unvermeidlichen Paralyse mehr, sein als die Gruppenmitglieder ertragen konnten? Paradoxerweise waren die Effekte auf die Gruppe positiv; so schmerzlich wie der Prozess war, er war doch weit weniger schlimm, als sie befürchtet hatten.
Schließlich vermittelte die Gruppe den Patienten direkt und indirekt die Wichtigkeit des Umgangs mit dem verbliebenen Rest ihres Lebens. Die Tatsache, dass die Gruppenmitglieder einander spürbar hilfreich sein konnten, verstärkte das Bewusstsein, noch zu leben und in der Welt wichtig sein zu können.

3.4.5.2 Wirkfaktoren in therapeutischen Gruppen

Gruppentherapien haben für sich gesehen spezifische Wirkfaktoren, die in Einzeltherapien prinzipiell nicht auftreten können (Tschuschke, 1999a; 2001c). Es handelt sich dabei um folgende sieben Wirkfaktoren (alphabetisch geordnet):

- **Altruismus** (anderen hilfreich sein)
- **Feedback** in Gruppen erhalten und für innere Veränderungen nutzen
- **Verhaltensänderungen** im geschützten Raum der Gruppe ausprobieren
- **Katharsis** (emotionale Abfuhr, gefördert durch dynamische Gruppenprozesse)
- **Kohäsion** (Zusammenhalt der Gruppe)
- **Rekapitulation der Primärfamilie** (unbewusste Rekapitulation früher familiärer Beziehungserfahrungen und mögliche Korrektur)
- **Universalität des Leidens** (Erlebnis, dass man mit seinen Problemen nicht alleine ist)

Die genannten Faktoren haben, jeder für sich gesehen, psychotherapeutische Potenzen bzw. Kompetenzen, die in unterschiedlichen Gruppenkonzepten in unterschiedlichem Ausmaß und für unterschiedliche Individuen auch unterschiedlich zum Tragen kommen können. Diese Wirkfaktoren schließen sich gegenseitig nicht notwendigerweise aus, sondern überlappen sich eher bzw. können sich günstigenfalls ergänzen bzw. gegenseitig fördern. Auch treten sie in der Regel zu ganz unterschiedlichen Zeiten und Phasen der Entwicklung der Gruppe verstärkt in Kraft (Tschuschke, 1999b). Manche benötigen sogar andere Wirkfaktoren, damit sie überhaupt wirksam werden können. Zum Beispiel konnte bei erfolgreichen Patienten von Gruppentherapien mit neurotischen und persönlichkeitsgestörten Patienten festgestellt werden, dass eine gute Beziehung zur Gruppe (Objektbeziehungsfähigkeit bzw. „individuelle *Kohäsion*") das Vertrauen schuf, sich gegenüber der Gruppe zu öffnen (*Selbstöffnung*), woraufhin die Gruppenmitglieder verstärkt *Feedback* offerierten, was wiederum günstige therapeutische Auswirkungen mit

sich brachte (interne psychologische Umstrukturierungen und Verhaltensänderungen), was schließlich zu Therapieerfolg führte (Tschuschke, 1993; Tschuschke und Dies, 1994; 1997).
Inwieweit die genannten Wirkfaktoren auch in Gruppen mit onkologischen Patienten zum Tragen kommen, ist bislang noch nicht untersucht. Es ist aber sehr wahrscheinlich, dass gerade Gruppen psychologische Wirkungen entfalten können, die offenbar in einzelpsychologischer Hilfestellung gar nicht auftreten können. Theoretisch zu denken ist im Zusammenhang mit dem Thema Psychoonkologie an die Wirkfaktoren *Altruismus, Katharsis, Kohäsion und Universalität des Leidens*.
Altruismus ist ein Wirkmechanismus, wie er in der zuvor dargelegten Fall-Vignette offensichtlich eine Rolle gespielt hat. Patienten erfahren ihren Wert für andere, was für sie selbst immense Bedeutung erlangt, da sich aufgrund der Erkrankung sehr häufig eine sehr nachhaltige Beeinträchtigung ihres eigenen Selbstwertgefühls ergibt. Auch wurde im genannten Beispiel die Bedeutung von *Kohäsion* deutlich. Das gemeinsame Erlebnis am Bett des sterbenden Gruppenmitglieds und natürlich die gesamte Gruppenzeit vermittelte den Gruppenmitgliedern das Gefühl der Zugehörigkeit, des nicht allein Seins in der Welt, sehr eng verknüpft mit dem Gefühl, mit dem eigenen Leiden nicht alleine zu sein, dass es anderen mindestens genau so schlecht ging (Faktor *Universalität des Leidens*).
Gefühle können darüber hinaus auf sehr kathartische Weise in der Gruppe ausgedrückt werden; Gruppen triggern quasi Affekte auf dynamische Weise und haben somit kathartische Wirkungen, die sehr entlastend sein können *(Katharsis)*.
Fawzy et al. (1996) berichten von einer vergleichenden Untersuchung zwischen einzel- und gruppentherapeutischen Interventionen bei Patienten mit frisch diagnostizierter Erkrankung an einem malignen Melanom. Die gruppentherapeutische Maßnahme war der einzelpsychologischen in verschiedener Hinsicht überlegen: Patienten in Gruppen verbesserten ihre Coping-Strategien und fühlten sich besser, speziell die emotionale Unterstützung aus der Gruppe verminderte affektiven Disstress. Weiterhin führen die Autoren der Studie die ökonomisch günstigere Position der Gruppenmaßnahme an, weil die aufzuwendende Zeit des Therapeuten gedrittelt werden könnte (Beispiel: 30 Patienten in drei Sitzungen würden 90 Stunden erforderlich machen, jeweils 10 Patienten in drei Gruppen aber nur 30 Stunden).
Gruppentherapeutische Interventionen führen nach Tabelle 3.9 und vergleichenden Untersuchungen von Fawzy et al. (1996) mithin zu vergleichsweise sehr günstigen Effekten, jedenfalls offenbar besseren als edukatorische bzw. individualpsychologische Interventionen für sich genommen, nur noch vergleichbar den günstigen Wirkungen von verhaltenstherapeutisch-behavioralen Maßnahmen (Tab. 3.7).
Innerhalb der Gruppenansätze scheint ein Konzept besonders überzeugende Wirkungen zu erbringen, das im Folgenden ausführlich dargestellt und diskutiert werden soll.

3.4.6 Supportiv-expressive Gruppentherapie nach Spiegel und Mitarbeitern

Classen et al. (1993) und Spira (1997) haben ausführliche Manuale entwickelt, die zuletzt bei Spiegel und Classen (2000) ihre elaborierteste Form annahmen. Das darin ausgearbeitete Konzept kann bei unterschiedlichsten onkologischen Erkrankungen – mit leichten Modifikationen, da für Mammakarzinom-Patientinnen ausgeführt – Anwendung finden, wie die Verfasser selbst anmerken.
Das Manual bei Spiegel und Classen fokussiert auf **sieben Prinzipien der supportiv-expressiven Gruppentherapie bei onkologischen Patienten**, die im Folgenden kurz dargestellt werden (S. 28–42 bei Spiegel und Classen, 2000). (Zu diesem Manual können über die Berkeley University vier Videobänder bezogen werden, die echte Gruppensitzungsausschnitte neben der ausführlichen didaktischen Anleitung durch Spiegel selbst zeigen. Preis um 600 US$.)

1. (Ver)Bindung herstellen („Building Bonds")

Der Mensch als Spezies hat nur in der evolutionären Entwicklung überlebt, weil er in der Lage ist, soziale Netzwerke zu formen und sich gegenseitig zu unterstützen. Speziell soziale Unterstützung ist ein mediierender Faktor, der hilft, mit stressvollen Lebensereignissen besser umgehen u können (Moos und Schaefer, 1987; Folkman und Lazarus, 1980; Wortman und Dunkel-Schetter, 1979; Bloom und Spiegel, 1984)
Es gibt starke Hinweise, dass soziale Kontakte nicht nur psychologisch positive emotionale Effekte haben, sondern die allgemeine Mortalitätsrate senken (House et al., 1988) wie auch die Mortalitätsrate bei Krebserkrankungen (Reynolds und Kaplan, 1990). Soziale Isolierung dagegen ist stark korreliert mit – alterskorrigierter – Sterblichkeit, wie z. B. sonst nur Serum-Cholesterol bei Rauchern.
Hier gehören die Wirkfaktoren der Gruppentherapie *Kohäsion* und in gewissem Ausmaß auch *Universalität des Leidens* hin. Nur Gruppen sind in der Lage, diese Ebenen der sozialen Hilfe zu gewährleisten.

2. Ausdruck von Gefühlen („Expressing Emotions")

Therapiegruppen sind ein mächtiges „soziales Laboratorium", in dem durch die Hier-und-Jetzt-Situation Möglichkeiten des Übens neuer interpersoneller Möglichkeiten resultieren (Wirkfaktor *interpersonelles Lernen-output* oder *Verhaltensänderungen*), man darüber erfährt, wie man von anderen gesehen wird (Faktor *interpersonelles Lernen-input* oder *Feedback*) usw. Es besteht ferner in Gruppen eine, dynamisch motivierte, Fähigkeit, starke Gefühle zu erleben und auszudrücken (*Katharsis*), was eine große Entlastung mit sich bringt.

Die Untersuchung des Gruppenprozesses in der Hier-und-Jetzt-Situation vertieft die Untersuchung von Trauer und Todesangst und führt dann zu Möglichkeiten der Bewältigung. Durch die direkte Konfrontation mit den schlimmsten und schmerzhaftesten Aspekten des Verlusts wird es möglich, die befürchteten Konsequenzen des Todes bzw. Sterbens abzuschwächen: die Erfahrungen mit solchermaßen geführten Gruppen (z. B. Gruppen mit Patientinnen mit metastasierten Mamma-Ca.; Spiegel et al., 1989) zeigten, dass eine größere Aufmerksamkeit dem Sterben gegenüber und dem Faktum des unausweichlichen Todes zu einem deutlich vermindertem Schrecken davor führte.

„Offenheit und emotionaler Ausdruck sind zentrale Ziele der supportiv-expressiven Gruppenbehandlung. In der Tat sind sie ja auch der Grund für den Gebrauch des Wortes *expressiv*. Patienten verspüren oft den Druck, stark sein zu müssen, und sie verhalten sich stärker, als sie sich in Wirklichkeit fühlen, als wären sie in der Lage, mit ihrer Situation umzugehen. Nun sind aber diese Versuche, die wirklichen Gefühle zu verbergen und eine positive Haltung an den Tag zu legen, sehr ineffektiv und benötigen ein großes Maß an emotionaler Energie.“ (Spiegel und Classen, 2000; S. 33f.)

Der Ausdruck von Gefühlen ist sehr wichtig, weil damit soziale Isolation vermindert wird und verbessertes Coping damit einhergeht. Unterdrückung von Emotionen und Vermeidung sind assoziiert mit schlechterem Coping (Greer, 1991; Pettingale, 1984; Spiegel, 2001) sowie mit verminderter Nähe innerhalb von Familien, was zu eingeschränkten Gelegenheiten für direkten Gefühlsausdruck und Betroffenheit führt.

3. Entgiftung von Tod und Sterben („Detoxifying Death and Dying“)

Gedanken an Tod und Sterben wecken in uns allen tiefe Ängste, aber wir können sie in der Regel gut an die Seite schieben. Wenn wir jedoch von einer potenziell lebensbedrohlichen Erkrankung heimgesucht werden, wird die Angst wieder greifbar und ist unvermeidlich. Dennoch versuchen Betroffene gewöhnlich, dieses Thema wieder zu vermeiden. Typischerweise wird diese Vermeidungstendenz noch dadurch verstärkt, dass durch Angehörige oder Bekannte/Freunde diese Vermeidungsstrategie noch gestützt wird, die nur ungern über die Möglichkeit sprechen, den geliebten Menschen sterben sehen zu müssen. Das Ergebnis ist dann, dass die Patienten mit ihren schrecklichen Fantasien alleine bleiben – sodass beide Seiten, Patienten und Angehörige, getrennt voneinander leiden. Ohne jemanden oder eine Anlaufstelle werden die Patienten mit ihren Ängsten und Fantasien alleine bleiben, und die Angst wird weiter aufrecht erhalten und die gesamte Stimmungslage des Patienten beherrschen.

Die bewusste Auseinandersetzung mit dem Thema Tod und Sterben bewirkt – selbst bei unausweichlich todgeweihten Patienten – eine Art von „Entgiftung“, die es ermöglicht, die verbleibende Lebenszeit ohne Horrorgefühle und in sinnvoller

Intensität zu erleben und meistens Angelegenheiten selbst zu regeln (Spiegel et al., 1989).

„Dem Patienten zu helfen, eine bedrohliche Situation in mehrere handhabbare Teile aufzubrechen, hat den Effekt der Reduzierung von mit der Situation verknüpftem Schrecken. Die Situation wird tatsächlich als sehr real erlebt, allerdings weniger überwältigend, weil man sie anschaut. In diesem Sinne sprechen wir davon, dass der Tod entgiftet werde. Durch die direkte Thematisierung von Tod und damit verknüpften Problemen kann die Angst meistens vermindert werden (Spiegel und Glafkides, 1983; Spiegel et al., 1981).“ (Spiegel und Classen, 2000, S. 36)

Sich mit dem Thema Tod und Sterben auseinander zu setzen, ist für eigentlich jeden Krebspatienten deshalb wichtig, weil die Konfrontation anstelle der Vermeidung so wichtige Konsequenzen hat. Vermeidungs- und Ablenkungsstrategien führen offenbar zu einer fatalen Kaskade von Ereignissen, deren Endprodukt ungünstig ist (Tschuschke et al., 2001). Sie verhindern, dass eine echte Auseinandersetzung mit der Erkrankung, der Situation und den Folgen stattfinden kann (Spiegel, 2001). Vermeidung und Verleugnung haben ihre „Kosten“ (Blake-Mortimer et al., 1999), unter anderem eine größere Angst und Isolierung. Die Konfrontation selbst mit lebensbedrohlichen Aspekten kann Patienten dazu verhelfen, von einem emotionsbezogenen zu einem problembezogenen Coping zu wechseln (Moos und Schaefer, 1987; Spiegel, 1990). Der Prozess des Sterbens wirkt meistens bedrohlicher als der Tod selbst. Eine direkte Bearbeitung von Todesangst kann dazu verhelfen, die Furcht vor dem Tod in eine Abfolge von Einzelproblemen zu unterteilen: den Kontrollverlust über Behandlungsentscheidungen, die Furcht vor der Trennung von geliebten Menschen, die Furcht vor Schmerzen. Eine Besprechung dieser Befürchtungen kann dazu führen, dass diese Aspekte konfrontiert, wenn nicht gar ganz gelöst werden. Sogar eine offene und direkte Auseinandersetzung mit dem Tod kann in positive Lebensveränderungen münden.
Eine Frau mit einer metastasierenden Brustkrebserkrankung beschrieb ihre Erfahrung auf diese Weise:

„Ich habe herausgefunden, dass über den Tod sprechen so ähnlich ist, wie in den Grand Canyon zu stürzen (ich kann Höhen nicht ertragen). Du weißt, dass es eine Katastrophe sein würde, hinunter zu fallen, aber du fühlst dich besser, wenn du hinunter blicken kannst. Ich kann nicht sagen, dass es mich kalt lässt, aber ich kann es mir nun anschauen.“ (Spiegel, 1993; zit. n. Blake-Mortimer et al., 1999, S.1584)

4. Neubewertung von Lebensprioritäten („Redefining Life Priorities“)

Krebs verursacht das Gefühl einer ungewissen Zukunft. Scheinbar paradoxerweise hat die Möglichkeit einer verkürzten Lebenserwartung den Effekt einer Aufmerksamkeitslenkung auf vitale Interessen. „Krebs kuriert Neurose“, pflegt Irvin

D. Yalom zu sagen. Das Ziel muss sein, dem Patienten zu helfen und ein neues Lebenskonzept zu entwerfen. Das macht erforderlich, dass eine Klarheit bezüglich der Werte und Ziele erfolgt, ebenso wie den besten Gebrauch von noch verbleibender Zeit und Energie zu machen – falls es sich um eine unheilbare Erkrankung handeln sollte. Aber auch sonst kann ein solches einschneidendes Erlebnis zu einer Neudefinierung der eigenen Lebensziele und Lebenssicht erfolgen (Larbig und Tschuschke, 2000a; Tschuschke 2001a).

„Oftmals ermöglicht dies Patienten, neue Ziele zu entwickeln, und manchmal entdecken sie auch, dass sie intensiver und froher im Augenblick leben wollen (Spiegel und Yalom, 1978): Es ist wichtig, dass Patienten merken, dass die verbleibende Zeit kurz sein kann ... Konsequenterweise werden sie ermutigt, diese wertvolle Zeit gut zu nutzen. Die Diagnose offeriert ... Gelegenheit und Motivation, das zu tun, aus dem wir alle Nutzen ziehen würden." (Spiegel und Classen, 2000, S. 37)

5. Die Verbesserung der Unterstützung durch Freunde und Angehörige

Eine in diesen Gruppen kultivierte Atmosphäre der Offenheit und der Unterstützung kann sich auf eine sinnvolle Art auf die Familie ausdehnen.

„Die Explorierung von Gefühlen im Rahmen des Gruppensettings liefert ein Modell für eine ähnliche Offenheit zu Hause, indem den Gruppenmitgliedern geholfen wird, Probleme zu erkennen und die Ergebnisse ihrer größeren Offenheit zu antizipieren. Daher ist es ein wichtiges therapeutisches Ziel, eine offene Exploration gemeinsamer Probleme zu ermöglichen." (Spiegel und Classen 2000, S. 37)

Unglücklicherweise vermeiden die meisten Patienten und ihre Angehörigen schwierige Themen (Lewis und Hammond 1992), und das ausgerechnet zu einem Zeitpunkt, zu dem der Patient alle Hilfe benötigen würde, derer er nur habhaft werden kann.

Die Gruppe verfolgt daher als ultimatives Ziel die Verbesserung der Kommunikation zwischen Patienten und Angehörigen und Freunden. Dieses Ziel muss das Lernen bezüglich der Ausdrucksfähigkeit von Ängsten, Wünschen und Befürchtungen einschließen, „ohne größere Sorge um den Schutz der Familie vor Belastungen" (Spiegel und Classen, 2000).

Die Akzeptanz der Möglichkeit einer Krankheit, die das Leben verkürzen kann, trägt die Gelegenheit in sich, eine Neubewertung von Lebensprioritäten vorzunehmen. Wenn eine heilende Behandlung nicht mehr möglich ist, kann es denjenigen mit einer lebensbedrohlichen Erkrankung dazu verhelfen, eine realistische Bewertung der Zukunft vorzunehmen und das Beste aus der verbleibenden Zeit zu machen.

Ein Preis, der für unangebrachten Optimismus zu zahlen ist, ist der Verlust an Zeit für die Realisierung von bedeutsamen Lebenszielen, für die offene Kommunikation mit Familienangehörigen und Freunden und die Regelung wichtiger Angelegenheiten. Eine Konfrontation mit dem Tod kann sogar dazu führen, das Beste in seinem Leben zu erleben (Spiegel et al., 1981; Spiegel, 1993b).

6. Verbesserung der Arzt-Patienten-Beziehung

Die häufig passive Haltung von Patienten gegenüber ihren Ärzten sollte in eine aktive verwandelt werden. Anstatt ein abhängiger Adressat von Behandlung zu sein, sollte der Patient – auch zur Compliance-Verbesserung – Partner des Arztes werden (am besten gar im Sinne Dörners, 2000). Unterstützungsgruppen können sehr brauchbar sein im Hinblick auf eine bessere Kommunikation mit Ärzten und anderen medizinischen Helfern und Behandlern. Gruppen bieten gegenseitige Ermutigung, Fragen beantwortet zu bekommen, aktiv an Behandlungsentscheidungen mitzuwirken und alternative Behandlungsformen sorgfältig zu erörtern und abzuwägen. Natürlich müssen solche Gruppen sehr sorgfältig darauf achten, nicht mit medizinisch notwendigen Behandlungsentscheidungen zu interferieren, sondern einen Klärungsprozess für den Patienten zu unterstützen und die Entwicklung einer kooperativen Beziehung zwischen Arzt und Patient zu fördern.

7. Verbesserung von Bewältigungsstrategien

Mit diesem Aspekt wird einer der zentralen Punkte jedweder psychosozialen Intervention in der Psychoonkologie angesprochen, auf den auch noch weiter unten ausführlicher eingegangen werden soll.
Nach Spiegel und Classen beschreibt die klassische Coping-Literatur (Folkman und Lazarus, 1980; Moos und Schaefer, 1987) drei fundamentale Arten von Coping:

- **informationsfokussiertes** Coping,
- **emotionsfokussiertes** Coping und
- **problemorientiertes** Coping.

Die meisten medizinischen Interventionen seien nur auf die erste Form des Coping gerichtet – die Informierung der Patienten mit dem, was ihre Diagnose bedeute und was ihre Behandlung sein müsse. Ein solches Vorgehen berücksichtige nicht die starken emotionalen Reaktionen der Patienten auf die Information.
Beispielsweise habe eine Beratung über genetische Risiken bei Brust- und Ovarial-Krebs (BrCa-1-Gen) erbracht, dass zwar die Informationsvermittlung hilfreich war, dass aber gleichwohl viele Frauen weiterhin ihr Erkrankungsrisiko nach der Beratung falsch einschätzten, besonders die Frauen, die sehr ängstlich waren (Lerman et al., 1995).
Es gibt inzwischen einen einigermaßen gesicherten Fundus an psychoonkologischen Studien, der mehrheitlich in die gleiche Richtung weist: es gibt **günstigere und ungünstigere Coping-Strategien bei einer Krebserkrankung**, sei es, dass

die Lebensqualität, dass Angst, Stress, rezidivfreies Überleben oder Langzeitüberleben überhaupt betroffen sind (Fawzy et al., 1995; Heim, 1988; Spiegel und Kato, 2000; Tschuschke et al., 2001) (vgl. auch Kap. II).

3.4.7 Zusammenfassung

Die im vorigen Abschnitt dargestellten psychologisch-psychotherapeutischen Interventionsansätze bei Krebspatienten dürfen auf den ersten Blick als ziemlich ermutigend bezeichnet werden. Zunächst ist es erstaunlich, welche durchweg günstigen Einflüsse die jeweiligen Interventionen bei den doch sehr uneinheitlichen Erkrankungsformen und in den unterschiedlichsten Erkrankungsstadien erzielt haben. Angesichts der Tatsache, dass es sich bei den meisten der dargestellten Studien um pionierhafte Versuche handelte, erscheinen die günstigen Effekte in einem anderen Licht: um wieviel effektiver müssen demnach Interventionen sein, die gezielt maßgeschneiderte Interventionskataloge mit speziell geschulten Therapeuten im Rahmen eines methodisch anspruchsvollen Studiendesigns zur Anwendung bringen, und wieviel aussagekräftiger werden Studien sein, die anhand von homogenen großen Stichproben ein prospektives, randomisiertes Studiendesign verwirklichen, das womöglich noch Immunparameter und ein langes Follow-up miteinbezieht, wie dies ansatzweise die Studie von Fawzy et al. (1993) realisiert hat?
Man könnte versucht sein zu sagen, dass viele Wege nach Rom führen. Unterschiedlichste Maßnahmen des psychologisch-psychotherapeutischen Interventionskatalogs scheinen mehrheitlich Nutzen für Krebspatienten mit sich zu bringen. Dennoch zeigen die Tabellen 3.6 bis 3.9 auch deutliche Unterschiede. Im *Affektbereich* scheinen sich im Wesentlichen keine Unterschiede zu zeigen. Patienten profitieren durch bedeutsame Abnahmen an Angst und Depression, an Abnahme an Konfusion und Verzweiflung und Rückgang im Disstressbereich. Hier ergeben sich praktisch keine Unterschiede zwischen psychoedukativen, behavioralen, einzel- oder gruppenpsychotherapeutischen Interventionsmaßnahmen.
Auch im *Coping*-Bereich scheinen sich die genannten, grundsätzlich unterschiedlichen Ansätze nicht zu unterscheiden. Patienten gewinnen an aktiven, hilfreichen Bewältigungsstrategien hinzu, gleichgültig, ob sich die Maßnahme auf edukativ-informatorische oder behaviorale Techniken, einzel- oder gruppentherapeutische Maßnahmen erstreckt. Allerdings sollte festgehalten werden, dass die meisten Gruppeninterventionsstudien edukativ-informatorische oder behaviorale, Coping fördernde Maßnahmen mit einbezogen, sodass der genuine Anteil des *gruppalen* Settings nicht von den Einflüssen der anderen genannten Maßnahmen sauber getrennt werden kann.
Die *Lebensqualität* und der *Wissenszuwachs* um die Form der Erkrankung und die erforderlichen Behandlungsmaßnahmen allerdings variieren zwischen den vier grundsätzlichen Behandlungsmodalitäten doch beträchtlich. Erstaunlich, dass edukative Interventionen so wenig Wissenszuwachs bewirken und praktisch auch keine

Verbesserung der Lebensqualität zur Folge haben (Tab. 3.6). Auch ergibt keine einzige Studie einen Wissenszuwachs bei den behavioralen Studien, allerdings in vier von zehn Studien Verbesserung der Lebensqualität (Tab. 3.7). Tabelle 3.8 zeigt sehr schlechte Werte für die beiden Konzepte Lebensqualität und Wissenszuwachs bei den Studien über einzelpsychotherapeutische Interventionen. Vergleichsweise günstige Ergebnisse zeigen sich bei den Gruppeninterventionsstudien (Tab. 3.9); vier von 15 Studien weisen eine Verbesserung der Lebensqualität nach und fünf der 15 Untersuchungen einen signifikanten Wissenszuwachs.

Unterschiede zeigen sich auch, wenn es um die Ergebnisse im physischen Bereich geht. *Physische Befindlichkeit*, Reaktionen im *Immunsystem*-Bereich, das Auftreten von *Rezidiven* oder sogar die *Überlebenszeit* sind so genannte „harte" Parameter, die nur in den wenigsten Studien mitkontrolliert wurden. Die fünf in Tabelle 3.6 aufgeführten edukativen Studien zeigen keine Effekte im physischen und immunologischen Bereich, z. T. eben auch deshalb, weil diese Parameter gar nicht untersucht wurden. Insofern ist auch keine diesbezügliche Aussage möglich.

Die behavioralen Studien haben zumeist ein sehr ausgefeiltes Studiendesign als Grundlage, es sind somit weitgehend Aussagen über alle in den Tabellen aufgeführten Parameter möglich (Tab. 3.7).

Hier zeigen sich bemerkenswert häufig günstige Effekte in allen sieben Studien, die Parameter des physischen Bereichs überprüften, in allen sechs Studien, die Immunparameter berücksichtigten, sowie in beiden Untersuchungen, die Rezidivfreiheit oder -auftreten und/oder Überlebenszeit kontrollierten. Zwei Studien weisen auch Zusammenhänge zwischen Intervention und Rezidivauftretenswahrscheinlichkeit nach. Die individualpsychotherapeutischen Interventionen (Tab. 3.8) fallen in diesen Bereichen deutlich ab. In nur drei Untersuchungen wurden physische Befindensparameter erfasst, in einer Studie verschlechterte sich der Zustand der Patienten sogar. Nur eine Studie untersuchte Immunparameter, allerdings mit günstigen Effekten. Von zwei Untersuchungen, die Rezidivauftreten und/oder Überlebenszeit kontrollierten, ergab sich in einer Untersuchung ein signifikant günstiger Effekt der einzelpsychotherapeutischen Intervention (Grossarth-Maticek et al., 1984) – dieses Studienergebnis sollte allerdings nicht interpretiert werden (siehe oben); in einer Studie ergab sich kein Zusammenhang (Linn et al., 1982).

Nur drei von 15 Gruppeninterventionsstudien untersuchten Variablen des physischen Bereichs, zwei mit signifikant günstigen Effekten, eine ohne Auswirkung. Nur eine Untersuchung erfasste hier Immunparameter (Fawzy et al., 1990) – mit signifikant günstigen Effekten bei den Interventionspatienten, und zwei Untersuchungen berücksichtigten Daten zum Rezidivauftreten bzw. zur Überlebenszeit. In beiden Studien zeigten sich signifikant positive Effekte im Hinblick auf eine günstigere Überlebenswahrscheinlichkeit und/oder ein rezidivfreies Intervall (Spiegel et al., 1989; Fawzy et al., 1993).

Bei allen Interventionen handelt es sich um meist sehr kurzzeitige Maßnahmen, die dennoch bemerkenswert günstige Effekte erzielen. Die Diskussion, ob nicht längerfristig angesetzte psychologisch-psychotherapeutische Maßnahmen noch günstigere Effekte zu erzielen im Stande sein könnten, wird weiter unten noch zu führen sein. An dieser Stelle soll zunächst festgehalten werden, dass Krebspatienten mit unterschiedlichen Erkrankungsformen offenbar von sehr unterschiedlichen psychologisch-psychotherapeutischen Interventionsmaßnahmen profitieren können. Es ist noch nicht ausreichend überprüft, ob spezifische Erkrankungsformen oder -stadien auf bestimmte Interventionen besonders gut oder weniger gut ansprechen; etwa könnte man sich vorstellen, dass Melanompatienten oder Darmkrebspatienten speziell von informatorisch-edukativen Interventionen profitieren (auf der einen Seite wegen der Sonnenexpositionsrisiken, auf der anderen wegen der Ernährungsaspekte) und Leukämiepatienten z. B. von Coping-Trainings- und/oder behavioralen Entspannungstechniken (aufgrund der Gefahr der Selbstaufgabe und aufgrund der wochenlangen Isolation während einer Knochenmarktransplantation).

Solange diese Erkenntnisse nicht in ausreichender Form gegeben sind, gilt die Empfehlung von Fawzy et al. (1995), dass eine strukturierte, psychotherapeutische Intervention, die auf Gesundheitserziehung aufbaut, Stressmanagement und behaviorales Training offeriert, Coping-Hilfen inkl. Problemlösestrategie-Training und supportive Gruppenunterstützung anbietet, das größte Potenzial an möglicher Hilfe für Patienten darstellt, die frisch diagnostiziert sind und sich in der Frühphase ihrer onkologischen Behandlung befinden. Diese Patienten seien normalerweise sehr gestresst, seien ängstlich und seltenst in der Lage, ihre üblichen Bewältigungsstrategien anzuwenden.

Psychosoziale Interventionen der unterschiedlichen Formen, wie sie beschrieben wurden, bieten also, jede für sich, überschlägig betrachtet, enorme Hilfestellungen für Patienten und z. T. auch für Angehörige an. Diese Art von Forschung hat quasi gerade erst begonnen und hat dennoch schon überzeugende Ergebnisse vorzuweisen.

Betroffenen Patienten können prinzipiell maßgeschneiderte Verfahren angeboten werden, die in der Kombination sogar noch größere Wirkungen erzielen können, von denen bislang auf jeden Fall konstatiert werden kann (unter der Voraussetzung, dass ein Krankenhaus bzw. ein onkologisches Zentrum diese Kompetenzen personell anbietet!), dass sie *Folgendes mit Sicherheit* erreichen können:

- Weitgehende Reduzierung von Verzweiflung, Depression, Angst
- Aufbau von Lebensmut, Lebensqualität
- Aufbau von Bewältigungsstrategien (Coping)

Behandlungskompetenz vorausgesetzt, können diese Verfahren einzeln oder in Kombination *vermutlich* gleichfalls erzielen:

- Verbesserung des physischen Befindens
- Verbesserung der Immunkompetenz des Organismus

Spira (1997) hat in einer übersichtlichen Tabelle (vgl. **Tab. 3.12**) unterschiedliche psychologisch-therapeutische Interventionsbereiche, therapeutische Ziele, Ver-

Tab. 3.12 Therapeutische Ziele, Methoden und strukturelle Empfehlungen in der Behandlung von Krebspatienten (nach Spira, 1997)

Stadium der Erkrankung	Spezielle Bereiche	Ziele	Methoden	Struktur
Prävention	bei zunehmendem Risiko des Auftretens der Erkrankung und bei Rezidivneigung	Erziehungs-/Informationsmaßnahmen	deduktiv: didaktische Informationen	Kurz- Kursus (1–4 Treffen)
Diagnose	Disstress wegen der Diagnose Bestürzung wegen der Diagnose	Erziehungs-/Informationsmaßnahmen, akutes Bewältigungsverhalten, emotionale Unterstützung	interaktiv: didaktische Informationen erlebnisorientierte Fertigkeiten deduktiv: stützende Gespräche	Kurzgruppe (1–6 Wochen)
Behandlung	Unwohlsein: Erbrechen, Muskelschmerzen, Müdigkeit, Gewicht	Bewältigung der Behandlung sein Leben darauf einstellen, dass man an Krebs erkrankt ist emotionale Unterstützung	interaktiv: erlebnisorientierte Fertigkeiten induktiv: stützende Gespräche	Kurzzeit (4–12 Wochen)
Erholung/Genesung	Selbstbild Lebensaktivitäten hinterfragen Beziehungen Sensibilität für Kontrollmöglichkeiten mögliches Rezidiv oder Tod Einstellungen/Verhalten zur Gesundheit/Gesundung	aktives Coping emotionale und soziale Unterstützung Überprüfen von Einstellungen, Werten und Prioritäten in die Zukunft schauen gesund leben	interaktiv: kognitive Therapie erlebnisorientierte Fertigkeiten induktiv: stützende Gespräche	Kurzzeit (8–16 Wochen)

Stadium der Erkrankung	Spezielle Bereiche	Ziele	Methoden	Struktur
Rezidiv und Sterben	emotionaler Disstress Tod und Sterben Bewältigung der Behandlung Kontrollverlust Familie und Freunde physisches Unwohlsein/ Müdigkeit	aktives Coping Schmerz- und Stress- management emotionale und soziale Unterstützung existenzielle Bereiche bewusstes Leben	induktiv: stützende Gespräche interaktiv: erlebnisorientierte Fertigkeiten	Langzeit (24 Wochen und weiterführend)
Unterstützung der Familie während der Erkrankung und der Trauer	emotioanler Disstress existenzielle Bereiche Schuld	emotionale Unterstützung mehr im Augenblick leben Planen für die Zukunft	induktiv: stützende Gespräche interaktiv: erlebnisorientierte Fertigkeiten	nach Bedarf: stützende Personen begleiten die Patienten Unterstützung

fahren bzw. Methoden sowie die Struktur der jeweils günstigsten Interventionsmaßnahme aufgelistet.
Demnach kann in allen Phasen – von präventiven bis stützend-begleitenden Maßnahmen – mit maßgeschneiderten psychologisch-therapeutischen Interventionsformen reagiert werden, die sich in einzelnen Studien bewährt haben.
Einige aufwendige Studien ermutigen dazu, weitere präzise und aufwendige Forschung bezüglich der Beeinflussung von Überlebenschancen durchzuführen. So ist dies dringend erforderlich, um abzuklären, ob bestimmte psychosoziale Interventionen bzw. überhaupt solche Maßnahmen das rezidivfreie Überleben (bzw. das Überleben überhaupt) verbessern helfen bzw. für welche Krebserkrankungen und in welchem Stadium dies der Fall sein könnte. Eine menschliche Hilfe und Entlastung stellen alle genannten Maßnahmen ohnehin für alle Beteiligten dar.

IV

Psychoneuroimmunologische und psychoendokrinologische Aspekte im Zusammenhang mit Krebserkrankungen

4 Einführende Überlegungen

4.1 Neue interdisziplinäre Perspektiven

Die Psychoimmunologie oder auch Psychoneuroimmunologie muss als relativ neue Disziplin bezeichnet werden. Bei ihr handelt es sich um die Interaktionen zwischen dem Erlebens- (der Psyche) und dem Immunsystem des menschlichen Organismus. Erstmals haben anscheinend Solomon und Moos 1964 den Terminus verwendet, der seitdem für die komplexen Verbindungswege zwischen dem subjektiven Erlebenseindruck, quasi dem psychischen „Apparat“ und dem Immunsystem, die auf neurophysiologisch-endokrinen Wegen ablaufen und gleichsam ein immens komplexes Vernetzungssystem zwischen den genannten Systemen inkl. Feedback-Schleifen aufbauen, steht (siehe auch Lewis et al., 1994; Schedlowski und Tewes, 1996a). *Psychoimmunologie* steht mittlerweile als Kurzform für den komplexeren Zungenbrecher *Psychoneuroimmunologie*. Arbeiten auf diesem neuen Gebiet wurden durch die multidisziplinären Arbeiten von Ader und Mitarbeitern Mitte der 70er Jahre angeregt (Ader, 1981; Ader et al., 1991).

> „Beide, Psychoimmunologie und Psychoneuroimmunologie, werden weithin als Synonyme benutzt, um ein Gebiet zu definieren, das Analogien und wechselseitige Interaktionen zwischen dem Zentralen Nervensystem (ZNS) (einschließlich aller Aspekte des Verhaltens und geistiger Aktivität) und der Immunfunktion berücksichtigt. Diese Interaktionen können entweder direkt oder indirekt erfolgen (über andere Systeme, die sowohl mit dem Immun- als auch dem Zentralen Nervensystem verbunden sind). Im weitesten Sinne kann damit Psychoimmunologie buchstäblich als alles im Organismus überschreitend aufgefasst wwerden, da die meisten Immunzellen Zugang zu allen Organen und Zellen des Körpers haben, einschließlich dem ZNS. Dieses beeinflusst das periphere Nervensystem, das wiederum die Funktion der körperlichen Organe moduliert.“ (Biondi und Kotzalidis, 1994, S. 4)

Biondi und Kotzalidis (1994) führen aus, dass sich diese relativ neue Disziplin innerhalb des medizinischen „Establishments“ der anderen Disziplinen zunächst sehr schwer getan habe. Konservative Medizinkreise hätten in den 80er Jahren eine heftige Debatte vom Zaun gebrochen – vielleicht nicht einmal zu Unrecht –, um Personen und Bewegungen zu kritisieren, die wenig bis gar nichts mit Wissenschaft zu tun gehabt, sich selbst aber nichtsdestotrotz als „Psychoimmunologen“ bezeichnet hätten. Man kann diesen Konservatismus der klassischen medizinischen Fächer gut verstehen. Zu allen Zeiten hat es Mythen und Unseriosität gege-

ben, sozialen und psychischen oder magischen Kräften wurde alles Mögliche angedichtet im Zusammenhang mit körperlicher Gesundheit und Wohlbefinden. Heute mehr denn je lebt eine riesige Esoterik-Branche von den magischen Heilserwartungen eines Großteils der Menschheit. Ganz besonders der Krebs erzeugt eine als panisch zu bezeichnende Reaktion in breiter Öffentlichkeit, sodass in allen möglichen Wässerchen, Naturstoffen oder mystischen Ritualen ein Schutz oder gar eine Heilung beschworen werden sollen. Meist beruhigt bereits die Beschwörung oder der feste Glaube an die Wirksamkeit dieser schamanischen Maßnahmen.
Wissenschaftliche Psychoimmunologie jedoch hat mit transzendenten Beschwörungsformeln so wenig zu tun wie die biochemische, (patho)physiologische oder immunologische Forschung innerhalb der Medizin. Das Problem ist nur, dass wir derzeit noch zu wenig die physiologischen Mechanismen verstehen, die für die den psychoimmunologischen Regelkreisen zugrunde liegenden Phänomene verantwortlich sind (Biondi und Kotzalidis, 1994). In den 80er Jahren waren die Verbindungen zwischen dem psychischen und dem immunologischen System noch nicht so weit entdeckt worden, wie dies heute der Fall ist. Entsprechend harsch fiel die Reaktion des medizinischen Establishments zu jener Zeit aus, als die Verbindungen nur mehr postuliert worden waren, wie Biondi und Kotzalidis (1994) dies ausführen. Zugleich habe die hitzige Debatte aber auch angezeigt, dass die psychoimmunologischen Aspekte im Krebsgeschehen eine wichtige Rolle spielten und für die Kliniker immer wichtiger wurden. Ärzte, Psychologen und Sozialarbeiter/therapeuten waren zunehmend daran interessiert, die Erkenntnisse der psychoneuroimmunologischen Forschung in ihre Handlungsprogramme zu integrieren (Biondi und Kotzalidis, 1994).

> „Die anhaltend negativen Reaktionen von einigen Klinikern könnten ihre Frustrationen wegen des Defizits solider, unwidersprechbarer Daten reflektieren, die in neue klinische Anleitungen umgesetzt werden könnten. Im Gegenteil, wissenschaftlich sich verstehende medizinische Professionelle sind geneigt, Psychoimmunologie als von unseriösen Personen unterwandert anzusehen, die unüberprüfbare Modelle propagieren, Daten übermäßig extrapolieren und unsubstanziierte Schlüsse ziehen. Es ist klar, dass einige der so genannten psychoimmunologischen Methoden des Heilens wissenschaftlich noch vollständig ergründet werden müssen; ein Beispiel ist die geleitete Imagination. Obwohl ein positiver Effekt der Imagination auf die Lymphozyten-Differenzierung und thymische Hormon-Statui nachgewiesen wurde (Hall und Grady, 1991), kann dieser Zusammenhang nicht direkt (oder auf anderem Wege) – jedenfalls gegenwärtig nicht – mit spezifischen Anti-Tumor-Effekten oder der Krebsprogression in Verbindung gebracht werden.“ (Biondi und Kotzalidis, 1994, S. 5)

Biondi und Kotzalidis (1994) argumentieren vehement dafür, sich als Forscher im Bereich der Psychoimmunologie bescheiden zu geben. Es sollten nur solche Ergebnisse als relevant angesehen werden, die wissenschaftlich getestet, reproduziert oder zurückgewiesen werden könnten und nur solche Verhaltensänderungen interpretiert werden, die eindeutig in Veränderungen der Immunparameter-Maße und umgekehrt mündeten.

Es sei schlicht zu früh, Psychoimmunologie als eine eigenständige wissenschaftliche Disziplin zu propagieren, die es uns ermögliche, Krebs bzw. andere immunologische (oder gar geistige) Krankheiten zu bekämpfen oder zu verhindern.

„Zum Beispiel, ungeachtet möglicher vereinfachender, unvollständiger Annahmen einer kausalen Kette, sollten die Glieder in der Abfolge Depression mit veränderter hypothalamisch-adrenerger Achse, gesteigerter corticosteroider Aktivität, verminderter Immunfunktion und schließlich erhöhter Krankheitswahrscheinlichkeit als wissenschaftlich überprüfbare Hypothese akzeptiert und jedes einzelne Glied in dieser Kette rigoros untersucht werden. Auf der anderen Seite ist es unethisch und wissenschaftlich unkorrekt, Patienten mitzuteilen, es gebe einen brandneuen ‚psychoimmunologischen Behandlungsansatz', der einen oder mehrere psychologischen Wege enthalte, die Aktivität von Immunzellen zum Explodieren zu bringen, auf dass ihre Krebszellen zerstört und ihre Überlebenswahrscheinlichkeit verbessert werden könnte." (Biondi und Kotzalidis, 1994; S. 6)

Patienten sollte momentan nicht mehr mitgeteilt werden, als dass Krebs gewöhnlich eine Beeinflussung des Immunsystems mit sich bringe und dass bestimmte psychologische Interventionsmaßnahmen positive immunologische Wirkungen zur Folge hätten.
Patienten dürfe inzwischen – im gegebenen Fall – die Hoffnung nicht genommen werden, allerdings nur unter der gleichzeitigen Information, dass es erst vorläufige Hinweise gebe, dass bestimmte psychologische Maßnahmen immunologische Beeinflussungen bewirkten, und dass ihre (der Patienten) Situation letztlich sei, dass sie nichts zu verlieren hätten, wenn sie an solch einem neuartigen Programm teilnähmen. Jedoch sei es Pflicht und sollte gleichzeitig betont werden, dass die Mechanismen bislang nicht vollständig bekannt seien und dass die günstigen Wirkungen bei *einigen* Patienten erzielt worden seien und bei anderen nicht, so dass eine möglicherweise ausbleibende Wirkung nicht das Versagen oder Verschulden von ihnen sei, und dass dies wahrscheinlich nicht die Progression ihrer Erkrankung beeinflussen werde.
Die möglichen Mechanismen, die die Progression einer onkologischen Erkrankung beeinflussen können, sind teilweise bekannt. Vermittelnde, intermittierende Größen sind z. B. Informationen über die Erkrankung durch den/die behandelnden Arzt/Ärzte, ein verändertes Gesundheitsverhalten (unter anderem hier auch Compliance mit der notwendigen Behandlung), natürlich der physische Leistungsstand des Organismus (diese Faktoren wurden in den Kapiteln I und II anhand von zahlreichen Studien belegt).
Der entscheidende Punkt aber ist, dass die genannten Faktoren sich in metabolische Prozesse umsetzen, dass eine **komplizierte Umschaltung von Verhaltensweisen bzw. Coping-Strategien und emotionalen Befindlichkeiten in neuroendokrine und immunologische Mechanismen erfolgt**, die ihrerseits die Proliferationen malignen Zellwachstums beeinflussen können (im negativen wie im positiven Sinne) (vgl. Abb. 4.1).
Die wiederum komplexe Wechselwirkung zwischen den grob skizzierten einzelnen vermittelnden Faktoren und die daraus resultierende Einwirkungsqualität auf

den malignen Prozess des Zellwachstums ist bislang kaum erschlossen und Gegenstand intensiver wissenschaftlicher Bemühungen der Psychoimmunologie.

4.2 Stress als Mediator immunologischer Veränderungen

Stressmechanismen werden als die zentralen Faktoren in der Beziehung zwischen Verhalten/Erleben und den Immunfunktionen des Organismus angesehen (vgl. auch Kapitel I, II) (Benschop und Schedlowski, 1996). Stress ist – sehr kurz ausgedrückt – die Reaktion eines Systems auf umgebungsbedingte Einflüsse, die dazu tendieren, die Funktionen des Systems über seinen Funktionsbereich hinaus zu belasten (Biondi und Kotzalidis, 1994). Ein Stressor bewirkt in diesem Sinne eine abnorme physiologische Reaktion. Bei biologischen Organismen müsse der Stressor nicht notwendigerweise von „systemexternen" Quellen herrühren, sondern könne auch aus vergangenem Material gespeist werden, das im Organismus gespeichert worden sei (Biondi und Kotzalidis, 1994).
Hans Selye (1950) hat als erster Forscher die lymphatische Beteiligung und erhöhte Empfänglichkeit für Infektionen bei Tieren aufgrund von bestimmten Stressoren beobachtet. Nachfolgend wurden unterschiedliche Stressoren als beinahe alle Aspekte der Immunfunktionen beeinflussend gefunden, primäre und sekundäre Antikörperreaktionen, B- und T-Lymphozytenfunktionen und NK-Zell-Zytotoxizität (natürliche Killerzellenaktivität) (Monjan, 1981).
Die Katecholamine Adrenalin und Noradrenalin sind spezielle Stresshormone, die in stressauslösenden Situationen vom Nebennierenmark sowie von postsynaptischen Neuronen des sympathischen Nervensystems als Neurotransmitter gebildet werden (Schedlowski und Benschop, 1996; S. 255). Sie dienen der Gefäßregulation zwecks Bereitstellung von Sauerstoff und Glukose für eventuell erforderliche Kampf- oder Fluchtreaktionen, indem sie die Gefäße der Bronchien und der Muskulatur erweitern. Adrenalin und Noradrenalin sind mit physischer und psychischer Belastung verknüpft und können „... zu teilweise ausgeprägten Veränderungen in zellulären Immunfunktionen führen". (Schedlowski und Benschop, 1996; S. 257)
Obwohl sehr **stresshafte Lebensereignisse** nachweislich **eine Unterdrückung der Immunfunktionen** bewirken (Schulz und Schulz, 1997), ist die Beziehung zwischen Stress und Krebs nach wie vor unklar.
Hier ergibt sich ein Untersuchungsansatz für die nach wie vor unzureichend ungeklärte Rolle von Stress bzw. Disstress im Zusammenhang mit Krebsentstehung und Krebsprogression (vgl. Kap. I und II), der weiterhin im Rahmen komplexerer Untersuchungen überprüft werden sollte.
Zum Beispiel wäre es sehr wichtig, subjektiv erlebten Stress/Disstress im Zusammenhang mit subjektiv gegebenen Coping-Möglichkeiten und -Ressourcen und in Verbindung mit sozialer Unterstützung in ihrer Auswirkung auf die weitere Krank-

heitsprogression zu betrachten, wobei – zeitlich parallel – zu verschiedenen Zeitpunkten, immunologische Parameter miterhoben werden müssten. Nur so werden die komplexen Wechselwirkungen zwischen Erlebens-, endokrinem und immunologischem System in ihren möglichen Einwirkungen auf die onkologische Erkrankung wissenschaftlich angehbar.

Die Hauptkritik gegenüber der Stressforschung im Rahmen der Psychoimmunologie betrifft die **geringe externe Validität der experimentellen Stressforschung**, d. h. die Lebensferne experimenteller Forschung für klinische Fragestellungen. Experimentelle Forschung hat leider in praktisch allen humanen Forschungsbereichen das Validitätsproblem, da die Natur von Experimenten die Konstanthaltung und Kontrolle aller übrigen Variablen außer der unabhängigen Variablen erforderlich macht. Die Komplexität miteinander interagierender Variablen aber dürfte nirgendwo größer sein als gerade im psychoneuroimmunologischen Bereich, bei dem jegliche artifizielle Konstanthaltung vieler Variablen Ergebnisse produziert, die zu gar nichts taugen, eben weil sie die Lebenssituation des Organismus gerade nicht erfassen. Auch ist die **Tierforschung** in diesem Zusammenhang **nur sehr begrenzt nutzbar**, da menschliches Erleben enorm komplexer ist aufgrund des Erlebenssystems und der Denkprozesse, die durch und über sprachlich verinnerlichte Strukturen überhaupt erst ermöglicht werden.

4.3 Neuronale und endokrine Verbindungen zwischen dem Gehirn und dem Immunsystem

Das **Immunsystem** wird nicht autonom, sondern **durch Signale des ZNS gesteuert**. Veränderungen in der Immunfunktion können durch klassische Konditionierung, Stressreize sowie durch andere psychosoziale Funktionen bewirkt werden (Bellinger et al., 1994).

Eine Entfernung der **Hirnanhangdrüse (Hypophyse)** oder anderer neuroendokriner Organe bewirkt dramatische Veränderungen in der lymphoidalen Zellmorphologie und in der Immunreaktivität. Neuropeptinerge und noradrenerge Nervenstränge innervieren Lymphzellen in den primären und sekundären lymphoidalen Organen. Umgekehrt gibt es unbezweifelbare Nachweise, dass **Zytokine** (interzelluläre Signale des Immunsystems) die Funktionen des ZNS beeinflussen.

Insgesamt gibt es außerordentlich viele Nachweise für die bidirektionale Kommunikation zwischen den Nerven und dem Immunsystem. Die Modulation des Immunsystems durch das ZNS erfolgt auf zwei Wegen (Bellinger et al., 1994):

- den neuroendokrinen Abfluss und
- durch direkte Innervation von lymphoidalen Organen durch das autonome Nervensystem.

4.3.1 Zentral-neuronale Schaltkreise sind bei der Signalgebung für das Immunsystem einbezogen

Konditionierungsprozesse der Immunfunktion zeigten, dass der **Einbezug neuronaler Verschaltungen in die Immunreaktivität** gegeben sei, allerdings werde keine Spezifität erkennbar, so Bellinger et al. (1994). Die grundlegende Natur all der Kanäle der Kommunikation zwischen dem Gehirn und dem Immunsystem sei noch nicht ausreichend aufgedeckt worden.
Die zentrale Schaltstelle für neuroendokrine und autonome Abflüsse sei allerdings erkannt worden: der neuroendokrine Abfluss erfolge über die Freisetzung von Hormonen aus der anterioren und posterioren Hypophyse, unter beteiligten Kontrollen des Hypothalamus, des limbischen Systems und einem Hirnstamm-Schaltkreis, der so genannten **hypothalamo-hypophysär-endokrinen Zielobjekt-Achse**. Es werden Hypophysenhormone und Neuropeptide wie beispielsweise das ACTH, das Thyroid stimulierende Hormon (TSH), das Follikel stimulierende Hormon (FSH), das „luteinisierende“ Hormon (LH), das Wachstumshormon (GH) sowie Prolactin freigesetzt. Neben ihren klassischen enokrinen Effekten agieren diese Hormone auch als **Signalmoleküle,** über die das ZNS mit dem Immunsystem kommuniziert.

Der Hypothalamus befindet sich im Zwischenhirn. Er umfasst 22 kleine Nuclei, die ihn durchqueren, sowie die Hypophyse oder Hirnanhangdrüse. Sein Gewicht beträgt nur etwa 0,3 % des Gehirngewichts und ist dennoch an fast allen Verhaltensaspekten beteiligt: am Essen, Schlafen, Sexualverhalten, der Temperaturregulation, an emotional-zwischenmenschlichen Erlebens- und Verhaltensaspekten, bis hin zur hormonellen Steuerung und zu Bewegungen des Organismus (Kolb und Wishaw, 1996, S. 42).

Das zentrale autonome System besitzt einen **integrierten Schaltkreis** mit in extensiver Zahl einlaufenden und ausgehenden Verbindungen verschiedenster zentraler Hirnareale und ist **eng verknüpft mit viszeraler, autonomer und neuroendokriner Regulation**. Dies ist gleichfalls der vermutlich wichtigste Schaltkreis bei der Beantwortung von Signalmolekülen des Immunsystems wie auch beim regulierenden ZNS-Ausfluss zum Immunsystem hin. Kortikale und limbische Regionen könnten eventuell auch involviert sein bei geänderten Immunreaktionen auf Stressoren, Verhaltenskonditionierungen und psychosoziale Faktoren.
Das **Signalisieren zwischen dem nervösen und dem Immunsystem** läuft also **bidirektional** ab über kurze, mittellange und längere Kommunikationsschleifen, die chemische **Mediatoren wie Hormone, Neurotransmitter und Zytokine** verwenden, welche mit den auf Zielzellen beider Systeme befindlichen Rezeptoren interagieren. Eine Verbindung dieser Mediatoren mit spezifischen Rezeptoren aktiviert Second-Messenger-Systeme, verändert die Rezeptoraktivität für bestimmte Signalmoleküle auf der Zellmembran und/oder verändert die Zellmembranpermeabilität (Durchlässigkeit der Zelloberfläche).

4.3.2 ZNS-Modulation der Immunfunktion

Bereiche des Hypothalamus wurden am meisten untersucht (per elektrolytischer Läsion). Der **anteriore Hypothalamus** scheint direkt oder indirekt bei der Stimulation von humoralen und zellmediierten Immunfunktionen involviert zu sein. Unterschiedliche Läsionen im anterioren Hypothalamus resultieren in verminderten Leukozytenzahlen (Brooks et al., 1982; Katayama et al., 1987), reduzierter Proliferation von T-Zellen (Cross et al., 1980), thymischer Involution (Brooks et al., 1982), verringerter NK-Zell-Aktivität (Cross et al., 1984) verminderter Antikörper-Produktion (Tyrey und Nalbandov, 1972), verändertem Tumor-Zell-Wachstum (Sobue et al., 1981) und gehemmter Entwicklung von potenziell tödlichen allergischen Reaktionen (Stein et al, 1981). Die meisten dieser Reaktionen waren vorübergehend, und einige davon waren nach Hypophysektomie reversibel, was darauf hindeutet, dass **diese Wirkungen durch neuroendokrine Mechanismen vermittelt** werden. Läsionen im medialen Hypothalamus verminderten T- und B-Zellzahlen (Katayama et al., 1987) und förderten Abstoßungsreaktionen (graft rejection = Reaktion gegen das Transplantat) (Dann et al., 1979). Läsionen im posterioren Hypothalamus verminderten T-Helfer- und T-Suppressor-Zellzahlen (Katayama et al., 1987) und förderten Tumorwachstum (Sobue et al., 1981).
Die genannten Untersuchungen verweisen darauf, dass der anteriore Hypothalamus und eventuell andere hypothalamische Regionen die Immunreaktivität beeinflussen können.
Weitere Hinweise für die **Rolle des Hypothalamus bei der Immunmodulation** stammen aus elektrophysiologischen Aufzeichnungen neuronaler Zell-Entladungsaktivität in unterschiedlichen nuklearen Bereichen: im Hypothalamus, in limbischen Vorcortex-Strukturen und im Mittelbereich der Formatio reticularis als Antwort auf antigene Stimulierung (Korneva et al., 1985).
Es wird angenommen, dass Veränderungen in neuronalen Zell-Entladungsaktivitäten in spezifischen Hirnbereichen aus der Freisetzung von Zytokinen aus Zellen des Immunsystems resultieren, die entweder direkt oder indirekt mit den Neuronen in diesen Hirnbereichen interagieren. Unterschiede in der Reagibilität auf primäre und sekundäre Immunisierung reflektieren vielleicht Unterschiede in der Zytokinsekretion, die unter diesen beiden Bedingungen produziert wird (Bellinger et al., 1994).
Die berichteten Veränderungen in den Immunparametern als Reaktion auf psychosoziale Faktoren, Stressoren und behaviorale Konditionierungen legen die **Mitwirkung des Cortex**, speziell der frontalen und temporalen Bereiche nahe. Diese kortikalen Bereiche haben direkte Projektionen auf das limbische Vorderhirn, den Hypothalamus, die viszeralen Nuclei und die autonomen Prä-Ganglion-Neuronen. Verschiedene Studien von Renoux und Mitarbeitern (1983; 1984; 1987) verweisen auf die **Rolle des zerebralen Cortex bei der Modulation der Immunantworten** sowie darauf, dass dieses System vielleicht lateralisiert ist (Bellinger et al., 1994).

4.3.3 Direkte Innervation von lymphoidalen Organen

Das autonome Nervensystem offeriert durch seine Innervation der lymphoidalen Organe einen **direkten Weg für die Kommunikation zwischen dem nervösen und dem Immunsystem**, wie Bellinger und Mitarbeiter (1994) schreiben. Verschiedene Studien zeigen:

- die Mitwirkung der noradrenergen Innervation lymphoidaler Abschnitte (siehe Bellinger et al., 1994, S. 62),
- die Freisetzung und Verfügbarkeit des Noradrenalins aus Nervenendigungen des sympathischen Nervensystems (Bellinger et al., 1989; Williams et al., 1981),
- die Expression von Adrenozeptoren einer Vielzahl von Zellen des Immunsystems, einschließlich T- und B-Lymphozyten, Thymozyten, Makrophagen, Mastzellen und Granulozyten (Singh, 1984; Hall et al., 1985).

Anatomische Studien hätten demonstriert, dass die noradrenerge sympathische Innervation von glatten Muskeln oder Blutgefäßen sowie des Parenchyms von speziellen lymphoidalen Abschnitten innerhalb primärer und sekundärer lymphoidaler Organe stattfinden (Bellinger et al., 1994, S. 62).

4.3.4 Neuroendokrine Vermittler der neuroimmunologischen Modulation

Jedes **Hormon**, das durch die Hypophyse ausgeschüttet oder reguliert werde, habe nachweislich zumindest **einige Parameter innerhalb des Immunsystems beeinflusst**, wie Bellinger et al. (1994) ausführen. Frühe Nachweise stammten aus klinischen Studien mit Patienten mit neuroendokrinen Defiziten und aus Laborstudien mit Labortieren, bei denen die Hypophyse entfernt worden sei. Eine der eindruckvollsten Veränderungen bei hypophysektomierten Tieren sei die deutliche Atrophie des Thymus und sekundärer lymphoidaler Organe.
Studien von Berczi und Nagy (1987; 1991) haben ein allgemeines Immundefizit bei hypophysektomierten Ratten gefunden.

4.3.5 Wachstumshormon

Der prinzipielle Mechanismus der **Regulierung der Immunfunktion durch das Wachstumshormon (GH)** erfolge durch die Kontrolle über das Wachstum und die Reifung der lymphoidalen Organe, schreiben Bellinger et al. (1994). Einige der ersten Studien hätten gezeigt, dass eine Gabe dieses Hormons den Umfang lymphatischen Zellgewebes vergrößerte, speziell der Thymusdrüse, was nahe lege, dass GH auch die Aktivitäten der Lymphozyten und Makrophagen steuere. Auf jeden Fall sei klar, dass die **Rolle des GH bei der Modulation der Immunfunktion** ein **Zusammenspiel zwischen dem neuroendokrinen System, der Thymusdrüse und Zellen des Immunsystems** einbeziehe. Der Beitrag des GH, freigesetzt aus Zellen des Immunsystems bei der Modulierung der Immunfunktion, sei zum gegenwärtigen Zeitpunkt noch nicht bekannt. Es sei aber wahrscheinlich, dass es die Funktion des GH sein könnte, die Makrophagenaktivierung und das Abtöten von Bakterien und Viren zu befördern, wie auch eine Stimulierung lokaler Produktion von solchen Zytokinen voran zu treiben wie Thymulin im Thymus unter normalen physiologischen Bedingungen.

4.3.6 Die hypothalamisch-(CRH) hypophysär-(ACTH) adrenerge (GC) Achse

Corticotropin freisetzendes Hormon (CRH) beeinflusst indirekt die Immunfunktion durch die Regulierung von Proopiomelanocortin (POMC), das enzymatisch gespalten wird, um das adrenocorticotrope Hormon (ACTH) zu formen (wie auch β-Endorphine, die ebenfalls eine Vielzahl von Immunfunktionen modulieren können), und zwar aus dem vorderen Hypophysenlappen, woraus die Freisetzung von GC aus der adrenergen Drüse folgt. CRH übt demnach direkte Wirkung durch seine Verbindung mit CRH-Rezeptoren auf den Zellen des Immunsystems auf die Immunfunktion aus und gilt als Ausgangssignal bei der **Aktivierung der Hypothalamus-Hypophysen-Nebennierenachse** (Schedlowski und Benschop, 1996). So hätte sich bei Mäusen in vitro ein **direkter Effekt von CRH auf die Aktivität Natürlicher Killerzellen** gezeigt. Insgesamt zeigten Studienbefunde klar, dass CRH über das sympathische Nervensystem, insbesondere über Noradrenalin, zelluläre Immunfunktionen indirekt modulieren könne (Schedlowski und Benschop, 1996).

4.3.7 Proopiomelanocortin(POMC)-abgeleitete Peptide

Wie CRH könnten ebenfalls ACTH und Endorphine die Immunfunktion beeinflussen. ACTH moduliert nach Bellinger et al. (1994) indirekt die Immunreagibilität durch seine Fähigkeit der Stimulierung der Freisetzung von GC aus der adrenergen Drüse. Ebenfalls könne ACTH direkt mit Zellen des Immunsystems interagieren. ACTH und β-Endorphine würden außerdem produziert und freigesetzt von Zellen des Immunsystems.

4.3.8 Glucocorticoide (GC)

Mögliche Beiträge einer **GC-induzierten Immunosuppression** schließen eine Lysis von Lymphozyten, die Hemmung der Lymphozytenfunktion oder Veränderungen in der Lymphozytenverteilung mit ein. Die Forschungsergebnisse deuten insgesamt an, dass GC den Zelltod in einer kleinen Population von T- und B-Zellen befördert und Veränderungen in der Lymphozytenzirkulation sowie eine Migration durch die lymphoidalen Zellstrukturen bewirkt. Eine kontinuierliche Behandlung mit Glucocorticoiden wirkt bei Tier und Mensch immunosuppressiv, „...wobei sowohl humorale als auch zelluläre Immunfunktionen beeinflusst werden“ (Schedlowski und Benschop, 1996; S. 247).
Eine vermehrte Sekretion von Glucocorticoiden wird als Auswirkung von Stress und/oder Depression und als Suppressor immunologischer Funktionen angesehen (Irwin, 1996).

„Glucocorticoide hemmen so u.a. die IL-1- und IL-2-Produktion auf der Ebene der Zytokingentranskription mit einer daraus resultierenden eingeschränkten Lymphozytenreaktivität und NK-Aktivität und einer Verminderung der Produktion von Immunglobulinen.“ (Irwin, 1996; S. 431)

4.3.9 Thyroid-stimulierende Hormone (TSH)

Bellinger et al. (1994) beschreiben, wie ACTH könnten auch TSH direkte Wirkungen im Immunsystem erzielen, indem sie durch TSH stimulierte Thyroidhormone freisetzten, T_3 und T_4 (Thyroxine) aus der Thyroiddrüse. Diese Wirkungen legten die Vermutung nahe, dass die endogene Produktion von TSH auf ähnliche Weise wie die Hypophysen-abgeleitete TSH reguliert werde, und dass die Lymphozytenabgeleiteten TSH eine immunologische Aktivität besitzen könnten, die Antikörperreaktionen unterstützen könnten.

4.3.10 Gonadale Steroide

Verschiedene Hinweise gibt es weiterhin darauf, dass Sexualsteroide als wichtige regulierende Hormone des Immunsystems fungieren (Ansar Ahmed et al., 1989;

Lahita, 1990). Sicher ist, dass innerhalb des Immunsystems sexueller Dimorphismus besteht. In verschiedenen Spezies hat das weibliche Geschlecht einen höheren Serumlevel an IgG, IgG_1, IgM und IgA als das männliche (Terres et al., 1968); Antikörper-Reaktionen auf T-unabhängige und T-abhängige Antigene fallen bei weiblichen Lebensformen größer und länger lebend aus als bei männlichen (Eidinger und Garrett, 1972); ein **häufigeres Ausmaß an Autoimmunerkrankungen** lässt sich ebenfalls **bei weiblichen Lebensformen** feststellen: systemischer Lupus erythematodes (SLE), rheumatoide Arthritis und autoallergische Thyroiditis.

4.3.11 Östrogene

Östrogenrezeptoren wurden auf menschlichen Suppressor- bzw. zytotoxischen T-Zellen gefunden (Cohen et al., 1983, Stimson, 1988). Durch eine Interaktion mit diesen Rezeptoren **beeinflusst Östrogen zellulär und humoral vermittelte Immunfunktionen.** Die östrogenen Hormone sind nach Bellinger et al. (1994) generell die potentesten Stimulatoren der Zellaktivität des Endothels.

4.3.12 Androgene

Die Vergabe von **Testosteron** kann die **Anfälligkeit für Infektionen** erhöhen (Lewine und Madin, 1962), kann die Entwicklung und/oder den Fortschritt mancher Autoimmunerkrankungen hemmen bzw. verzögern (Kappas et al., 1963).

4.3.13 Fazit aus den dargestellten neuronal-immunologischen Interaktionen

Bellinger und Mitarbeiter (1994) ziehen das vorläufige Fazit aus den beschriebenen Zusammenhängen dahingehend, dass man gerade erst begonnen habe, die beteiligten Signalmoleküle, die Wege der Kommunikation, die Mechanismen der Interaktionen, die die einzelnen Teile des Organismus miteinander verbänden, zu identifizieren. Zukünftige Forschung sei dringend erforderlich, um die Interaktionsmechanismen zwischen den einzelnen Systemen unter normalen physiologischen Bedingungen, über die Dauer einer Lebensspanne hinweg und während stresshafter Lebensereignisse und Erkrankungen vollständig zu verstehen.
Basedovsky und del Rey (1996) ordnen das Immunsystem „in die Kategorie der homöostatischen Mechanismen“ (S. 303) ein, die das „milieu interieur“ im Organismus aufrecht erhielten.

„Diese integrative Sichtweise geht davon aus, dass das Immunsystem, wie andere homöostatische Mechanismen auch, vom neuroendokrinen System kontrolliert wird, und dass es nicht nur neuroendokrine Signale empfängt, sondern selbst neuroendokrine, autonome und zentralnervöse Prozesse beeinflussen kann." (Basedovsky und del Rey, 1996; S. 303)

Die dargelegten unzweideutigen Verbindungen zwischen dem zentralnervösen und dem Immunsystem lassen im Hinblick auf die grundlegenden Fragestellungen der Psychoonkologie hoffen, **dass der sozial-emotionale Zugangsweg zum Erkrankungsprozess via Immunsystem eine Option verheißt**. Allerdings warnen Bellinger et al. (1994) davor, die gefundenen Verbindungsstränge zwischen dem nervösen und dem Immunsystem naiv als absolut gegeben zu betrachten. Es sei eine Tatsache, dass das nervöse und das Immunsystem während der Entwicklung und im Verlaufe vieler pathologischer Bedingungen und Zustände des Organismus eindeutig verändert seien. Aus diesem Grunde müsse sich zukünftige Forschung speziell auf die **Identifikation neuronal-immunologischer und/oder immunoneuronaler Signalgebungsprozesse** sowie auf die beitragenden Faktoren, die für eine anwachsende oder abnehmende Anfälligkeit des Wirtes dieser Krankheiten, konzentrieren, die bei der Ätiologie bestimmter Krankheitszustände eine Rolle spielten.

4.4 Psychoneuroimmunologie: eine kritische Analyse der Implikationen für die Onkologie des 21. Jahrhunderts

Interdisziplinäre Forschungsbemühungen im Bereich der so genannten Psychoneuroimmunologie haben nach Bovbjerg und Valdimarsdottir (1998) mittlerweile überzeugende Beweise für die sehr engen Beziehungen zwischen dem Gehirn und dem Immunsystem ergeben, wie auch Hinweise auf den potenziellen Einfluss dieser Verbindungen auf Gesundheit und Krankheit. Dies wurde gleichfalls in den vorangegangenen Abschnitten belegt.

Die, wie Bovbjerg (1994) es nennt, „konventionelle Sichtweise" des gegenwärtigen Informations- und Diskussionsstandes bezüglich der **Implikationen der Psychoneuroimmunologie für die Onkologie** ist Folgende:

1. Es gebe Belege dafür, dass einige psychosoziale Faktoren das Auftreten und den Verlauf einiger Krebserkrankungen beeinflussten (**Abb. 4.1**, Punkt 1),
2. es gebe auch Belege, dass einige der Immunaktivitäten des Organismus das Auftreten und den Fortgang von einigen Krebserkrankungen beeinflussten (**Abb. 4.1**, Punkt 2),
3. es gebe weiterhin Belege dafür, dass einige psychologische Faktoren bestimmte Funktionen bzw. Aktivitäten des Immunsystems beeinflussten (**Abb. 4.1**, Punkt 3),

4. daraus ließe sich ableiten, dass psychologische Beeinflussung des Immunsystems den Einfluss psychologischer Faktoren auf die Krebsentwicklung mediierten („Mediations-Hypothese") (**Abb. 4.1**, Punkt 4).

Für den letzten Punkt gebe es aber leider kaum direkte Studien; derzeit sei der Erkenntnisstand noch auf die empirische Substanz der anderen Punkte beschränkt und stehe und falle damit.

Für die **Bedeutung der Verbindungen zwischen psychologischen Faktoren** (z. B. emotionaler Stress) und einem ganz breiten Spektrum von maladaptiven Verhaltensweisen (riskante, gesundheitsschädliche Verhaltensweisen, die viele Krebsarten bei der Entstehung oder im Verlauf entweder günstig oder ungünstig beeinflussen) liegen ausreichende Nachweise vor (Richardson et al., 1994; Levenson et al., 1994; Holland, 1998b) (vgl. **Abb. 4.2**).

Mutmaßliche **Immunabwehrmaßnahmen gegen Krebserkrankungen sind** nach Bovbjerg **multifaktoriell**. Sie würden durch spezifische (z. B. zytotoxische T-Zellaktivität) und nicht-spezifische Mechanismen (z. B. Natural Killer-Cell-Aktivität) mit extensivem Austausch von Zytokinen erfolgen, wie dies auch von Bellinger et al. (1994) beschrieben wird. Tumorimmunität sei gleichfalls ein dynamischer Interaktionsprozess zwischen dem sich entwickelnden Tumor und dem Immunsystem, da neoplastische Zellen multiple Strategien aufwiesen, der Immunkontrolle zu entkommen (Somers und Gillou, 1994) und auf diese Weise sogar suppressiven Einfluss auf verschiedene Immunfunktionen ausüben könnten.

(1) Psyche → Krebs
(2) Immunsystem → Krebs
(3) Psyche → Immunsystem
(4) Psyche → Immunsystem → Krebs
Q. E. D.

Abb. 4.1 Mediationshypothese (nach Bovbjerg, 1994)

(1) Psyche → Krebs
(2) Riskantes Gesundheitsverhalten → Krebs
(3) Psyche → Riskantes Gesundheitsverhalten
(4) Psyche → Riskantes Gesundheitsverhalten → Krebs
Q. E.D.

Abb. 4.2 Einfluss bestimmter psychosozialer Faktoren auf Inzidenz und Progression von Krebserkrankungen (nach Bovbjerg, 1994)

Immunfunktionen gegen einen neoplastischen Prozess im Organismus seien mit Sicherheit **nicht auf einen spezifischen Effektormechanismus zurückzuführen** (z. B. zytotoxische T-Zellen). Leider hätten Krebsforscher zu oft nur einen immunologischen Mechanismus untersucht, wobei doch multifaktorielle Reaktionen mit einander überlappenden „fields of fire“ wahrscheinlich die Norm seien (Bovbjerg und Valdimarsdottir, 1998; S. 128).

„Übereinstimmend mit dieser Auffassung ist mittlerweile buchstäblich über jeden bekannten immuneffektiven Mechanismus als bei der Reaktion auf Krebs beteiligt berichtet worden … Mit einbezogen sind die hoch spezifischen Antworten auf zytotoxische T-Zellen und Antikörper produzierende B-Zellen … Die Verbindung von Antikörperzellen mit Tumorantigenen wurde beispielsweise als direkt verknüpft mit einigen zellulären Wachstumsmechanismen beschrieben; die Antikörper-spezifische Verknüpfung bewirkt ebenfalls auf klassische Weise eine komplementär stattfindende Zelllysis wie auch einen Antikörper-abhängige zelluläre Zytotoxizität (ADCC), die ihrerseits durch unspezifische Effektorzellen mediiert werden, die mit dem F_c-Bereich der spezifischen Antikörpermoleküle in Verbindung stehen (natürlichen Killerzellen, Makrophagen, Granulozyten).
… natürliche Killerzellen (NK) sind gleichfalls in der Lage, Tumorzellen zu erkennen und zu töten, speziell nach einer Stimulierung durch Zytokine (z. B. Interleukin 2 (IL-2). … Makrophagen werden als nicht nur Antigen-spezifisch imponierende Zellen beschrieben (erforderlich, um Antigen-spezifische Helfer-T-Zellen zu aktivieren), sondern auch als dazu in der Lage zu sein, direkt zytotoxische Wirkungen auf Tumoren zu entfalten (obwohl die den Tumor erkennenden Mechanismen erst noch exakt bestimmt werden müssen).“ (Bovbjerg und Valdimarsdottir, 1998, S. 128)

Korrelative Studien zu den psychoimmunologischen Beziehungen werden noch dadurch kompliziert, **dass die immunologischen Einflüsse ihrerseits auf die Psyche Einfluss nehmen**. Die Vergabe von Zytokinen z. B. hat bei Menschen psychologische Auswirkungen. Die psychologischen Auswirkungen verschiedener Aktivitäten des Immunsystems in vivo, die durch Krebs oder seine Behandlung angestoßen oder geändert werden, müssten erst noch untersucht werden (Bovbjerg, 1994).
Sollten sich solche Auswirkungen zeigen, dann würde dies die ganzen Fragen noch weiter komplizieren. Bovbjerg ist der Meinung, man könne nämlich auch –

(1) Psyche → Immunsystem

(2) Riskantes Gesundheitsverhalten → Immunsystem

(3) Psyche → Riskantes Gesundheitsverhalten

(4) Psyche → Riskantes Gesundheitsverhalten → Immunsystem

Q. E. D.

Abb. 4.3 Einfluss von psychosozialen Faktoren auf die Immunfunktionen, I. (Nach Bovbjerg, 1994)

zusätzlich zur konventionellen Sicht – eine „gegensätzliche Position" postulieren, eine, bei der die Beziehungen zwischen den psychologischen Faktoren und Krebs teilweise auch durch die Auswirkungen der Krebserkrankung und seiner Behandlung auf das Immunsystem mediiert werden könnten (vgl. **Abb. 4.4**).

Wenig bis gar keine Aufmerksamkeit ist nach Bovbjerg **neuroendokrinen Wirkungen auf das Immunsystem** gezollt worden, die vollständig unabhängig von psychologischen Faktoren auftreten könnten (vgl. **Abb. 4.5**).

Es gebe zahlreiche regulatorische Zirkel, die neuronale Regulation physiologischer Systeme bewirkten (z. B. des kardiovaskulären Systems), die durchaus ohne Beitrag der Psyche bzw. psychisch unbewusst arbeiteten. Einige der inzwischen identifizierten **efferenten und afferenten Verbindungsstränge zwischen dem Gehirn und dem Immunsystem** sind in **Abbildung 4.6** aufgeführt.

Es gibt demnach zahlreiche *potenzielle* Verbindungswege für efferenten Output aus dem ZNS hin zum Immunsystem einschließlich autonomer Innervation der lymphoidalen Organe und der klassischen neuroendokrinen Reaktionen (vgl. Abb. 4.3). Bovbjerg (1994) geht von „Myriaden" von potenziellen Verbindungswegen für afferenten Input, ausgehend vom Immunsystem und hin zum Gehirn, aus. Eingeschlossen sei dabei ein breites Spektrum von Zytokinen und Neuropeptiden, die

(1) Krebs u. Behandlung → Psyche
(2) Immunsystem → Psyche
(3) Krebs u. Behandlung → Immunsystem
(4) Krebs u. Behandlung → Immunsystem → Psyche
Q. E. D.

Einfluss von psychosozialen Faktoren auf die Immunfunktionen, II. (Nach Bovbjerg, 1994) **Abb. 4.4**

(1) Psyche → Immunsystem
(2) Neuroendokrines System → Immunsystem
(3) Psyche → Neuroendokrines System
(4) Psyche → Neuroendokrines System → Immunsystem
Q. E. D.

Die vermittelnde Funktion der neuroendokrinen Verbindungen zwischen Gehirn und Immunsystem. (Nach Bovbjerg, 1994) **Abb. 4.5**

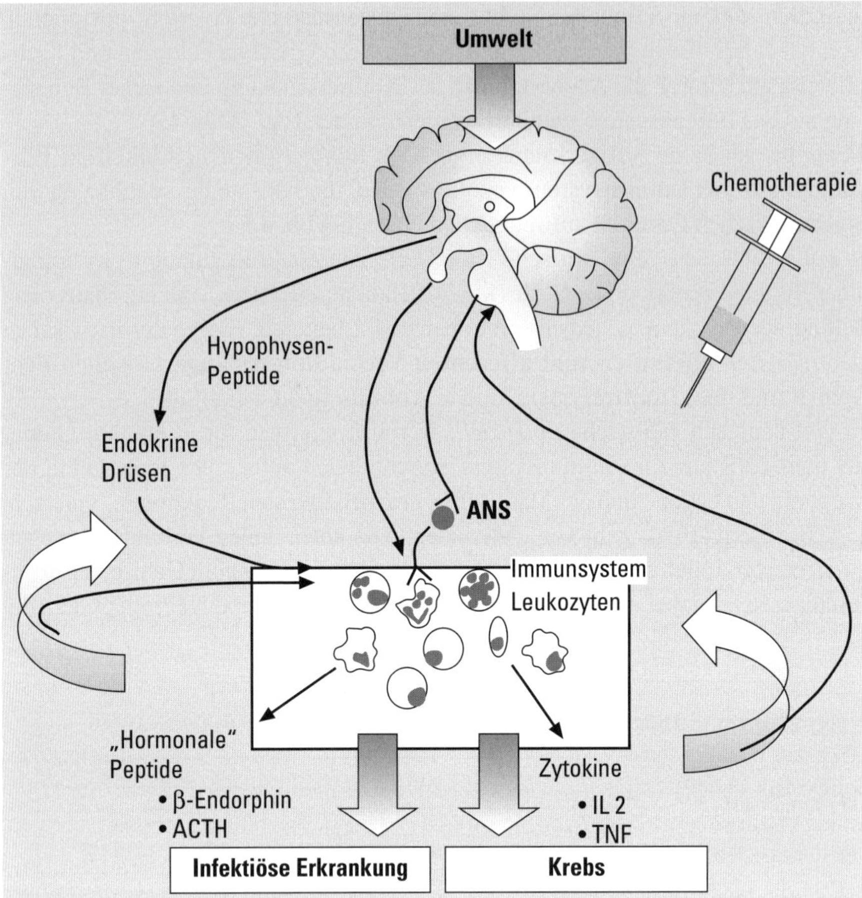

Abb. 4.6 Efferente und afferente Verbindungen zwischen Gehirn und Immunsystem (nach Bovbjerg, 1994) und schematische Darstellung zu Psychoneuroimmunologie und Krebs (nach Bovbjerg und Valdimarsdottir, 1998)

von den Leukozyten als Reaktion auf eine Antigenstimulierung produziert würden. Allerdings sei ein direkter Nachweis dafür, dass irgendeiner dieser Verbindungsstränge bei der *Regulation* der Immunfunktion miteinbezogen sei, kaum vorhanden.

Abwehrmaßnahmen des Immunsystems spielen im allgemeinen medizinischen Verständnis eine **wichtige Rolle bei der Verhinderung einer Krebserkrankung bzw. bei der Verzögerung des Krankheitsfortschritts**. Inzwischen sei es auch nach onkologischer Auffassung weithin akzeptabel geworden, dass psychologisch induzierte Veränderungen der Immunfunktion wahrscheinlich auch den Mechanismus bereit stellten, mit dessen Hilfe behaviorale und psychosoziale Variablen neoplastische Prozesse beeinflussen könnten (Bovbjerg und Valdimarsdottir, 1998).

4.5 Psychosoziale Faktoren beeinflussen das Immunsystem

Metaanalytische Überblicke legen als allgemeines Ergebnis nahe – weil in naturalistischen Studien durchgängig gleiche Ergebnisse gefunden wurden – dass Veränderungen in einer Reihe von Immunfunktionen bei Menschen feststellbar sind, die sich einem Spektrum von **belastenden Lebensereignissen (Stressoren)** gegenüber sehen. Glaser, Kiecolt-Glaser und Mitarbeiter (1984; 1985; 1986; 1987) haben Einflüsse von Stresssituationen auf eine ganze Reihe von Immunfaktoren überprüft, darunter abgesenkte NK-Zellaktivität, verminderte Mitogen-induzierte Lymphozytenproliferation, geringere Mitogen-stimulierte Produktion von γ-Interferon, verminderte Prozentzahlen von T-Lymphozyten, T-Helferzellen und T-Suppressorzellen, angewachsene Plasmakonzentration der Immunoglobuline A (IgA), IgM und IgG sowie vermehrte Plasmalevels bei Antikörperzellen gegen Herpes-Virus. Letzteres wird als Zeichen einer zellulär verminderten Immunabwehr gegenüber solchen Viren angesehen (Bovbjerg und Valdimarsdottir, 1998).
Die **Auswirkungen von Trauer auf das Immunsystem** wurden von Bartrop und Mitarbeitern (1977) und Schleifer et al. (1983) überprüft. Wenn auch die Auswirkungen von Trauer auf die Krebsprogression unklar ist (vgl. Kapitel II), so sind die Auswirkungen auf das Immunsystem sehr deutlich. Die Lymphozytenproliferation ist bei trauernden Ehepartnern gegenüber nicht trauernden Kontrollpersonen signifikant herabgesetzt (Bartrop et al., 1977), während bei Witwern während der ersten beiden Monate nach dem Verlust der Ehefrau die Mitogen-induzierte Lymphozytenproliferation deutlich herabgesetzt war. Gleichfalls in einer kontrollierten Studie fanden Irwin und Mitarbeiter (1987) bei trauernden Frauen, deren Ehemann kürzlich an Krebs verstorben war bzw. deren Ehemann sich im finalen Erkrankungsstadium befand, dass die NK-Zellaktivität signifikant abgesenkt war.

4.6 Beeinflussung des Immunsystems durch psychosoziale Interventionsmaßnahmen

Weitere Beweise für die Annahme, dass psychosoziale Faktoren das Immunsystem beeinflussen, kommen aus den **Interventionsstudien bei Krebs**. Immunparameter wurden in gesunden Personen auf folgende Interventionsmaßnahmen als positiv reagierend gefunden:

- Entspannung (Kiecolt-Glaser und Glaser, 1992; van Rood et al., 1993),
- Meditation (Smith et al., 1985),

- Hypnose (Zachariae et al., 1989),
- Biofeedback (Gruber et al., 1988; McGrady et al., 1992),
- Selbstöffnung (Pennebaker et al., 1988; Esterling et al., 1990; Christensen et al., 1996),
- strukturierte psychoedukative Interventionen (Fawzy und Fawzy, 2000; Schedlowski et al., 1994).

Entspannung bewirkt nach den Studien von Kiecolt-Glaser und Mitarbeitern (1985) einen **Anstieg der Natürlichen Killerzellaktivität** bei geriatrischen Personen eines Altersheims, der auch eine Weile nach der applizierten Entspannung noch anhält, bevor er sich langfristig wieder auf das Ausgangsniveau einpendelt. Ebenfalls konnten **Auswirkungen von Hypnose auf das Immunsystem** festgestellt werden (Schulz und Schulz, 1996).
Die Interventionsstudie von Fawzy und Mitarbeitern (1990a;b; 1993) bei Erkrankungen an malignem Melanom stellt eine der ganz wenigen komplexen psychologischen Interventionsstudien dar, bei denen Immunparameter mit erhoben wurden (vgl. auch Kap. III).
Es zeigten sich gerade bei den Patienten der Interventionsgruppe zahlreiche positive Effekte, die offenbar miteinander zusammenhängen (Fawzy et al., 1993; Fawzy und Fawzy, 2000). Die komplexe Intervention – bestehend aus Informationsvermittlung zur Erkrankung, zu Ernährung und zur Sonnenexposition, individualpsychologischer Betreuung und Gruppentherapieintervention – erbrachte mehrere günstige Wirkungen, die signifikant unterschiedlich zur Kontrollgruppe ausfielen: nach sechs Wochen wurde **ein höherer Prozentsatz an $CD57^+$-Lymphozyten** festgestellt. Das $CD57^+$-Antigen ist assoziiert mit LGLs, die zytotoxische (tumorabtötende) Kapazität besitzen (Fawzy und Fawzy, 2000). Nach sechs Monaten zeigten die Patienten der Interventionsgruppe **signifikant weniger Depressivität, Ängstlichkeit, Erschöpfungs- bzw. Verwirrtheitssymptome**, dafür aber **mehr Lebensfreude und Aktivität**, und auch die Fähigkeit zum **Ärger-Ausdruck**! Auch waren die **Coping-Strategien signifikant günstiger bei der Interventions- als bei der Kontrollgruppe.** Außerdem konnten statistisch signifikante Immunzellveränderungen bei der Interventionsgruppe identifiziert werden. Die Prozentzahl an $CD57^+$- , $CD56^+$- und CD16-NK-Zellen war bedeutsam erhöht.

„Je größer die Abnahme an berichteten depressiven und ängstlichen Symptomen über die Dauer von sechs Monaten der Studiendauer, desto größer war der prozentuale Anstieg von LGLs und die Zunahme an NK-Zellen-Zytotoxizität. Darüber hinaus ist es interessant, dass zusätzlich mit den Abnahmen in den Depressivitäts-Niedergeschlagenheits- und Spannungs-Angst-Subskalen des POMS (*Profile of Mood Scales*, d. Verf.) ein **Anstieg an Ärger mit diesen Immunveränderungen** korreliert war. Somit waren die Personen, die die größten Veränderungen in ihren Immunwerten zeigten, diejenigen, die geringere Depression und Angst, aber mehr Ärger berichteten." (Fawzy und Fawzy, 2000; S. 166; Hervorh. im Original)

Die 5-Jahres-Katamnese erbrachte faszinierende Ergebnisse:

- Die Patienten, die an der strukturierten psychoedukativen Intervention teilgenommen hatten, wiesen eine signifikant bessere Überlebensrate auf als die Patienten der Kontrollgruppe.
- Es ergab sich gleichfalls ein gleichsinniger Trend beim Auftreten von Rezidiven: nämlich weniger bei den Patienten der Interventionsgruppe

Eine weitere Studie von Gruber und Mitarbeitern (1993) ergab nach neunwöchigen **verhaltenstherapeutischen Interventionsmaßnahmen** (Entspannung, geleitete Imagination, Biofeedback) einen signifikanten **Anstieg der Lymphozytenzahlen im peripheren Blut** bei Patientinnen mit einem Mamma-Ca. in den frühen Stadien I und II. Dieses Ergebnis ließ sich auch bei Patientinnen mit einem metastasierenden Mamma-Ca. feststellen (Gruber et al., 1988).
Schedlowski und Mitarbeiter (1994) ermittelten einen **Anstieg der Lymphozytenzahlen** nach einer zehnwöchigen komplexen verhaltenspsychologischen Intervention (Entspannungstraining, Gesundheitserziehung, Stressmanagement, Coping-Anleitungen), bei gleichzeitiger Reduktion der Cortisolkonzentration bei Patientinnen mit einem Mamma-Ca. der Stadien I und II.
Es besteht nach Bovbjerg und Valdimarsdottir (1998) die allgemeine **Auffassung, dass psychologische Interventionsmaßnahmen das Immunsystem beeinflussen könnten**, obwohl die psychobiologischen Mechanismen noch eindeutig zu bestimmen wären (auch wenn die einzelnen, bidirektionalen Verbindungsstücke zwischen Psyche, Immunsystem, Gesundheitsverhalten und Krebsgeschehen inzwischen nicht mehr bestritten werden können (vgl. Abb. 4.1–4.5). Multiples, multifaktorielles Geschehen dürfte grundsätzlich die Regel sein.
Bovbjerg und Valdimarsdottir (1998) betonen **das grundsätzliche Problem zweifelhafter Kausalität**: zwischen Stress und Immunveränderungen könnten aufgrund der korrelativen Studienanlagen keine kausalen Schlüsse gezogen werden. Zusätzlich sind die Untersuchungen der zugrunde liegenden biologischen Mechanismen erschwert (Kiecolt-Glaser und Glaser, 1988).

4.7 Implikationen der Psychoneuroimmunologie für die Onkologie

Bovbjerg betont noch 1994, dass die potenziellen Implikationen der Psychoneuroimmunologie für das Gebiet der Onkologie gerade erst am Horizont aufschienen. Das Verständnis für die Einflüsse psychologischer und neuroendokriner Prozesse auf die Immunfunktion sei aber bislang kaum ausreichend.
Unter dem Begriff „**Chuzpe-Hypothese**“ (Bovbjerg, 1994; Bovbjerg und Valdimarsdottir, 1998) wird neben der nach wie vor in der medizinischen Fachwelt

kontroversen Auffassungen um die Rolle der Psyche beim Krebsgeschehen im Organismus *und* der nach wie vor gleichfalls kontroversen Debatte, inwieweit das Immunsystem in die Abwehr gegen Krebs einbezogen sei, die Auffassung vertreten, dass die bisherige Forschung in diesen Feldern womöglich völlig unzureichend gewesen sein könnte, einfach deshalb, weil bei allen Studien der psychologische Faktor zu wenig bzw. gar nicht betrachtet (und damit nicht kontrolliert) worden sei.

Sollte die psychoneuroimmunologische Forschung so lange gestoppt werden, bis Immunologen überzeugendere Nachweise für solche Immunabwehrprozesse geliefert hätten, wie sie sich in den ersten, weiter oben beschriebenen Studien gezeigt haben? Bovbjerg und Valdimarsdottir beantworten diese rhetorische Frage mit einem klaren: Nein. Im Gegenteil sind sie der Auffassung, dass Beziehungen zwischen den Immunparametermaßen und Krebs sogar noch deutlicher zu Tage treten würden, wenn die Kollegen auf dem Gebiet der Immunologie endlich die **Effekte der psychologischen Faktoren auf das Immunsystem** berücksichtigen würden. Es sei eine beklagenswerte **Tatsache, dass immunologische Untersuchungen psychologische Parameter ignorieren** würden. So würden publizierte Arbeiten kaum berücksichtigen, unter welchen Umständen Blutproben für immunologische Bestimmungen entnommen würden.

Damit hätten die Kollegen der Immunologie die „Chuzpe-Hypothese“ provoziert (Bovbjerg und Valdimarsdottir, 1998, S. 131):

> Das Versäumnis, die Effekte psychologischer Variablen auf das Immunsystem zu kontrollieren, ist eventuell ein Grund, warum der Nachweis für eine wirksame Immunabwehr gegen Krebs bislang nicht überzeugend gelungen ist.

Ein weiterer Punkt, den es verstärkt zu beachten gelte, ist nach Bovbjerg und Valdimarsdottir (1998) die zu wenig beachtete Rolle der infektiösen Erkrankungen im Zusammenhang mit Krebs und Immunsystem. Die Auswirkungen von Infekten auf die Immunreaktion sei von höchstem Interesse, nicht nur, weil infektiöse Erkrankungen eine Hauptursache für Morbidität und Mortalität bei Krebspatienten seien, sondern auch, weil die psychologischen Einflüsse auf infektiöse Erkrankungen speziell bei immungeschwächten Krebspatienten (z. B. Stress, Chemotherapie) durchschlagen könnten (vgl. auch Abb. 4.6). Dieser „Doppelschlag“ („double whammy“) treffe auf für Infekte besonders anfällige Patienten, was nach wie vor die wichtigste krebsbezogene Todesursache sei.

Kasuistiken V

Im Folgenden werden drei Kasuistiken von betroffenen Patienten vorgestellt. Man kann aus den Darstellungen Vieles entnehmen bzw. Vieles darin wiederfinden, was in diesem Buch an verschiedenen Stellen einzeln, isoliert und z. T. notgedrungen unverbunden behandelt werden muss, weil die Querverbindungen und Vernetzungen zwischen Krebs und Reaktion des Organismus in den untereinander auf das Engste verbundenen Bereichen Gehirn, neuroendokrines, neuroimmunologisches und Erlebenssystem noch nicht ausreichend bekannt sind (hierzu wird in Kap. IV ausführlicher Stellung genommen). Die höchst komplexen und miteinander mehr oder weniger vernetzten Vorgänge im menschlichen Körper, wie sie bereits im gesunden Organismus gefunden werden können, sind vermutlich im an Krebs erkrankten Körper noch unterschiedlicher und bislang kaum bis noch gar nicht verstanden, so dass aus den Kasuistiken bezüglich der Krankheitsverläufe keine kausalen Schlüsse gezogen werden können.
Vielmehr soll anhand der vorgestellten individuellen Persönlichkeiten und Schicksale ein Blick auf die komplexe, bedrohliche und gänzlich veränderte Lebenssituation Betroffener geworfen werden, und darauf, wie diese individuellen Personen mit dieser schwierigen Situation umgehen. Dabei sollen verschiedene Punkte näher betrachtet werden:

- Wie gehen Menschen mit einer Krebsdiagnose um,
- mit ihrer Erkrankung: ihrem Körper, mit sich selbst und wie mit ihrer Umgebung?
- Kämpfen sie, resignieren sie oder sind sie innerlich zerrissen?
- Welchen Einfluss könnte ihre Art des Umgangs mit der Krankheit auf diese haben?
- Welchen Einfluss haben die Behandlung und der Fortgang der Erkrankung bzw. der Genesung auf sie selbst?
- Wie gehen Menschen angesichts des Todes mit ihrer verbleibenden Lebenszeit um?
- Wie wirkt sich die unvermeidbare Erkenntnis der eigenen Endlichkeit auf die Einstellung zum Leben und Sterben aus?

Viele Fragen, von denen die meisten derzeit kein Mensch beantworten kann – und für die es wohl nie eine allgemein gültige Antwort geben wird, auch trotz der vorliegenden medizinischen Fakten und Behandlungsmaßnahmen und des bekannten Verlaufs nicht. Niemand wird mit Sicherheit kausale Schlüsse ziehen können, ob die Art oder das Stadium der Erkrankung bei Diagnosestellung, die konkret durchgeführten Behandlungsmaßnahmen oder der Lebenswille und die kämpferische Einstellung der Patienten (oder all dies zusammen) es ermöglicht haben, dass sie noch so lange bei relativ gegebener Lebensqualität haben leben können oder überhaupt überlebten.
Die ausgewählten Kasuistiken sollen schlicht veranschaulichen, welche Nöte und Anforderungen einen mit einer Krebsdiagnose betroffenen Menschen „anspringen“ können und wie individuelle Menschen – in diesem Falle eine 44-jährige

verheiratete Innenarchitektin, ohne Kinder, ein 43-jähriger verheirateter Baustatiker, zwei Kinder, und eine 55-jährige Frau aus Kalifornien, ein Sohn, deren Schicksal auf eindrückliche Weise von Irvin D. Yalom in seinem Buch *Die Reise mit Paula* geschildert worden ist – mit ihrer jeweiligen Situation umgehen (die persönlichen und sozialen Merkmale der Patienten wurden für die Darstellung unkenntlich gemacht).

Die ausgewählten Personen stellen naturgemäß individuelle Schicksale dar, sie mögen vielleicht sogar „nicht typisch" für „den" von einer Krebserkrankung Betroffenen sein. Es gibt „den" Krebspatienten aber überhaupt nicht – genau so wenig, wie es „den" Masern-, „den" Gallenblasen- oder „den" Knochenbruchpatienten gibt. Menschen, mithin auch Patienten, sind sehr unterschiedlich. Ihre Reaktionen auf Erkrankungen und den Umgang mit Schmerzen, Unwissen, Ängsten, ausgeliefert sein und Bedrohungen der leiblichen Unversehrtheit sind von vielen Faktoren abhängig:

- von ihren Anlagen,
- von der individuellen Lerngeschichte,
- von Lebenserfahrungen,
- erworbenen Bewältigungsressourcen,
- sozialer Schichtzugehörigkeit,
- erfahrener sozialer Unterstützung

und vor allem natürlich

- von der Art und Aggressivität ihrer Erkrankung, dem Stadium der Erkrankung und den verfügbaren Behandlungsmöglichkeiten, die auch die ökonomische Situation und die existenzielle Absicherung der betroffenen Person miteinbeziehen.

Insofern kann man auch nicht von platten Verallgemeinerungen ausgehen, man muss vielmehr versuchen, aus den hoch komplexen Kombinationsmöglichkeiten dennoch für bestimmte Patienten-Subgruppen allgemein gültige Phänomene zu identifizieren, die auf *strukturell ähnliche Weise* verschiedenen Patienten gemeinsam sein könnten.

Die Auswahl der Schicksale von drei an unterschiedlichen Krebserkrankungen leidenden Personen erfolgte aufgrund der Zugangsmöglichkeit zu den erforderlichen Informationen (Frau R. bzw. ihr Ehemann und Herr B. wurden im Rahmen einer größeren Forschungsstudie begleitet und mehrfach interviewt, und der Fall Paula ist in der verfügbaren Literatur ausführlich geschildert: *Irvin D. Yalom, Die Reise mit Paula; auszugsweise aus den Seiten S. 25–73*).

Die erste Kasuistik schildert die tödliche Erkrankung von Maria R., bei der gleich an verschiedenen Körperstellen unterschiedliche Krebsherde unbekannter Herkunft festgestellt werden. Die Diagnose mit der verheerenden Aussicht auf vielleicht maximal sechs Monate verbleibender Lebenszeit trifft eine energische Frau, die es stets gewohnt war, ihr Leben „im Griff" zu haben, die vollständig in ihrem

Beruf aufging, unter anderem auch deshalb, weil sie keine Kinder haben konnte aufgrund einer frühzeitigen Hysterektomie und Adnexektomie. Maria R. zerbricht offensichtlich nicht an der katastrophalen Eröffnung der Ärzte, die ihr aufgrund der multiplen Befallherde im Grunde keine Chance einräumen. Sie versucht alles – wie gewohnt – unter ihre Kontrolle zu bekommen und geht trotz ungünstigster Prognose die Erkrankung frontal an.

Maria R., Innenarchitektin, zur Zeit der Diagnose 44 Jahre alt

Die ersten Symptome im Zusammenhang mit der Erkrankung tauchten im August 1995 als zunehmende Kopfschmerzen und Sehbeschwerden auf, die in Schwächeanfälle übergingen. Der Hausarzt ging zunächst davon aus, dass es sich um Stress handeln könnte. Da die Schwächeanfälle in Form von Kreislaufkollaps selbst im Liegen und in entspannten Situationen persistierten, wandte sich Frau R. an das lokale Krankenhaus. Die uneinheitlichen Symptome machten eine breit umfassende Diagnostik erforderlich. Nach zwei Tagen umfangreicher diagnostischer Maßnahmen wurden folgende Diagnosen gestellt:
Im rechten Schilddrüsenlappen wurde ein 9,5 mm großer Knoten gefunden, man stellte Lymphknotenvergrößerungen bei Metastasierung eines unklaren Primärtumors fest und schloss auf ein malignes Lymphom. Daraufhin vorgenommene spezifische diagnostische Abklärungen innerhalb weniger Tage führten zu folgenden Ergebnissen:
Mehrere, bis knapp 3 cm große Lymphknoten in Höhe des Nierenhilus rechts sowie präkaval und intraortokaval. Vorläufige Differenzialdiagnose Anfang September 1995: es handelt sich um eine maligne Lymphomerkrankung bei Nachweis von mindestens zwei, wahrscheinlich vier intrakraniellen Herden (links okzipital, rechts temporo-basal, rechts okzipital und links parietal), die für Hirnmetastasen ein typisches Verhalten aufweisen. Trotz z. T. ausgeprägten perifokalen Ödems zurzeit keine Hirndruckzeichen nachweisbar.
Weiterhin fand man bereits jetzt schon einen „hochgradig suspekten Lymphknoten im dorsalen Halsdreieck" sowie eine relativ große Hypophyse, jedoch noch im normalen Spektrum. Im Abdomen wurde im Bereich der Pfortader, dorsal des Pankreasschwanzes, der rechten Nierenvenen die beschriebenen Lymphknotenvergrößerungen bis max. 3 cm im Bereich der Leberpforte lokalisiert. Damit nicht genug, Anfang Oktober wurde auch noch ein undifferenziertes Karzinom im linken Lungenoberlappen festgestellt.
Frau R. war stets eine sehr vernunftbetonte, rational-pragmatische Frau, die immer genau in ihren Körper hinein hörte und Anzeichen von Krankheit und Unwohlsein beachtete. Wahrscheinlich aufgrund einer im Alter von 20 Jahren gemachten traumatisierenden Erfahrung radikaler Hysterektomie und Adnexektomie war sie sensi-

bilisiert für die Möglichkeit einer schwerwiegenden Erkrankung, jedoch ohne eine hypochondrische Grundhaltung zu entwickeln. Die Diagnose damals lautete: Uterus bicornis mit Adnexen (Tuben) einer Seite und einer schweren chronisch rezidivierenden und abszendierende Oophoritis sowie einer unspezifischen chronischen Salpingitis (Eierstockentzündung). Auch ging sie damals schon sehr offensiv auf die Ärzte zu und wollte umfassend und sofort über alles aufgeklärt werden, was man bei den aufwendigen diagnostischen Maßnahmen herausgefunden hatte.
Man entdeckte eine angeborene Thrombozytopenie, bei der zwar die Thrombozyten gesund gebildet werden, die aber schnell degenerieren, was eine Belastung für das Immunsystem darstellt.
1983/84 musste die Milz entfernt werden, nachdem Maria R. dort eine irreparable Fraktur aufgrund physischer Einwirkung infolge eines Treppensturzes erlitten hatte, eine weitere Belastung für das Immunsystem.
Ihre Ärzte jetzt waren sehr offen und klärten sie schonungslos über die Befunde und ihre vermutete Prognose auf. Maria R. hatte zum Zeitpunkt ihrer Beschwerden keinerlei Anlass für die Annahme einer sehr schweren Erkrankung. Sie war über die Diagnose schockiert, wie dies ebenfalls die beteiligten Ärzte waren. Schon aus diesen Gründen wurde zwischen Ärzten und Patientin „mit offenen Karten gespielt“ (Zitate vom Ehemann). Die verschiedenen Diagnosen (malignes Lymphom, Hirnmetastasen, Lungenkarzinom, vermutlich auch noch im Halsbereich ein Karzinom) kumulierten zu einer im Grunde verheerenden Prognose, welche die Patientin gleichwohl relativ gefasst aufzunehmen schien.
Das Aufklärungsgespräch über die umfassenden diagnostischen Maßnahmen wurde von allen beteiligten Ärzten gemeinsam mit der Patientin und ihrem Ehemann durchgeführt. Dabei wurde sehr deutlich gemacht, dass es sich um eine ganz schwere, lebensbedrohliche Situation handelte und dass die Prognose „möglicherweise“, d. h. im günstigen Falle, ein halbes Jahr verbleibende Lebenszeit verhieß. Zugleich wurden konkrete Behandlungsvorschläge von den Ärzten gemacht: Radiation des Schädels und der Lunge sowie zeitlich nachfolgender Chemotherapie wegen bestrahlungstechnisch unerreichbarer Lokalisation der Lymphome im Abdominalbereich.
An dieser Stelle zeigte sich Maria R.'s Entschiedenheit. Sie machte den Ärzten sofort und unmissverständlich deutlich, dass sie über alle behandlungstechnischen Maßnahmen die Entscheidungsgewalt behalten wolle: „Ich will freie Hand haben, es geht um mich. Ich entscheide, wann und was gemacht wird!“ „Wenn Sie damit einverstanden sind, bleibe ich hier, sonst suche ich mir einen anderen Behandlungsplatz.“ Der nächste Schritt war das Gespräch mit der Krankenkasse: „Habe ich freie Hand in der Wahl der Behandlung, der Wahl der Ärzte, der Behandlungsplätze?“ Die Krankenkasse beantwortete diese klaren Fragen mit einem uneingeschränkten „Ja“ – alle zogen mit: Ärzte, Krankenkasse, Ehemann.
Im nächsten Schritt empfahl das Krankenhaus einen niedergelassenen Hämato-Onkologen im selben Ort, der seinerseits zu bestimmten diagnostisch erforderlichen weiteren Maßnahmen andere Fachärzte mit einbezog: Dermatologen, HNO-

Arzt, Radiologen usw. Maria R. packte die bevorstehenden Belastungen sehr forsch an, sie ließ sich „nicht unterkriegen“. Sie unterbrach seit der Eröffnung der Diagnosen bis 1 ¼ Jahre danach – dem Zeitraum zahlreicher Behandlungs- und ständig sich wiederholender diagnostischer Maßnahmen – ihre berufliche Tätigkeit in einem Büro von Innenarchitekten, bei dem sie angestellt tätig war. Erfreulicherweise zog auch ihr Arbeitgeber uneingeschränkt mit und hielt ihr ihre Position für einen zukünftigen Wiedereinstieg in die Arbeit frei. Ihre Arbeit war ihr das Wichtigste.
Die Bestrahlung im September/Oktober 1995 schlug sehr schnell und sehr gut an. Ständige Überprüfungen (Knochenszintigramme, Thorax- und Schädeldurchleuchtungen, Hautuntersuchungen) erbrachten negative Ergebnisse: die Hirnmetastasen und die Tumoren im Kopfbereich waren bald vollständig verschwunden, sie kamen auch nie wieder. Die Lymphome im Thorax bildeten sich deutlich zurück, verschwanden allerdings nicht vollständig. Durch die Bestrahlungen verschwanden ebenfalls die Lymphome im Schilddrüsenbereich – bestrahlt worden waren die Augen, der Schädel- und Halsbereich sowie die Lunge. Nach geraumer Zeit waren auch die Lungentumoren nicht mehr diagnostizierbar. In verschiedenen sukzessiven Behandlungen wurden die unzugänglichen Lymphome im Thoraxbereich mit Chemotherapie behandelt. Trotz unterschiedlichster verwendeter Mittel waren diese Lymphome jedoch nie restlos zu beseitigen. Allerdings war Frau R. jetzt beschwerdefrei. Ihr wichtigstes Ziel blieb zu jener Zeit, wieder arbeiten gehen zu können.
Tatsächlich konnte sie nach 15 Monaten Behandlungs- und Rehabilitationsmaßnahmen wieder ihre Arbeit aufnehmen. Arbeitgeber und Kollegen hatten sie wiederholt im Krankenhaus besucht und ihr stets versichert, dass sie wieder ihre Arbeit aufnehmen könne, sobald sie sich in der Lage dazu fühlen würde. Ihr Arbeitsplatz würde ihr erhalten bleiben. Die Solidarität tat Maria R. sehr gut und stärkte enorm ihre Moral. Diese Sicherheit im Rücken, wie auch die finanzielle Sicherheit bei allen Behandlungsmaßnahmen und die bedingungslose Unterstützung und Rücksichtnahme durch ihren Ehemann waren ihr ein zusätzlicher Ansporn, gegen die Krankheit anzukämpfen.
Es gab eine seit Beginn der Beschwerden und der Diagnose uneingeschränkte Unterstützung seitens ihres Ehemannes, ohne dass dies überhaupt hätte explizit diskutiert werden müssen zwischen den beiden. Maria R. stand mit ihrer Erkrankung fortan im Mittelpunkt aller Entscheidungen und zu treffenden Maßnahmen, so richtete sich jede Freizeitplanung nach ihren Bedürfnissen und Möglichkeiten (z. B. der gezielte Urlaub in höheren Bergregionen der Schweiz, um das Immunsystem zu stärken, das ganz bewusste Abschalten und am Wochenende Verreisen, um intensiv und gemeinsam im Moment leben zu können). Maria R. sprach ihrem Mann gegenüber ganz offen und frei an, damit rechnen zu müssen, dass ihr Leben möglicherweise ganz schnell zu Ende gehen könnte: „Ich muss jeden Tag so leben, als wäre es morgen zu Ende.“ Entsprechend war alles für den Fall der Fälle geregelt. Beide waren sich einig, so intensiv und spontan zu „leben“ wie nur möglich.

Wann immer sich die Gelegenheit bot und das Wetter gut genug war, schwärmten beide aus und machten z. B. ein Picknick im Grünen, unternahmen am Wochenende Städtereisen oder verbrachten 14-tägige Urlaube in der Schweiz.
Auf Empfehlung ihres Onkologen suchte sie einmal eine psychologische Beratung der Deutschen Krebshilfe auf. Von dort kam sie allerdings wieder zurück und sagte, dass ihr das nicht helfen würde, weil sie bereits über diese Bewältigungsstrategien verfügen würde: „Was die mir sagen, das sage ich mir auch, also brauche ich das nicht." Maria R. blieb sehr initiativ und aktiv, sie beschaffte sich, unterstützt von ihrem Mann, technische Hilfen im Haushalt, die das alltägliche Leben vereinfachten. Was an unvermeidlicher Arbeit blieb (spülen, Wäsche waschen, kochen), wurde ihr von ihrem Mann abgenommen. Depressive Phasen und Durchhänger gab es im normalen Alltag nicht, wohl mal passagere Niedergeschlagenheit und depressive Reaktionen bei unvermeidlichen Schwächen während chemotherapeutischer Behandlungszyklen, die sie gleichwohl von selbst schnell wieder überwand.
Maria R. war keine depressive Persönlichkeit. Sie hatte im Gegenteil eine grundlegend optimistische Lebenseinstellung und lachte gern. Sie jammerte selbst unter den Behandlungstorturen nie und hasste es, wenn man sie ob ihrer Erkrankung bedauerte. In diesem Falle mied sie Kontakte zu jenen Menschen, die genau dies taten. Sie wollte auf keinen Fall bedauert werden. Sie konnte sehr offensiv mit ihrer Krankheit umgehen, indem sie über ihren Krebs sprach. „Ich kämpfe gegen dieses Tier in mir!", sagte sie einmal in den persönlichen Gesprächen, die sie mit einigen ihr wichtigen Menschen gelegentlich führte.
Es wurde sehr bewusst gelebt, z. B. wurden Lebensmittel daraufhin betrachtet, ob sie Krebs fördernd sein könnten, um sie zu vermeiden (scharf gewürzte Speisen oder stark Gegrilltes, Salami auf Pizza usw.). Darüber hinaus war Maria R. nie eine Persönlichkeit, die alternative oder gar esoterische Mittel ausprobiert und Wege gesucht hätte, auf diese Weise ihre Krankheit zu bekämpfen.
Die ersten guten Behandlungserfolge machten Maria R. großen Mut. Sie bestärkten sie darin, weiter gegen die Krankheit anzukämpfen. Sie wurde sich ihrer Sache immer sicherer, dass sie nämlich die Krankheit besiegen würde. Sie begann damit, Origami-Figuren zu falten und Klarinette zu spielen. Hiermit erfüllte sie sich einen lang gehegten Traum, nahm hierfür speziellen Unterricht. Klarinette spielen erfordert Lungenkraft; Maria R. hatte diese Herausforderung sicher nicht zufällig gewählt, es zeigte ihren Willen und ihre Zähigkeit, die Teile ihres Körpers gezielt zu stärken und wieder und wieder zu belasten, um sich zu beweisen, dass es aufwärts ging und dass sie die Situation beeinflussen konnte. Hierbei wurde sie sehr von ihrer Klarinetten-Lehrerin unterstützt, die sie in Krisenzeiten wieder aufrichtete und sie aufforderte, weiter zu machen: „Damit haben Sie nun angefangen, jetzt müssen Sie auch da durch."
Sie übte verbissen und mit großem Einsatz das Klarinette spielen. Da sie aufgrund der Wirkungen der Chemotherapie die Löcher an der Klarinette mit den Fingerkuppen nicht spüren konnte, stellte sie sich vor den Spiegel, um die Fingerpositio-

nen sehen zu können. Sie war manchmal sehr ungeduldig mit sich selbst, da es ein grundlegendes Merkmal ihrer Persönlichkeit war, einen sehr hohen Anspruch an sich zu stellen.
Mitte 1996 wurden die Lymphomherde, die im unzugänglichen Bereich um die Bauchspeicheldrüse herum angesiedelt waren, wieder größer. Mit einer anderen chemotherapeutischen Behandlung waren sie jedoch wiederum beherrschbar und konnten wieder verkleinert werden, blieben jedoch nach wie vor als paraortale Lymphompakete per Kernspintomographie des Abdomens nachweisbar, wenngleich sie im August 1996 als „erheblich rückläufig" (und ohne Organbeteiligung) eingestuft wurden.
Ende September 1996 wurden bei einer weiteren CT-Untersuchung des Thorax im Bereich der linken Lunge winzige restliche Strukturverdichtungen gefunden, die in linker wie rechter Lunge als mit geringen narbigen Veränderungen „vereinbar" angesehen wurden. Es konnten keine metastasenverdächtigen Veränderungen gefunden werden (zusammenfassender Befund: „weiterhin komplette Remission" in diesem Bereich).
Zu Beginn des Jahres 1997 nahm Maria R. wieder ihre Arbeit auf. Zwischenzeitlich wurden zeitweise chemotherapeutische Behandlungen ambulant durchgeführt, ohne dass Maria R. ihre Berufstätigkeit unterbrach.
In der Zeit relativer Erholung im Jahre 1997 nahm Maria zusammen mit ihrem Ehemann leichtes körperliches Training in einem Fitness-Studio auf, um ihren Körper gezielt zu kräftigen.
Ende Januar 1998 wurden im Rahmen einer weiteren CT-Untersuchung Lymphknotenmetastasen retropankreatisch, infrapankreatisch sowie im Bereich des Retroperitoneums (im Vergleich zu einer CT-Untersuchung Mitte März 1997) gefunden. Außerdem stellte man eine tumoröse Vergrößerung des Pankreaskorpus, „vermutlich im Sinne eines malignen Befalls", fest (keine Lebermetastasierung). Daraufhin wurden unmittelbar Chemotherapien wieder aufgenommen; der zweite Chemotherapiezyklus endete am 25. Februar. Ein dritter Zyklus war für Mitte März vorgesehen.
Ostern 1998 gab es aufgrund eines neuen chemotherapeutischen Mittels eine intensive Nebenwirkung, die sich in einer sehr starken, heftig und extrem schnell entwickelnden Gelbsucht ausdrückte. Damit war der Behandlungsprozess erst einmal unterbrochen – die einigermaßen in Schach gehaltenen Lymphome wuchsen rasend schnell wieder an. Es wurde nun ein härteres chemotherapeutisches Mittel eingesetzt, das bei Maria R. erhebliche andere Nebenwirkungen in Form von Schmerzen und Verdauungsbeschwerden auslöste. Die gerade mal wieder gewachsenen Haare fielen ihr wieder vollständig aus. Dies alles deprimierte sie zwischenzeitlich sehr.
Aber auch diese Phase wurde überwunden, und sie entschloss sich dazu, einen anderen Onkologen zu suchen: „Ich muss eine härtere Therapie machen!" Ihr bisher sie behandelnder Onkologe war der Ansicht gewesen, dass für härtere Behandlungsmaßnahmen ein stationärer Aufenthalt notwendig sein würde und hatte stets gemä-

ßigtere Behandlungsmaßnahmen ins Feld geführt. Maria R. war nun entschlossen, die Krankheitsherde frontal anzugehen: „Ich muss das endlich loswerden! Ich möchte eine härtere Therapie, notfalls muss ich das auch stationär machen."
In der Zwischenzeit ging es immer wieder auf und ab, die Lymphome wuchsen und wurden durch chemotherapeutische Maßnahmen wieder eingedämmt. Maria R. ging die ganze Zeit ihrer Arbeit nach.
Auf Empfehlung ihres bisher behandelnden Onkologen fand Maria R. einen anderen niedergelassenen Onkologen, der bereit war, mit ihr diese harte Behandlung anzugehen. Auch hier erfolgte seitens des Arztes eine klare Aufklärung über die Härte und Notwendigkeit der stationären Behandlung. Dezember 1999 begann die stationäre Behandlung, zu der ihr Mann sie zwei Mal in der Woche abends in die Klinik fuhr und sie abends – nach der Applizierung des Mittels – wieder abholte. Tagsüber ging Maria R. wieder in ihr Büro. Irgendwann ging dies aber nicht mehr, die körperlichen Belastungen – und damit auch die psychischen – wurden zu groß, sodass sie ihrer Arbeit nicht weiter nachgehen konnte. Aufgrund der sehr aggressiven Behandlung war offenbar das Blut derartig angegriffen, dass „sie nicht mehr richtig auf die Beine kam", wie ihr Ehemann sich erinnert. Es musste ein teures Spezialmittel gespritzt werden, das die weißen Blutkörperchen wieder aufbauen sollte.
Anfänglich waren die Behandlungsfolgen von Maria R. eher als „lästig" empfunden worden. Obwohl sie von sich aus diese aggressivere Behandlung haben wollte und sie auch vom behandelnden Arzt ursprünglich umfassend aufgeklärt worden war, kam es zwischenzeitlich zu Unstimmigkeiten und Spannungen zwischen Patientin und Behandler.
Maria R. war nie eine bequeme Patientin gewesen. Sie wollte ständig die Kontrolle über ihre Behandlung behalten und war während der neuen, aggressiveren Behandlung sehr ungehalten, als sie erleben musste, dass ihr behandelnder Onkologe Anweisungen an das medizinische Personal gab, die sie dann befolgen sollte. Sie wollte vollständige Offenheit des Arztes und keine Kommunikation um zwei Ecken. Entsprechend wurde sie aufsässig und wollte Maßnahmen nicht ohne weiteres befolgen, die sie nicht einsehen wollte oder konnte, weil sie sich nicht informiert fühlte. Sie blieb beharrlich: „Ich möchte verstehen, was geschieht! Wenn mir niemand sagt, warum das und das gefordert oder gemacht werden soll, dann tu' ich das nicht! Und wenn der Arzt das anordnet, dann soll er mir das gefälligst erklären!"
In diesem Punkt waren sich beide Eheleute einig. Sie erlebten den behandelnden Arzt manchmal als einen „kleinen Halbgott in Weiß", der sich aber schließlich doch zu ausführlichen Gesprächen mit Maria R. und ihrem Ehemann bereit fand, sogar, wann immer die Patientin dies für erforderlich hielt. Das heißt, der als „feldwebelartig" erlebte Arzt („Ich ordne an, und ich bin der Arzt") und die selbstbewusste, mündige Patientin Maria R. prallten anfänglich aufeinander „wie zwei Betonwände" (Erinnerung des Ehemanns). Maria R. war kurz vor dem Abbruch der Behandlung: „Ich gehe hier raus, das mache ich nicht mit!"

Im Februar des Jahres 2000 wurde Maria R. nach einer Kollapsserie mit Schweißausbrüchen, Appetitlosigkeit, Gewichtsverlust und Tumorschmerzen auf der linken Flanke stationär eingewiesen. Man behandelte die Beschwerden und diagnostizierte sonographisch im Abdominalbereich paravasal im rechten Mittelbauch eine solide Raumforderung von ca. 10 × 5 cm, links paramedian eine weitere solide Raumforderung von ca. 5 cm mit Verdacht auf Lymphome, trotz Nähe zum Pankreaskopf aber keine Gangstauung im Pankreas, auch waren nach wie vor keine Leberherde erkennbar. Röntgenologisch fanden sich in Hilushöhe links, bei bekanntem ventralen Bronchialkarzinom, eine Raumforderung mit Zwerchfellhochstand.

Waren zu dieser Zeit die Lymphome im Bauchraum im primären Behandlungsfokus, so wuchs anscheinend unbemerkt wieder der Lungentumor heran, „und zwar in einem rasenden Tempo" (so der Ehemann).

Nun sollte dieses Wachstum schnell gestoppt werden. Ein Lungenspezialist in einem anderen Krankenhaus wollte mit einem Eigenserum innerhalb einer Woche den Tumor in den Griff bekommen, eine Behandlung, die auch ihr alter Onkologe empfahl. Es handelte sich dabei um eine relativ neue Art der Behandlung, mit der bereits seit geraumer Zeit am Deutschen Krebsforschungszentrum (DKFZ) in Heidelberg mit Erfolg experimentiert wurde. Dieses Verfahren hatte aber offenbar noch keine Anerkennung seitens des deutschen Arzneimittelrechts erlangt, es wurde folglich auch nicht von der Krankenkasse alimentiert.

Man kam auf diese Behandlung als eine Art „ultima ratio", weil alle bekannten chemotherapeutischen Mittel letztendlich versagt hatten. Maria R. und ihr Mann waren mit diesem Behandlungsvorschlag – trotz der erheblichen privaten Kosten – einverstanden: „Wir werden auch diesen Versuch noch unternehmen, wenn er uns als möglich und machbar erscheint." Maria R. und ihr Mann erhielten bei diesem Schritt wieder eine sehr engagierte und sie ständig begleitende Unterstützung durch ihren ersten Onkologen, der sie jahrelang behandelt hatte, der sie motivierte, wenn alles andere versagte, diesen Schritt zu gehen und die Chance zu nutzen, weil er sich wissenschaftlich sehr auf dem Laufenden hielt und die Arbeiten des DKFZ sehr interessiert verfolgte.

Im Mai/Juni 2000 begann diese Behandlung. Zwar schien Maria R. die beiden ersten Spritzen körperlich sehr gut zu vertragen. Nun meldete sich aber nach sehr kurzer Zeit der Lungentumor, der offenbar „innerhalb einer Woche so schnell gewachsen ist, dass sie vermutlich daran erstickt ist" (so der Ehemann rückblickend). Eine Thoraxuntersuchung am 4. Juli 2000 hatte noch eine „ausgedehnte tumoröse Raumforderung links-hilär sowie eine Zunahme pleuraler knotiger Veränderungen links-basal und links-lateral, bei Zwerchfellhochstand", ergeben.

Ärzte und Ehemann waren erschrocken, dass es schließlich so schnell zu Ende ging. Ursprünglich hatten die Ärzte die Auffassung vertreten, dass sie innerhalb von zwei bis drei Tagen die Lage „wieder im Griff haben" würden und Maria R. das Krankenhaus wieder würde verlassen können. Selbst jetzt noch, in dieser Woche Mitte Juli, kämpfte Maria R. Am Tag vor ihrem Tode erlitt sie eine neuerliche

Lungenblutung, wie schon einmal in dieser Woche. Das letzte, was ihr täglich Stunden bei ihr am Bett ausharrender Ehemann am Abend von ihr hörte, waren die Worte: „Das war's dann wohl." Am nächsten Morgen war sie tot, friedlich eingeschlafen.
Ihr Ehemann ist der Auffassung, dass Maria erst am Tag vor ihrem Tode eingesehen habe, dass sie den Kampf nicht gewinnen konnte. Maria R. war sehr sensibel für ihren Körper, sie hatte gelernt, Antennen für die Vorgänge in ihm zu entwickeln. Ob erst diese Resignation (oder Einverständnis?) ihr Ende beschleunigte oder ob die Einsicht in die Unvermeidlichkeit der irreparablen organismischen Schädigungen durch ihr Gespür für körperliche Prozesse die Oberhand gewonnen hat, kann nicht beantwortet werden.

Die zweite Kasuistik schildert die erstaunliche Geschichte von Rolf B., seinen langen Weg zur lebensrettenden Knochenmarktransplantation (KMT), seinen ungeheuren Lebenswillen, der trotz widrigster Umstände und schwerster Krankheitsentwicklung zu keiner Zeit und in keiner Weise gebrochen wird.

Rolf B., Baustatiker, zum Zeitpunkt der Knochenmarktransplantation 43 Jahre alt

Seine chronisch-myeloische Leukämie (CML) wurde „per Zufall entdeckt", wie er ausführt. Er wurde im April 1984 mit Magenblutung ins Ostberliner Krankenhaus gebracht. Man stellte zu hohe Leukozytenwerte fest (10-fach überhöht; Leukozytose), sodass man sehr schnell auf das Vorhandensein einer Leukämieerkrankung schloss. Es folgte aufgrund der Leukämieerkrankung eine Risiko-Magenoperation. Man entfernte Rolf B. zwei Drittel seines Magens (komplette Resektionen des Ein- und Ausgangs). Die Leukämie wurde mit Myleran® behandelt. Tatsächlich ließen sich die granulopoetischen Werte wieder in den normalen Bereich hinein regulieren. Die mittlere Krankheitsdauer einer CML beträgt nach Pschyrembels Klinischem Wörterbuch 2 bis 3 Jahre.
Sechs Monate schien alles wieder normal zu sein, doch wuchs die Leukozytenzahl langsam wieder an. Wieder und wieder wurden Zyklen chemotherapeutischer Mittel gegeben.
Zum Zeitpunkt unseres ersten Gesprächs mit Rolf B. im Mai 1990 wirkt er gelassen und tut seine Krankheit auf den ersten Blick recht leicht ab: „Mit diesen Zyklen lebe ich eigentlich seit der ganzen Zeit." Er gibt an, dass die Zyklen seit November 1989 kürzer geworden waren, so dass er täglich eine Tablette nehmen musste, „... um die Leukozyten auf Normalwert zu halten".
Auf die Frage, ob die Diagnose bei ihm etwas verändert habe, als er sie 1984 erfuhr, antwortet er spontan mit einem Lächeln: „Eigentlich nein!" Er habe noch vor der Kenntnis der Diagnose einen Ausreiseantrag aus der DDR gestellt gehabt,

die Kenntnis der Diagnose habe ihn im Gegenteil in der Richtigkeit seiner Entscheidung nur bestärkt.

„Mit einer sehr schlechten Lebenserwartung wollte ich dann wenigstens so lange ich konnte alles daran setzen, damit meine Familie hier (in der Bundesrepublik) ein neues Leben anfangen konnte." Die Ausreise sei mit sehr schweren Bedingungen verknüpft gewesen, so habe er eine Degradierung im Beruf hinnehmen müssen und im Betrieb die Position eines leitenden Angestellten einer Baufirma eingebüßt, indem er nur noch als einfacher Mitarbeiter eingestuft worden sei. „Ich habe also alles daran gesetzt, dass ich es wenigstens noch bis hierher schaffe!" Er habe „mit dem Schlimmsten gerechnet", d. h., dass er hier als Rentner sein restliches Dasein würde notfalls fristen müssen. In der Familie sei das alles rückhaltlos durchgesprochen worden; dann wäre eben seine Frau arbeiten gegangen, die gelernte Krankenschwester sei. „Trotz dreier Kinder wollten wir es eigentlich noch mal packen." Rolf B. war zu diesem Zeitpunkt 36 Jahre alt.

„Die Gesundheit war für mich total untergeordnet, ich wollte wenigstens noch mal meinen Fuß über die Grenze setzen und hier den Kindern ein Leben ermöglichen!" Im April 1985 seien sie aus der DDR ausgeschleust worden. Da sei der Antrag auf Ausreise bereits zwei Jahre gelaufen. Im Nachhinein habe sich der Parteisekretär versprochen, indem er verraten habe, dass die Krankheit von Rolf B. einer der Gründe gewesen sei, warum er habe ausreisen dürfen. Zudem hätten sie ein behindertes Kind, was ein weiterer Grund für die vorzeitige Ausreisemöglichkeit gewesen sei. Auf der Warteliste für die Ausreise hätten ihn diese beiden Gründe relativ weit nach oben gebracht. „Auf Sozialfälle einschließlich Rentner hat die DDR gerne verzichtet", führt Rolf B. mit Sarkasmus in der Stimme aus. Für die Familie sei dies ein Glück gewesen, sonst hätten sie wohl fünf weitere Jahre warten müssen. Ein Nachbar habe acht Jahre warten müssen. „Deshalb war die Krankheit für mich überhaupt nicht da, die konnte ich zumindest geistig abhaken."

Es klingt gleichwohl nicht nach Verleugnung, was Rolf B. immer wieder anklingen lässt, wenn er davon spricht, dass die Krankheit für ihn nicht existierte bzw. einfach nicht da war. Eher ist es eine Unterdrückung oder eine Art von Verschiebung, ein beiseite Legen, wenn er als den Hauptfeind die damalige DDR und die Lebensbedingungen für seine Familie hervorhebt.

So betont er beispielsweise, dass die Krankheit natürlich nicht zu leugnen gewesen sei, weil ja ständig Chemotherapiezyklen laufen mussten, selbst im Aufnahmelager Gießen und im nächsten Zentralaufnahmelager, weil wiederum die Leukozytenzahl gestiegen war. Es stand die ganze Zeit im Raum, dass die chronische Leukämie, an der er erkrankt war, durch die symptomlindernden chemotherapeutischen Interventionen, die keine kurative Therapie darstellten, nicht dauerhaft aufzuhalten war, dass seine Lebenszeit hierdurch im günstigsten Fall nur etwas verlängert werden konnte, weil die akute Form der Erkrankung prinzipiell jeden Tag ausbrechen und damit seinem Leben sehr schnell ein Ende hätte bereiten können. Die einzige Rettung konnte nur in der wirklich einzig kurativen Behandlung, der Knochenmarktransplantation (KMT) bestehen – aber diese war eben in der DDR für ihn nicht erreichbar. Selbst im günstigen Falle einer KMT *besteht bei Transplantationen in der chronischen Phase* die Wahrscheinlichkeit eines leukämiefreien Überlebens über einen Zeitraum von acht Jahren nach Transplantation nur zu ungefähr 50 %; eine Transplantation in der akzelerierten Phase wäre nur mit einer Überlebenswahrscheinlichkeit von 20 % und die in einer Blastenkrise erfolgende Transplantation sogar nur mit einer von knapp 10 % innerhalb des genannten Zeitraums zu veranschlagen.

Die Familie habe seine Erkrankung gefasst aufgenommen, man habe zwar darüber gesprochen, aber in einer offensichtlich sachlichen „Bestandsaufnahme". „Es war klar, ich werde wahrscheinlich niemals Rentner werden, meine Lebenserwartung ist relativ kurz, und da werden wir versuchen, soviel wie möglich hinein zu packen." Die Gefahr des Übergangs der chronischen Phase der Leukämie in eine akzelerierte Form (Durchgangsstadium zur akuten Phase, die durch eine Blastenkrise gekennzeichnet ist, die dann tödlich verläuft) spricht B. überhaupt nicht an, obwohl er im Mai 1990, wo dieses erste Gespräch mit ihm stattfand, bereits mehr als sechs Jahre mit seiner Leukämie lebte, also – statistisch gesehen – mehr als 90 % aller chronischen Leukämien ohne Transplantation zu jener Zeit bereits überlebt hatte.

Nach der Übersiedlung wollte B. so schnell wie möglich wieder ins Berufsleben einsteigen, „um die Rente etwas aufzubessern". Zwar wäre man als ehemals Ostdeutscher prinzipiell gleich gestellt, dennoch sei man in der Rente stets in den Basiskategorien. Hier zeigt sich ein für Rolf B. enorm wichtiges Motiv: das der existenziellen Absicherung der Familie. Wann immer wir Rolf B. zu einem begleitenden Interview im Verlauf der Behandlungs- und Nachsorgeprozeduren im Rahmen der Knochenmarktransplantation trafen, sprach er von der noch weiter abzusichernden Rente. Stolz berichtet er vom anfänglichen Arbeitslosengeld von rund 1 100 DM für seine Berufsgruppe, die er im Falle der Erwerbsunfähigkeit erhalten hätte, und dass er mittlerweile – durch sein zwischenzeitlich erfolgtes berufliches Engagement – schon eine Berechtigung für 2 500 bis 3 000 DM erworben hätte. „Und so ist es natürlich auch schon mit dem ganzen Rentenanspruch; ich war nämlich schon daran interessiert, wieder ins Berufsleben reinzukommen, weil – wenn mal was passiert – dann die Familie wenigstens eine ordentliche Hinterbliebenenrente erhält." Er habe in einer süddeutschen Großstadt eine sehr schöne Arbeitsstelle gefunden und verdiene auch ausreichend, sodass seine Frau nicht arbeiten müsste. „Und damit ist eigentlich alles gesichert. Die Arbeit ist das Wichtigste!"

In der DDR habe man ihn aufgegeben gehabt. „In der DDR wurden Leute über 30 Jahre Lebensalter nicht transplantiert, es ging eigentlich nur darum, wann werde ich Rentner?" Ihm sei drüben überlassen geblieben, wann er in Rente hätte gehen wollen. Das gleiche sei hier der Fall gewesen. Hier verleugnet B. oder bagatellisiert natürlich die Tatsache des über ihm schwebenden „Damoklesschwertes" – ein Überleben und eine Rentnerexistenz wäre ohne KMT nie möglich gewesen.

Wenn die Erkrankung an seinem Arbeitsplatz in der DDR bekannt gewesen sei, so habe er die Krankheit hier in der Bundesrepublik, an seinem neuen Arbeitsplatz, „absolut verschwiegen". Bis vor wenigen Monaten. Niemandem hier in der Bundesrepublik habe er jemals etwas über die Krankheit mitgeteilt: „einfach aus der Gefahr heraus, dass ich den Job verlieren würde." Entsprechend habe er im Fragebogen bei der Einbürgerung „absichtlich falsche Angaben gemacht". Mittlerweile wüssten die Kollegen in seiner Firma allerdings Bescheid. Jetzt drohten ihm auch keine Konsequenzen mehr, ist er überzeugt, weil er sich nach fünf Jahren eine Position geschaffen habe, dass er grundsätzlich akzeptiert werde. Derzeit ginge es nur noch um Mitleid – die Kollegen bedauerten seine Situation und hofften, dass er in sechs Monaten wieder in der Firma sein werde.

Fast triumphierend – und für uns Außenstehende ein wenig als Größenfantasie anmutend – führt er aus: „Ich bin also am Freitag voriger Woche, am Mittwoch war der letzte Arbeitstag, so aus dem Betrieb gegangen, dass ich denen gesagt hab', Weihnachten guck ich mal wieder rein, ab Januar könnt' ihr wieder mit mir rechnen."

Die Entscheidung zur Transplantation sei im Dezember 89/Januar 90 gefallen. Die Verspätung sei nur deshalb eingetreten, weil seine älteste Schwester, die wegen der HLA-Identität des Knochenmarks überhaupt nur in Frage gekommen wäre, sich geweigert hätte, als Spenderin zur Verfügung zu stehen, sonst wäre die ganze Prozedur bereits vor fünf Jahren über die Bühne gegangen. Seine Schwester habe eine unerklärliche Angst entwickelt und ginge ihm seit der seinerzeitigen Typisierung nunmehr vollständig aus dem Wege. „Sie ist geistig etwas minderbemittelt; sie hat schon viel durchgemacht in ihrem Leben, ich kann ihr nicht einmal einen Vorwurf daraus machen; die kapiert das einfach nicht, dass das für sie kein Risiko ist", führt er in einer Mischung aus Enttäuschung, Abwertung und Einfühlung aus. Bereits für die erste Typisierung vor mehreren Jahren habe man sie mit Polizeigewalt ins Krankenhaus bringen müssen, solch eine irrationale Angst beherrsche sie. Sie sei im Gespräch auch gar nicht mehr erreichbar. Vor ein paar Monaten sei er mal wieder in Ostberlin gewesen, habe sie zufällig auf der Straße getroffen, aber sie habe die Straßenseite gewechselt, um ihm aus dem Wege zu gehen.

Eine daraufhin erneute Typisierung aller Geschwister (zwei Schwestern, ein Bruder) habe schließlich ergeben, dass sein Bruder doch auch noch in Frage komme, zwar nicht mit den besten Werten, aber genetisch gerade noch so. Seitdem (Januar 1990) liefen die Planungen und Vorbereitungen für eine Transplantation. Sein Bruder hingegen sei froh, dass er ihm helfen könnte, auch wenn sie früher ein eher distanzierteres Verhältnis gehabt hätten. Seit der Feststellung der Spenderfähigkeit für ihn habe sich der Kontakt allerdings verbessert. Die eigentliche Spendeprozedur (Vollnarkose und Entnahme von Stammzellen aus dem Beckenkamm) sieht B. als völlig ohne Risiko an, auch er würde jederzeit einem anderen Menschen auf diese Weise helfen, wenn es möglich und erforderlich wäre. Das ist für ihn überhaupt kein Thema, entsprechend tut er den Akt des Bruders als Lappalie ab. „Das halte ich für das Normalste von der Welt. Man kann eigentlich froh sein, wenn man jemandem helfen kann."

Die Entscheidung zur so späten KMT sei ihm natürlich sehr leicht gefallen: „Die habe ich allein getroffen. Was bleibt Ihnen denn auch übrig, wenn der Arzt Ihnen nach sechs Jahren sagt, dass Ihre Lebenserwartung jetzt schon Null ist, wenn nicht sogar Minus. Das heißt, ich liege schon jetzt über dem Prozentsatz, der mehr als fünf Jahre ausgehalten hat. Mit 'ner Null-Lebenserwartung – d. h., ich hätte schon weg sein können, wenn's schlecht gelaufen wäre – was bleibt Ihnen da eigentlich noch übrig?“ Die Selbsteinschätzung seiner Lage erfolgt schnörkellos und wie üblich sehr rational und intellektualisierend und sehr konsequent.
Aus dem Unterton seiner Ausführungen spüren wir eine Mischung aus Sarkasmus und Triumph. Einerseits ist er zutiefst enttäuscht über Jahre der bangenden Hoffnung und eigentlichen Aussichtlosigkeit, andererseits schwingt eine fast unrealistische Größenfantasie mit, die uns immer wieder verwundert. Rolf B. geht immer wieder – trotz offensichtlicher Anerkennung der faktischen Lage – mit einer Art Chuzpe über die immens hoch wahrscheinliche ungünstige Prognose seiner lebensbedrohlichen Erkrankung hinweg und plant seit Jahren ununterbrochen in die Zukunft, sodass wir im Projektteam immer wieder ausführlich seine Lage diskutieren (nach den Interviews mit ihm) und zwischen Faszination und Unglauben wechseln. Lebt er deswegen überhaupt noch, weil er solch einen „Zug“ zum Überleben hat? Weil er die Familie weiter absichern will? Hat er deshalb auch einen Grund für sich, weiterleben zu wollen? Fast 100 % aller Patienten mit chronischer Leukämie wären zu dieser Zeit nicht mehr in einer chronischen Phase bzw. nicht mehr am Leben. B. befindet sich zudem in der dritten chronischen Phase, was auf die Dauer der Erkrankung und die nach Chemotherapiezyklen immer wiederkehrenden, erneut angewachsenen malignen Zellen zurückzuführen ist. Eine weitere sehr starke Einschränkung seiner prognostischen Aussichten; neben dem mismatch-Problem mit dem Spendermark ergibt dies eine Überlebenschance von weit unter 20 % innerhalb eines Zeitraums von zwei bis drei Jahren nach Transplantation.
„Vom Verlauf der Krankheit her hatte ich überhaupt keine Probleme, ich war also psychisch und physisch voll fit! Nur weiß ich auch, dass das nicht so weiter gehen kann, dass es von heute auf morgen umschlagen kann, und zwar so stark, dass ich kein Chance mehr habe. Deshalb war die Entscheidung für die KMT aufgrund der Jahre eigentlich schon abgelaufen. Es ging nur noch darum, ist eines von den Geschwistern geeignet, wenn nicht, wird ein Fremdspender gesucht.“
Über die Risiken, die ihm im Informed Consent-Gespräch mitgeteilt wurden, lacht er nur: „Entweder oder, fifty-fifty.“ Was er denn nun von der Behandlung für Vorstellungen habe? „Dass ich im Januar wieder anfange. Das heißt, für mich ist die Sache eigentlich schon gelaufen.“ Alles andere seien nur die verschiedenen zu durchlaufenden „Etappen“. Er verschwendet – scheinbar oder anscheinend? – keinen Gedanken an die möglichen Komplikationen durch die Transplantation: die extrem schmerzhaften Nebenwirkungen wie Schleimhautentzündungen im Mund- und Gastrointestinalbereich, die Übelkeit und das Erbrechen, die möglicherweise auftretende, lebensgefährliche akute GvHD (Graft-versus-Host-Disease, die Reaktion des Transplantats gegen den Wirt), das Infektionsrisiko unmittelbar nach den Kon-

ditionierungsmaßnahmen (Zerstören der alten Zellen) und in der Zeit der nachfolgenden Immunsuppression, ein mögliches Rezidiv innerhalb kurzer Zeit nach Transplantation oder sekundäre Langzeitschäden aufgrund der Bestrahlung und Hochdosis-Chemotherapie.

„Ich denke einfach nicht dran, dass was schief gehen wird. Aber falls was schief gehen sollte, sind eigentlich alle Vorbereitungen getroffen, dass das Leben in der Familie weiter geht. Die Kinder sind inzwischen groß: 10, 15 und 17, d. h., meine Frau käme dann auch ohne mich zurecht. Es hätte alles sehr viel schlimmer werden können vor vier, fünf Jahren. Aber jetzt? Wir haben uns noch mal komplett neu eingerichtet, ein neues Auto, ich habe gut in die Rente eingezahlt."

Es wird deutlich, dass er keineswegs verleugnet, sondern eher offensiv und anpackend, optimistisch an alles herangeht. Vor allem imponieren immer wieder seine Ziele, die er sich setzt.

Er sieht drei Etappen vor sich, die er überstehen müsse: die Bestrahlungsphase, die Abwehrreaktion des Transplantats überstehen und als Letztes dann die 30 bis 100 Tage, in denen eine chronische GvHD auftreten könnte, die allerdings relativ gut in den Griff zu bekommen sei: „Ich weiß dann mit jedem Tag, dass es sich verbessern wird." „Aber über die Prozentzahlen möchte ich lieber nicht reden. Wenn Sie das alles addieren: Bestrahlung, Abwehrreaktion, Fremdes und Eigenes, und was dann hinterher auch noch kommen kann, wenn man das alles addiert, dann ist das eigentlich schon ein sehr großes Risiko. Aber man hakt ja eins nach dem anderen ab und sagt: ‚Es wird schon klappen, es wird schon klappen.' Dann hat man es eigentlich überstanden; so sehe ich's einfach."

Über Gespräche mit der Ehefrau: „Krankheit ist bei uns überhaupt kein Thema. Weil ich mich gesund fühle, ich hab' eigentlich die ganzen Jahre die Krankheit negiert. Ich habe auch nicht gerade das gemacht, was die Ärzte gesagt haben, also keinen Sport zu treiben usw. Ich hab' doch Sport betrieben, um fit zu bleiben. Es hat sich eigentlich alles bezahlt gemacht. Ich bin physisch in einem Top-Zustand."

Es wird eine auflehnende Haltung, zwar mit mangelnder Compliance, deutlich, die aber dennoch im Dienste einer kämpferischen, selbstbehauptenden und nicht einer primär selbstdestruktiven Haltung steht.

„Ich bin nicht krank! Ich bin kerngesund, und ich will auch in sechs Monaten wieder kerngesund sein!" lacht er uns an. „Das ist meine Einstellung. Ich hab' noch viel vor, ich kann es mir gar nicht leisten, auszusteigen! Das nächste Ziel ist, wenn ich aus der Isolierung wieder herauskommen werde, wenn das Spendermark angewachsen sein wird, in fünf, sechs Wochen, dass ich mir einen Computer kaufen werde, einen ordentlichen PC, so 4 000 bis 5 000 Mark, da weiss ich auch schon genau, was ich für einen will. Ich hab' ja viel Zeit, so sechs Monate zu Hause, damit ich beruflich weiterkomme. Ich könnte mir im Betrieb ein Drittel meiner Arbeit sparen, wenn ich perfekter am PC wäre." Entsprechend habe er sich eine ganze Menge Software aus der Firma mitgebracht.

Er schwärmt im Folgenden über die sehr erfolgreiche, prosperierende Firma, seine Funktionen im verantwortlichen Bereich dort. Selbst falls es erforderlich würde,

könnte er sogar in der Firma auf einer anderen oder weniger verantwortlichen Position – oder sogar halbtags – arbeiten, was ihm auch Recht wäre, Hauptsache, es ginge weiter. Sein Chef zöge mit und hielte ihm seine angestammte Position frei. Er habe jetzt mit offenen Karten gespielt und den Betrieb aufgefordert, doch die Stelle neu zu besetzen, weil doch die Wahrscheinlichkeit, dass er nicht wiederkommen würde, größer sei. Dennoch habe der Chef ihm zugesichert, dass man nicht auf ihn verzichten wolle und auf ihn hoffe. Man bewundere und achte ihn in der Firma hoch, dass er bis zum letzten Tag gearbeitet habe, und könne es eigentlich gar nicht verstehen, dass er so „über der Krankheit“ stehe.
Wir sprechen Rolf B. wieder nach acht Wochen. Er steht unmittelbar vor seiner Entlassung aus der Klinik. Die Transplantation ist als Routinevorgang wie üblich normal verlaufen, er hatte einige Probleme mit einer ziemlich starken GvHD-Reaktion zu überstehen (bei einem relativ ungünstigen matching des Spendermarks kein Wunder), die mit Gaben von Cortison bekämpft wurden, was wiederum unerfreuliche Nebenwirkungen nach sich zog. Eine GvHD gilt hämatologisch zwar nicht einmal als so unerwünscht, da sie eine zytotoxische T-Zellen und Antikörper bildende Attacke gegen den Wirtsorganismus darstellt und Restbestände an leukämischen Zellen in eventuell verbliebenen Nischen vernichten und somit einem möglichen Rezidiv entgegen arbeiten kann. Doch muss sich diese Reaktion in Grenzen halten, weil sie sonst lebensbedrohlich wird. B. macht einen sehr optimistischen und gefestigten Eindruck, auch wenn er von den üblichen Torturen bei Transplantierten spricht, von denen er keine ausgelassen habe. Für ihn gab es die Krankheit seit den Konditionierungsmaßnahmen nicht mehr. Er denkt nur noch nach vorne und kann es kaum erwarten, wieder nach Hause und in seinen Beruf zurückzukehren.
Wir empfinden ebenfalls große Hoffnung und freuen uns mit ihm. In ca. 100 Tagen werden wir ihn wieder sehen und ein drittes Gespräch mit ihm haben (die ersten 100 Tage nach der Transplantation werden als eine kritische Phase mit dem Auftreten möglicher Komplikationen angesehen).
Nach hundert Tagen begegnet uns ein wie immer optimistischer Rolf B., dem es offensichtlich physisch nicht besonders gut geht, der aber psychisch nach wie vor unverwüstbar erscheint. Wir empfinden einen großen Respekt für ihn und wetten darauf, dass er eine gute Chance hat, wieder an seinen Arbeitsplatz zurückzukehren, einfach weil sein Wille so stark ist. Er scheint uns angesteckt zu haben. Wir sind fast euphorisch und freuen uns sehr mit ihm.
Ungefähr ein Jahr nach Transplantation erfolgt das im Voraus geplante und vereinbarte vierte Gespräch. B. ist tatsächlich schon im Dezember wieder an seiner Arbeitsstelle erschienen. Er ist einfach zur Tagesordnung übergegangen. B. spricht wie eh und je von der Absicherung seiner Familie. Er habe ja nun weiter eingezahlt in die Rente, sie seien auf einem guten Wege. „Wenn ich jetzt noch ein Jahr weiter einzahlen kann, dann habe ich es geschafft; dann ist die Familie versorgt; die Rente wird dann keine Probleme im Fall der Fälle machen. Die können dann ohne mich auskommen.“

Uns erschreckt seine Nüchternheit, wir gehen unter uns jede Wette ein, dass Rolf B. sterben wird, wenn er erst die von ihm genannte Renten-„Hürde" genommen haben würde.
Die nächsten zwei Jahre bis zum letzten vereinbarten Gespräch im Rahmen unseres Forschungsprojekts (drei Jahre nach Transplantation) sind wir in steter Sorge um Rolf B. Immer wieder erkundigen wir uns bei den behandelnden Ärzten und bei der Dokumentationsassistentin, bei der alle Daten der Patienten einlaufen, danach, ob sie etwas von Rolf B. gehört haben (insgeheim fürchten wir die Mitteilung seines Ablebens). Tief erleichtert können wir jedes Mal die Entwarnung vernehmen: es gibt nichts Negatives zu berichten.
Wir sehen mit großer Spannung (und Anspannung) dem letzten Gesprächstermin entgegen.
Im Gespräch stellt sich dann bald heraus, dass er vor fast einem Jahr ein Rezidiv erlitten hatte. Wir sind vollständig geschockt: das ist das Todesurteil. Nach unserem Wissen gibt es keine Chance für eine weitere, zweite Transplantationsmaßnahme. Die Risiken wären immens. Ihm bleibt nur ein Buffy-coat von seinem Bruder-Spender, eine Infusion aus Leukozyten und Thrombozyten aus sedimentierten Erythrozyten des Spendermarks, die sich mittlerweile als ein hoch potentes Mittel im Falle rezidivierender chronisch-myeloischer Leukämie erwiesen hat. Dennoch eine Ultima Ratio der verbliebenen Behandlungsmöglichkeiten.
Für B. gibt es nur die Zukunft. Wir glauben, unseren Ohren nicht zu trauen: Er hat gemeinsam mit seiner Familie noch damit begonnen, ein neues Haus zu bauen! Im Interview müssen wir uns sehr bemühen, unsere Fassung zu bewahren und die grenzenlose Verblüffung auf unserer Seite nicht sichtbar werden zu lassen. Im Nachhinein ist uns natürlich klar, dass wir ihm unsere Sprachlosigkeit nicht verbergen konnten, vielleicht ging es ihm mit anderen Menschen ebenso, und er genoss diese Reaktion ja vielleicht sogar. Möglicherweise gab ihm diese Verblüffung der Außenwelt einen zusätzlichen Auftrieb, es allen zeigen zu können: ‚Schaut her, ich bin von allen Ärzten abgeschrieben und habe dennoch alle überlebt, einfach weil ich es will!'
Nun hat er also das Ziel, noch zu erleben, dass das Haus fertig wird. Die Rente – natürlich hebt er dies ungefragt von sich aus wieder hervor – ist sehr gut weiter voran gekommen, alles sei finanziell im grünen Bereich, die Fertigstellung ihres Hauses sei nun das ganz große Ziel, für das es sich zu leben lohne. Zwar freuen wir uns ungemein mit ihm, dennoch sind wir nach dem Gespräch sprachlos: wird er nun nur noch die Vollendung des Hauses erleben und dann sterben? Fast wissen wir nicht mehr, was wir glauben sollen.
Da gibt es einen an chronisch-myeloischer Leukämie erkrankten Mann, der nach medizinisch-hämatologischen Erkenntnissen seit Jahren hätte verstorben sein müssen, der kaum noch einen Magen besitzt, der nur einen genetischen mismatch-Spender (HLA-nonident) hat, der in der dritten chronischen Phase transplantiert wird (also von daher allein schon kaum eine Überlebenschance besitzt), schließlich eine sehr starke GvHD-Reaktion erleidet, an der allein manche Patienten ver-

sterben, dann auch noch ein Rezidiv entwickelt, das über kurz und weniger lang sein Todesurteil bedeuten müsste, dem letztendlich nur noch ein Buffy coat verbleibt – und dieser Mensch geht unverdrossen und frühzeitig wieder seiner Arbeit nach und fängt zuletzt auch noch den Bau eines neuen Hauses an!? Es scheint so, als hebelte Rolf B. alle schulmedizinischen Erkenntnisse in der Hämatoonkologie auf einmal aus.
Jetzt, im Herbst 1993, verabschieden wir uns von Rolf B. natürlich mit sehr herzlichen Wünschen für seine Zukunft und versichern ihm, dass wir sein Schicksal weiter verfolgen und das Beste für ihn wünschen und hoffen würden.
Tatsächlich verfolgen wir die Dateneingänge in der hämatologischen Dokumentation der KMT-Abteilung der Inneren Medizin unserer Uni-Klinik in den nächsten Jahren weiter, solange unser Projekt läuft. Wir erfahren, Gott sei Dank, nichts Negatives von Rolf B., was immer gleichbedeutend damit ist, dass er lebt.
Seit Ende unseres Projekts 1996 haben wir ihn aus den Augen verloren. Die wissenschaftlichen Publikationen aus dem Projekt sind inzwischen erfolgt, es haben Berufsortwechsel der einzelnen Mitarbeiter stattgefunden. Teile der Interviews mit ihm wurden im Unterricht mit Medizinstudenten und in anderen Schulungen verwendet, immer um exemplarisch Passagen aus den Interviews vorzuspielen, um zu dokumentieren, was im wissenschaftlichen Sinne ein *Kämpferisches Coping* (bzw. was ein *Fighting Spirit)* ist. Und warum Patienten mit einem ausgeprägten *Fighting Spirit* bessere Überlebenschancen haben, wie wir das für die Patienten unserer KMT-Studie nachweisen konnten (vgl. Kap. III).
Immer mal wieder gehen die Gedanken zu Rolf B. Ob er wohl noch lebt? Wie lange mag er wohl letztlich doch schon verstorben sein? Nach der Vollendung seines Hauses? Wir zögern, überhaupt noch einmal im Dokumentationszentrum nachzufragen, einfach weil wir uns vielleicht die Illusion seiner weiteren Existenz erhalten wollen?
Doch im September 2001 ergab sich die Notwendigkeit der Abklärung einiger Details von Rolf B.'s Krankheitsverlauf für diese Kasusitik-Bearbeitung. Schließlich wurde der Oberarzt der KMT-Station, der Rolf B. behandelt hatte und der noch am selben Zentrum tätig ist, telefonisch kontaktiert.
Auf die bange Frage, „Was macht Rolf B.? Können Sie sich noch an ihn erinnern?" kommt die ungeheure Antwort: „Den gibt's noch, ich habe ihn letzte Woche gesehen. Ihm geht's recht gut. Buffy coat ist schon ein recht potentes Mittel."
Ja, ist es denn die Möglichkeit? Ein Glücksgefühl überfällt mich. 17 Jahre und mehr hat er jetzt geschafft! Es geht mir tief unter die Haut. Er lebt immer noch. Mögest du gesund bleiben, Gott mit dir, Rolf B.

Dritte Kasuistik. In der folgenden Darstellung der Situation von Paula W. arbeitet Irvin D. Yalom auf sehr plastische Weise die veränderte soziale Situation von an Krebs Erkrankten heraus. Nichts fürchten Erkrankte so sehr wie die unterbrochene Beziehung zu ihnen wichtigen anderen Menschen, die gestörte Kommunikation, eine zutiefst schmerzliche Erfahrung eines „anders Seins", eines quasi „nicht

mehr dazu Gehörens", das sie auf brutale Weise schon zu Lebzeiten zu Toten macht, indem sie von den Unbetroffenen vom Leben ausgegrenzt werden. Überraschend deutlich wird sogar die veränderte Haltung von betreuenden Ärzten und Schwestern, von denen der Patient zuletzt erwarten würde, dass sie nicht mit seiner Erkrankung umgehen können.
Im Rahmen der Schilderung von Paulas Schicksal scheint die Situation gleichfalls Betroffener auf, die seinerzeit, in den frühen 70er Jahren des vorigen Jahrhunderts, die ersten Gruppentherapieangebote für sterbende, todkranke Patienten an der Stanford-Universität in Kalifornien wahrnahmen, die vom Nestor der Gruppenpsychotherapie, Irvin D. Yalom, und seinem Mitarbeiter David Spiegel seinerzeit weltweit zum ersten Male durchgeführt wurden.
Die Erfahrungen und überaus positiven Ergebnisse der Gruppentherapie für körperlich chronisch und/oder lebensbedrohlich oder sogar terminal Erkrankte haben international Schrittmacherdienste für heutige therapeutische Standards im psychoonkologischen Bereich gesetzt; sie sind in Kapitel III ausführlicher dargestellt. Die Schilderung des „Falles" Paula W. allerdings verdeutlicht neben dem individuellen Schicksal einer Frau, die um ihr Leben und ihre Würde kämpft, auch die Dilemmata des Wissenschaftlers Irvin D. Yalom, zum Einen Paula die menschliche, begleitende Beziehung anzubieten, die sie brauchte, zum Anderen aber seine Zerrissenheit, weil er – sicherlich auch von egoistischen Motiven angetrieben – eine Forschung auf den Weg bringen will, deren Früchte vielleicht Hunderten oder Tausenden in Zukunft Hilfen geben kann, die aber im Moment rationale Erwägungen und Maßnahmen erforderlich machten, die eindeutig mit den Bedürfnissen einer Betroffenen, Paulas Bedürfnissen, kollidierten.

Paula W., 55 Jahre alt*

Paula hatte um einen Termin nachgesucht, nachdem sie von einer Sozialarbeiterin in der Onkologischen Klinik erfahren hatte, dass ich mit unheilbar kranken Patienten eine Therapiegruppe gründen wolle. Als sie zum ersten Mal mein Sprechzimmer betrat, nahm mich ihre Erscheinung auf der Stelle gefangen: ihre würdige Haltung, ihr strahlendes Lächeln, das mich bezauberte, ihr dichtes, überaus jungenhaftes und leuchtendes weißes Haar sowie etwas, was ich nur ein inneres Leuchten nennen kann, das ihren klugen und intensiv blauen Augen zu entströmen schien.

---

* aus: Irvin D. Yalom, Die Reise mit Paula.

Schon ihre ersten Worte erregten meine Aufmerksamkeit: „Mein Name ist Paula West“, sagte sie. „Ich bin unheilbar an Krebs erkrankt. Aber *ich bin keine Krebspatientin*“ [alle Hervorhebungen im Original]. Und tatsächlich habe ich sie bei meinen Reisen mit ihr durch viele Jahre hindurch nie als eine Patientin angesehen. Sie fuhr fort und schilderte in knappen und präzisen Worten ihre Krankheitsgeschichte: Brustkrebsdiagnose vor fünf Jahren; operative Entfernung dieser Brust; dann Krebs der zweiten Brust, die ebenfalls entfernt worden sei. Danach Chemotherapie mit den gewohnten schrecklichen Begleiterscheinungen: Übelkeit, Brechreiz, totaler Haarausfall. Dann Strahlentherapie mit der erlaubten Höchstdosis. Nichts jedoch habe die Ausbreitung ihres Krebses verlangsamt – in den Schädel, das Rückgrat, in die Augenhöhlen. Paulas Krebs verlangte nach Nahrung, und obwohl die Chirurgen ihm Opfer hinwarfen – ihre Brüste, Lymphknoten, Eierstöcke, Nebennierendrüsen – blieb er gefräßig.
Wenn ich mir Paulas nackten Körper vorstellte, sah ich eine Brust, die mit Narben übersät war, ohne Brüste, Fleisch oder Muskeln, so etwas wie die nackten Spanten einer schiffbrüchigen Galeone, und unterhalb ihrer Brust einen Unterleib voller Operationsnarben, all das gestützt von kräftigen, unvorteilhaften, durch Steroide dick gewordenen Hüften. Kurz, eine 55 Jahre alte Frau ohne Brüste, Nebennieren, Eierstöcke, Uterus und, dessen bin ich sicher, Libido.

. . .

Wir sahen uns ein paar Monate lang jede Woche, wie wir es formlos vereinbart hatten. Ein Beobachter hätte das vielleicht „Psychotherapie“ genannt, denn ich trug ihren Namen in meinen Terminkalender ein, und sie saß während der rituellen 50 Minuten auf dem Patientenstuhl. Unsere Rollen waren jedoch immer verschwommen. So kam beispielsweise die Frage eines Honorars nie zur Sprache. Ich wusste von Anfang an, dass dies keine reguläre Vereinbarung mit einer Patientin war, und zögerte, in ihrer Gegenwart von Geld zu sprechen – es wäre mir vulgär erschienen.

. . .

Leben, Tod, Spiritualität, Frieden, Transzendenz – das waren die Themen, über die wir diskutierten; dies waren die einzigen Fragen, die Paula am Herzen lagen. Meist sprachen wir über den Tod. Jede Woche trafen wir vier uns, und nicht nur wir zwei, in meinem Sprechzimmer – Paula und ich, ihr Tod und meiner. Sie wurde meine Kurtisane des Todes: Sie machte mich mit ihm bekannt, brachte mir bei, wie ich ihn sehen sollte, ja sogar mich mit ihm anzufreunden. Mir ging allmählich auf, dass der Tod eine schlechte Presse gehabt hat. Obwohl man nur wenig Freude an ihm finden kann, ist der Tod dennoch kein monströses Übel, das uns zu irgendeinem unvorstellbar schrecklichen Ort fortschleift. Ich lernte, den Tod zu entmythologisieren und ihn als das zu sehen, was er ist – ein Ereignis, ein Teil des Lebens, das Ende weiterer Möglichkeiten.

. . .

Gemeinsam durchlebten wir ihre gesamte Begegnung mit dem Krebs: den ersten Schock und den Unglauben, die Verstümmelung ihres Körpers, wie sie die Krankheit allmählich akzeptierte und sich daran gewöhnte zu sagen: „Ich habe Krebs.“ Sie schilderte die liebevolle Fürsorge ihres Mannes und die enger Freunde und Freundinnen. Das konnte ich mühelos verstehen: Es fiel schwer, Paula nicht zu lieben.

. . .

Dann schilderte sie die schrecklichen Tage, in denen ihr Krebs erneut ausbrach. Diese Phase sei ihr Leidensweg gewesen, sagte sie, und die Stationen des Kreuzwegs seien die Prüfungen gewesen, die alle Patienten mit wieder ausbrechendem Krebs erlebten: die Räume der Strahlenbehandlung mit einem metallischen Augapfel an der Decke, der an das Jüngste Gericht gemahne, unpersönliches, gehetztes Klinikpersonal, Freunde, die einem nicht mehr richtig in die Augen sehen könnten, unnahbare Ärzte und vor allem die ohrenbetäubende Stille der Geheimhaltung, die sie überall gespürt habe. Sie weinte, als sie mir erzählte, wie sie ihren Chirurgen angerufen habe, mit dem sie seit zwanzig Jahren befreundet gewesen sei, nur um von seiner Krankenschwester zu erfahren, dass es keine weiteren Termine geben werde, weil der Doktor ihr nichts mehr bieten könne. „Was ist bloß mit den Ärzten los? Warum begreifen sie nicht die Bedeutung ihrer schieren Gegenwart?“, fragte sie mich. „Warum können sie nicht erkennen, dass gerade der Augenblick, in dem sie sonst nichts mehr zu bieten haben, der Augenblick ist, in dem man sie am nötigsten hat?“

Das Entsetzen, das es mit sich bringt, wenn man von seiner unheilbaren Krankheit erfährt, so hörte ich jetzt von Paula, wird noch dadurch gesteigert, dass sich andere von einem zurückziehen. Die Isolation des sterbenden Patienten wird durch die alberne Scharade derer verschärft, die sich bemühen, das Näherkommen des Todes zu verbergen; die Hinweise sind allgegenwärtig: die Schwestern sprechen in gedämpftem Tonfall, die Ärzte sehen sich bei der Visite oft die falschen Körperteile an, die Medizinstudenten betreten das Krankenzimmer auf Zehenspitzen, die Familie lächelt tapfer, und Besucher bemühen sich, fröhlich zu sein. Eine krebskranke Patientin erzählte mir einmal, sie habe gewusst, dass der Tod nahe sei, als ihr Arzt, der seine Untersuchung zuvor immer mit einem spielerischen Klaps auf ihren Po beendet habe, seine Untersuchung stattdessen mit einem warmen Händedruck beendete.

Mehr als den Tod fürchtet man die vollkommene Isolation, die ihn begleitet. Wir bemühen uns, zu zweit durchs Leben zu gehen, aber jeder von uns muss allein sterben – niemand kann unseren Tod mit uns oder für uns sterben. Dass die Lebenden den Sterbenden ausweichen, kündigt die endgültige, absolute Verlassenheit an. Paula lehrte mich, wie die Isolation der Sterbenden sich in zwei Richtungen auswirkt. Die Patientin schneidet die Verbindung zu den Lebenden ab, da sie Familienangehörige oder Freunde nicht in ihr Entsetzen hereinziehen will, indem sie ihre Ängste oder makabren Gedanken preisgibt. Und Freunde ziehen sich zurück, da sie sich hilflos und unbeholfen fühlen und nicht wissen, was sie sagen oder tun sollen und überdies davor zurückschrecken, einen zu ausführlichen Vorgeschmack auf ihren eigenen Tod zu erhalten.

Doch Paulas Isolation war jetzt zu Ende. Und wenn ich schon nichts anderes war, so war ich immerhin ständig da. Mochten andere Paula verlassen haben, ich würde es nicht tun.

...

Ist es möglich, dass ein Mensch, dessen Tage gezählt sind und dessen Körper von Krebs befallen ist, eine „goldene Zeit" erleben kann? Paula tat es. Sie war es, die mich lehrte, was es einem Menschen erlaubt, das Leben auf reichere und befriedigendere Weise zu erleben, wenn er den Tod aufrichtig annimmt. Ich war skeptisch. Ich hatte den Verdacht, dass ihr Gerede von einer „goldenen Zeit" übertrieben war, eine ihrer typischen religiösen Übertreibungen war. „Golden? Wirklich? Hören Sie, Paula, wie kann am Sterben etwas golden sein?"

„Irv'", tadelte Paula, „das ist die falsche Frage! Versuchen Sie doch zu verstehen, dass nicht das Sterben golden ist, sondern das volle Ausschöpfen des Lebens angesichts des Todes. Denken Sie daran, wie kostbar und erschütternd letzte Male sind: der letzte Frühling, der letzte Flug des Löwenzahnsamens, das letzte Verwelken der Glyzinien ..."

Paulas goldene Periode war eine Zeit für intensive persönliche Exploration: Sie hatte Träume, in denen sie durch riesige Hallen wanderte und in ihrem Haus neue, unbenutzte Räume entdeckte. Außerdem war sie eine Zeit der Vorbereitung: Sie hatte Träume, in denen sie ihr Haus vom Keller bis zum Dachboden sauber machte und Kommoden und Kleiderschränke neu ordnete. Sie bereitete ihren Mann umsichtig und liebevoll vor.

...

Eine Vorbeitung auf den Tod sei unverzichtbar und erfordere deutliche Aufmerksamkeit, wie Paula glaubte. Als sie erfuhr, dass ihr Krebs schon im Rückgrat Metastasen gebildet hatte, bereitete sie ihren dreizehnjährigen Sohn auf ihren Tod vor, indem sie ihm einen Abschiedsbrief schrieb, der mich zu Tränen rührte.

...

Nachdem Paula und ich uns schon viele Wochen getroffen hatten, begannen wir, konkrete Pläne zur Bildung einer Gruppe für sterbende Patienten zu schmieden. Heute sind solche Gruppen nichts Neues mehr. In Zeitschriften und im Fernsehen wird viel über sie diskutiert, doch 1973 waren sie noch ein absolutes Novum: Das Sterben unterlag einer genau so strengen Zensur wie Pornografie. Somit mussten wir jeden Schritt auf unserem Weg improvisieren. Schon der Anfang stellte eine große Hürde dar. Wie eine solche Gruppe aus dem Boden stampfen? Wie sollten wir die Gruppenmitglieder anwerben? Mit einer Kleinanzeige: „Gesucht! Sterbende Menschen"?

Doch nach und nach begann Paulas Kontaktnetz, das sie in ihrer Kirche, in Krankenhäusern und Pflegediensten aufgebaut hatte, potenzielle Gruppenmitglieder zu liefern.

...

Obwohl wir wussten, dass die Gruppe nicht groß genug war, fingen wir mit vier Gruppenmitgliedern an – Paula, Sal (er behauptete, er habe sich mit seiner Krankheit, einem multiplen Knochenmarkskrebs, ein außerordentlich schmerzhafter Krebs, der die Knochensubstanz angreift, schon abgefunden und brauche von uns keine Hilfe), Rob (erst 27 Jahre alt, lebte seit sechs Monaten mit einem höchst bösartigen Gehirntumor) und ich. Da Sal und Paula keine Hilfe brauchten und ich der Therapeut war, war Rob die Daseinsberechtigung der Gruppe. Er weigerte sich hartnäckig, uns bei unserer Aufgabe viel Befriedigung zu geben. Wir versuchten, ihm Trost und Führung zu geben, wobei wir seine Entscheidung respektierten, seine Krankheit zu verleugnen. Unterstützung von Verleugnung ist jedoch ein unbefriedigendes, unaufrichtiges Bestreben, vor allem da wir Rob dabei helfen wollten, sein Sterben zu akzeptieren und dem Leben, das ihm noch blieb, das meiste abzugewinnen. Niemand von uns freute sich auf unsere Sitzungen. Nach zwei Monaten wurden Robs Kopfschmerzen schlimmer, und eines Nachts starb er still im Schlaf. Ich bezweifle, dass wir ihm nützlich gewesen waren.

Sal begrüßte den Tod auf eine ganz andere Art und Weise. Seine seelische Kraft wurde stärker, als sein Leben sich dem Ende zuneigte. Sein unmittelbar bevorstehender Tod überflutete sein Leben mit einem Sinn, den er bis dahin nie gekannt hatte. … er hatte sich viele Knochen gebrochen [Knochenmarkskrebs, der die Knochensubstanz angriff, siehe oben (der Verf.)] und war vom Hals bis zum Schenkel in einen Gipsverband eingeschlossen. So viele Menschen liebten Sal, dass man kaum glauben konnte, dass er erst dreißig war. … Obwohl Sal sich unserer Gruppe sechs Monate zu früh anschloss, als sie immer noch zu klein war, um ihm das Publikum zu bieten, das er verdiente, fand er andere Plattformen – in erster Linie High Schools, in denen er zu Teenagern sprach, die Probleme hatten. „Wollt ihr euren Körper mit Drogen verderben? Wollt ihr ihn mit Schnaps, mit Hasch, mit Kokain töten?“ dröhnte seine Stimme durch den Saal. „Wollt ihr euren Körper in Autos zerschmettern? Ihn töten? Ihn von der Golden Gate Bridge stürzen? Ihr wollt ihn nicht? Nun, dann gebt *mir euren Körper*! Überlasst ihn mir. Ich brauche ihn. Ich werde ihn nehmen – ich möchte nämlich leben!“

Es war ein außergewöhnlicher Appell. Ich zitterte, als ich ihn sprechen hörte. Die Kraft seines Vortrages wurde noch durch die besondere Macht verstärkt, die wir den Worten der Sterbenden stets zuschreiben. Die Schüler hörten schweigend zu, da sie ebenso spürten wie ich, dass er aufrichtig sprach und keine Zeit für Spielchen oder Vorwände hatte und sich auch nicht vor Konsequenzen fürchtete.

Als Evelyn einen Monat später der Gruppe beitrat, erhielt Sal eine weitere Gelegenheit, sein geistliches Amt wahrzunehmen. Die verbitterte und schwer an Leukämie erkrankte Evelyn war zweiundsechzig Jahre alt. Sie wurde jetzt in den Sitzungssaal gerollt, als sie gerade am Tropf hing und eine Bluttransfusion erhielt. Sie sprach ganz offen über ihre Krankheit. Sie wusste, dass sie dem Tod entgegen ging.

Evelyns Verbitterung über ihre als rachsüchtig erlebte Tochter (die offenbar die Katze ihrer Mutter versorgen sollte und ihr falsches Futter gegeben hatte, woraufhin das Tier eingegangen war) hatte zu einem erbitterten Zerwürfnis zwischen den beiden Frauen geführt.

Nachdem Sal ihre Geschichte angehört hatte, sprach er einfach und leidenschaftlich auf sie ein. „Hören Sie, was ich zu sagen habe, Evelyn. Auch ich bin ein sterbender Mensch. Was spielt es für eine Rolle, was ihre Katze frisst? Welche Rolle spielt es, wer als Erster nachgibt? Sie wissen, dass Ihnen nicht mehr viel Zeit bleibt. Hören Sie auf, so zu tun, als wäre es anders. Die Liebe Ihrer Tochter ist das Wichtigste auf der Welt. Sterben Sie nicht, bitte sterben Sie nicht, ohne ihr das gesagt zu haben! Es wird ihr Leben vergiften. Sie wird sich nie davon erholen und das Gift an *ihre* Tochter weiter geben! Durchbrechen Sie den Teufelskreis! Durchbrechen Sie den Teufelskreis, Evelyn!"

Der Appell zeigte Wirkung. Obwohl Evelyn einige Tage später starb, erzählten uns die Schwestern, dass sie sich Sals Worte zu Herzen genommen und unter Tränen mit ihrer Tochter versöhnt habe. Ich war sehr stolz auf Sal. Es war der erste Triumph unserer Gruppe! Zwei weitere Patienten schlossen sich an, und nach einigen Monaten waren Paula und ich überzeugt, inzwischen genug gelernt zu haben, um mit größeren Patientenzahlen arbeiten zu können. Jetzt begann sie ernsthaft, Neuzugänge anzuwerben. Ihre Verbindungen zur American Cancer Society erbrachte schon bald eine Reihe von Überweisungen. Nachdem wir sieben neue Patientinnen interviewt und akzeptiert hatten, die alle an Brustkrebs litten, erklärten wir unsere Gruppe offiziell für arbeitsfähig.

. . .

Wie sollte die Gruppe heißen? Paula schlug „Brücken-Gruppe" vor. Warum? Aus zwei Gründen. Erstens schuf die Gruppe eine Brücke von einem Krebspatienten zum anderen. Zweitens war es eine Gruppe, in der wir unsere Karten auf den Tisch legten, wie beim Bridge-Spiel. Typisch Paula.

Unsere „Herde", wie Paula sie nannte, wurde schnell größer. Alle acht oder vierzehn Tage tauchten neue von Entsetzen gezeichnete Gesichter auf. Paula gab den neuen Mitgliedern die Hand, lud sie zum Essen ein, unterrichtete, bezauberte und ermutigte sie. Schon bald waren wir so zahlreich, dass wir zwei Achter-Gruppen bilden mussten. Ich zog einige jüngere Psychiater als weitere Gruppenleiter hinzu.

. . .

Die Sitzungen waren eindringlich und beschäftigten sich, wie ich glaube, mit sehr schmerzlichen Themen, wie sie keine der beiden Gruppen sich bisher zu stellen gewagt hatte. Nach jeder Sitzung warteten Mitglieder mit neuen Metastasen und neuen Tragödien auf; jedes Mal fanden wir einen Weg, jedem dieser schwer geprüften Menschen Nähe und Trost zu bieten. Wenn jemand zu schwach war oder dem Tod zu nahe, um an den Sitzungen teilzunehmen, hielten wir das Gruppentreffen gelegentlich im Krankenzimmer dieses Mitglieds ab.

. . .

Die Gruppe war auf dem Stanford-Campus schon bald wohl bekannt. Studenten – junge Psychiater, die auf dem Universitätsgelände wohnten, Krankenschwestern, klinische Semester – begannen, unsere Sitzungen durch die auf einer Seite verspiegelte Fensterscheibe zu beobachten. Manchmal war der Schmerz in der Gruppe unerträglich, und da liefen Studenten in Tränen aufgelöst aus dem Beobachtungsraum. Doch sie kamen immer wieder. Obwohl Psychotherapiegruppen es oft zulassen, dass Studenten sie beobachten, wird die Genehmigung immer nur widerstrebend gewährt. Aber nicht bei dieser Gruppe: ganz im Gegenteil, sie begrüßte es. Wie Paula freuten sich auch die anderen Mitglieder geradezu auf die Studenten; sie hatten das Gefühl, sie könnten ihnen vieles beibringen, und waren der Ansicht, dass ihre Todesurteile sie weise gemacht hatten. Besonders eine Lektion hatten sie gelernt: dass sich das Leben nicht aufschieben lässt; es muss *jetzt* gelebt werden und darf nicht bis zum Wochenenende oder dem Urlaub hinausgeschoben werden oder bis die Kinder mit dem College fertig sind oder man nach der Pensionierung noch wenige Jahre vor sich hat. Mehr als einmal hörte ich die Klage: „Was für ein Jammer, dass ich bis jetzt warten musste, bis mein Körper von Krebs heimgesucht ist, um zu lernen, wie man lebt."

. . .

Die akademische Welt und mein hektischer Terminkalender begrenzten meinen Kontakt mit Paula. Natürlich sah ich sie allwöchentlich in der Gruppe, deren offizieller Leiter ich war und in der Paula – was war sie? – kein Co-Therapeut war, sondern etwas anderes – eine Koordinatorin, eine Mistreiterin oder eine Art Verbindungsperson. Sie führte der Gruppe neue Mitglieder zu, sorgte dafür, dass diese mit offenen Armen empfangen wurden, sie ließ andere an ihren persönlichen Erfahrungen teilhaben, telefonierte während der Woche mit allen Mitgliedern, lud sie zum Essen ein und war in Krisensituationen für jeden da.

Vielleicht lässt sich Paulas Rolle am besten mit dem Begriff „geistliche Beraterin" umschreiben. … Eines Tages, kurz vor dem Ende eines Treffens, überraschte sie mich damit, dass sie ihrer Handtasche eine Kerze entnahm, sie anzündete und auf den Fußboden stellte. „Rücken wir enger zusammen", sagte sie und streckte beide Hände zu ihren Nachbarn zur Linken und zur Rechten aus. „Betrachten wir die Kerzen und meditieren wir ein paar Augenblicke, ohne zu sprechen."

Bevor ich Paula kennen lernte, war ich so tief in der medizinischen Tradition befangen, dass ich einem Therapeuten, der Gruppensitzungen damit beendete, dass die Mitglieder Händchen hielten und schweigend eine Kerze anstarrten, keine freundlichen Gedanken gewidmet hätte. Doch Paulas Vorschlag kam den Mitgliedern und auch mir so richtig vor, dass wir von da an begannen, jedes Treffen auf diese Weise zu beenden. … Ich liebte ihre Meditationen, und bis zum Ende meines Lebens werde ich hören, wie sie uns leise anwies: „Lösen Sie sich, lösen Sie sich von Zorn, von Schmerz, von Selbstmitleid. Horchen Sie in sich hinein, in Ihre stillen, friedvollen Tiefen, und öffnen Sie sich der Liebe, der Versöhnlichkeit." Starker Tobak für einen verklemmten, freigeistigen, medizinisch geschulten Empiriker!

Manchmal fragte ich mich, ob Paula überhaupt irgendwelche Bedürfnisse hatte, die über das Bedürfnis, anderen zu helfen, hinausgingen. Obwohl ich sie oft fragte, was die Gruppe für sie tun könne, bekam ich nie eine Antwort. Manchmal wunderte ich mich über ihr hohes Tempo – sie besuchte jeden Tag mehrere kranke

Patienten. Was treibt sie?, fragte ich mich, und warum präsentiert sie ihre Probleme nur in der Vergangenheitsform? Sie bietet uns nur ihre Lösungen an, aber nie ihre ungelösten Probleme. Ich stellte mir diese Fragen aber nie allzu lange. Immerhin hatte Paula Krebs in einem fortgeschrittenen Stadium mit Metastasen und sogar die optimistischsten Statistiken überlebt. Sie war energiegeladen, wurde allgemein geliebt, hatte Liebe für andere und war eine Inspiration für jeden, der gezwungen war, mit Krebs zu leben. Konnte man mehr verlangen?

Das war die goldene Periode meiner Reise mit Paula. Vielleicht hätte ich es dabei belassen sollen. Doch eines Tages sah ich mich um und bemerkte, wie umfangreich das Unternehmen wurde – Gruppenleiter, Sekretärinnen, die uns dabei halfen, Daten über Neuaufnahmen und Sitzungen zu transkribieren, Universitätslehrer, die sich mit Beobachtern aus der Studentenschaft zusammensetzten. Ich kam zu dem Schluss, dass eine solche Größe Kapital brauchte, und begann mit der Suche nach Forschungsgeldern, um die Gruppe über Wasser zu halten. Da ich mich nicht als jemanden sehen wollte, der am Tod anderer verdiente, hatte ich keinem der Patienten je eine Liquidation geschickt oder mich auch nur nach ihrer Krankenversicherung erkundigt. Gleichwohl widmete ich der Gruppe beträchtliche Energie und viel Zeit und fühlte mich der Stanford University gegenüber moralisch verpflichtet, eine Gegenleistung für das Gehalt zu bieten, das sie mir zahlte. Überdies hatte ich das Gefühl, dass meine Kliniklehrzeit bei der Leitung von Gruppen aus Krebspatienten sich dem Ende näherte; es war an der Zeit, etwas mit diesem Vorhaben zu *tun*, es zu erforschen, seine Wirksamkeit zu bewerten, unsere Ergebnisse zu veröffentlichen, die Werbetrommel zu rühren, um zu ähnlichen Programmen an anderen Orten im Land zu ermutigen. Kurz, es war Zeit, es zu fördern.

Eine günstige Gelegenheit ergab sich, als das National Cancer Institute dazu aufrief, sich um Beihilfen zu Forschungen auf dem Gebiet des Sozialverhaltens von Brustkrebspatientinnen zu bewerben. Ich bewarb mich mit Erfolg um ein Stipendium, das mich in die Lage versetzte, die Wirksamkeit meines therapeutischen Ansatzes bei unheilbar an Brustkrebs erkrankten Patientinnen zu bewerten. Es war ein einfaches, aufrichtiges Vorhaben. Ich war zuversichtlich, dass mein Therapieansatz die Lebensqualität der unheilbar kranken Patientin verbessern würde und dass ich nur eine Bewertungskomponente entwickeln musste – die Verwaltung von Fragebögen, bevor Mitglieder sich der Gruppe anschlossen sowie in regelmäßigen Abständen danach.

Man beachte, dass ich jetzt damit beginne, häufiger in der ersten Person zu sprechen: „*Ich* kam zu dem Schluss … *Ich* bewarb mich … *Mein* Therapieansatz." Rückblickend und beim Sieben der Aschenreste meiner Beziehung zu Paula habe ich den Verdacht, dass dieses Sprechen in der ersten Person ein Vorgeschmack auf den Verfall unserer Liebe war. Doch als ich diese Periode durchlebte, wurden mir nicht einmal die subtilsten Verluste bewusst. Ich erinnere mich nur daran, dass Paula mich mit Licht erfüllte und ich ihr Fels war, die Zuflucht, nach der sie gesucht hatte, bevor wir beide das Glück hatten, einander zu finden.

Eines weiß ich genau: Kurz nach dem offiziellen Beginn des geförderten Forschungsprogramms begann etwas schief zu gehen. In unserer Beziehung zeigten sich zunächst feine Haarrisse, dann tiefe Spalten.

...

Einige Wochen später sagte sie mir bei einem beunruhigenden Gespräch, sie fühle sich überarbeitet und sehne sich nach mehr Zeit für sich selbst. Ich hatte Verständnis dafür und bemühte mich, ihr Vorschläge anzubieten, um ihr frenetisches Arbeitstempo zu drosseln. ...

Das Forschungsstipendium war unter der Bedingung gewährt worden, dass ich während der ersten sechs Monate einen zweitägigen Workshop mit einem Gremium von sechs Experten für Krebstherapie, Forschungsplanung und Statistikanalyse abhalten sollte. Ich lud Paula und vier andere Gruppenmitglieder ein, als Patientenberater daran teilzunehmen. Dieser Workshop war reines Theater, eine krasse Vergeudung von Zeit und Geld. Aber so ist das Leben auf dem Feld der von Bundesbehörden gesponserten Forschungsvorhaben: Man lernt einfach, mit diesen Scharaden zu leben. Paula konnte sich jedoch nicht anpassen. Sie berechnete den Geldbetrag, den das zweitägige Treffen kostete (annähernd 5 000 Dollar), beschimpfte mich wegen der Amoralität des Workshops: „Bedenken Sie doch, wie sehr man Krebspatienten mit diesen 5 000 Dollar helfen könnte!"

...

[Yalom holt weit aus, um ihr die Gründe für die Notwendigkeit dieses Kompromisses darzulegen (der Verf.)].

Ich konnte ihre Enttäuschung über mich spüren. Sie schuttelte langsam den Kopf und entgegnete: „Einmal einen Kompromiss schließen, Irv'? So etwas wie ein Kompromiss kommt nicht in Frage. Die kriegen Junge."

...

Paula stürzte sich mit ganzer Kraft in den Workshop. Wahrscheinlich war sie der Meinung, dass man sich nicht lange zieren darf, wenn einem nur wenig Zeit bleibt. Bei dem würdevollen Gremium spielte sie die Rolle des sokratischen Störenfrieds. Als dessen Mitglieder beispielsweise so objektive Bewertungskriterien für schlecht angepasste Krankheitsbewältigung erörterten wie etwa die Tatsache, dass ein Patient nicht mehr das Bett verließ, sich nicht ankleidete, sich zurückzog und weinte, hielt Paula dagegen, dass für sie jede dieser Verhaltensweisen manchmal ein Inkubationsstadium einleite, manchmal eine Wachstumsperiode. Sie wies die Versuche der Experten zurück, sie davon zu überzeugen, dass solche Überlegungen bei der Datenanalyse statistisch leicht zu verarbeiten seien, wenn man eine Probandengrundlage von ausreichender Größe hat, kumulierte Daten und eine Kontrollgruppe.

Dann kam der Augenblick, in dem die Teilnehmer des Workshops gebeten wurden, wichtige Variablen aus dem Vorleben der Patienten vorzuschlagen, d. h. Faktoren, mit denen man die psychologische Anpassung einer Person an die Krebserkrankung vorhersagen kann. Dr. Lee, ein Krebsspezialist, notierte diese Faktoren auf der Tafel, die die Teilnehmer ihm zuriefen: ein stabiles Eheleben, verfügbare

Umweltressourcen, Persönlichkeitsprofil, Familiengeschichte. Paula hob die Hand und meinte: „Was ist mit Mut? Und spiritueller Tiefe?"
Ohne etwas zu sagen, blickte Dr. Lee bedächtig zu ihr hinüber, wobei er die Kreide ein paar Mal in die Luft warf und wieder auffing. Schließlich drehte er sich um und schrieb Paulas Vorschläge an die Tafel. Obwohl ich sie für nicht unvernünftig hielt, wusste ich … was Dr. Lee dachte, als der die Kreide immer wieder ungeduldig in die Luft warf: Bitte, kann nicht jemand, irgendjemand, die alte Dame hier rausschaffen! Später, beim Lunch, bezeichnete er Paula verächtlich als Predigerin. Obwohl Dr. Lee ein hervorragender Onkologe war, dessen Unterstützung und Überweisungen für das Vorhaben unerlässlich waren, riskierte ich es, ihn gegen mich aufzubringen, und verteidigte Paula energisch. Ich betonte ihre entscheidende Bedeutung bei der Bildung und für das Funktionieren der Gruppen. Obwohl es mir nicht gelang, seinen Eindruck von Paula zu verändern, war ich stolz darauf, ihr beigestanden zu haben.
An jenem Abend rief Paula mich an. Sie war wütend. „Alle diese Fachärzte beim Workshop sind Automaten, unmenschliche Automaten. Wir Patienten, die wir vierundzwanzig Stunden am Tag mit Krebs kämpfen – was sind wir für sie? Ich werd's Ihnen sagen: Wir sind nichts weiter als ‚schlecht angepasste Bewältigungsstrategien'."

. . .

Doch Paula ließ sich weder besänftigen, noch, wie sich herausstellte, traute sie mir. Der Workshop ging ihr unablässig im Kopf herum. Sie grübelte wochenlang darüber nach und beschuldigte mich schließlich direkt, mich mit Haut und Haaren der Bürokratie zu verschreiben. Sie legte dem National Cancer Institute einen Minderheitsbericht vor, dem es weder an Energie noch an Böswilligkeit fehlte.
Schließlich kam Paula eines Tages zu mir ins Sprechzimmer und verkündete, sie habe beschlossen, die Gruppe zu verlassen.

. . .

„… ich bin zu müde, zu ausgelaugt. Jede neue Patientin zwingt mich, die Zeit meiner Krise noch einmal zu durchleben, mein Golgatha. Nein, ich habe mich entschieden: Nächste Woche kommt für mich die letzte Sitzung."
Und so war es. Paula kehrte nie mehr in die Gruppe zurück. Ich bat sie, mich jederzeit anzurufen, wenn sie mit mir sprechen wollte. Sie entgegnete, dass ich genau so gut sie anrufen könne. Obwohl sie nicht boshaft war, war ihre Bemerkung doch eine Zurechtweisung, durch die ich mich stark verletzt fühlte. Sie rief mich nie wieder an. Ich rief sie ein paar Mal an und lud sie zum Essen ein.

. . .

… Paula machte ihre Handtasche auf, nahm einen Stein von etwa der Größe einer kleinen Grapefruit heraus und legte ihn zwischen uns auf den Tisch.
„Mein Wutstein", sagte sie. … „Wutstein?" wiederholte ich ausdruckslos und blickte wie gebannt auf den bemoosten Stein, der zwischen uns auf der Tischplatte lag.
„Ich bin so sehr herumgeschubst worden, Irv', dass mein Zorn mich fast verschlungen hat. Jetzt habe ich gelernt, den Zorn wegzulegen. In diesem Stein. Ich

musste ihn heute mitbringen. Ich wollte ihn bei dem Treffen mit Ihnen dabei haben." „Warum sind Sie wütend auf mich, Paula?" „Ich bin nicht mehr wütend. Mir bleibt zu wenig Zeit, um wütend zu sein. Aber ich bin verletzt worden; man hat mich im Stich gelassen, als ich Hilfe nötiger hatte als sonst etwas."
„Ich habe Sie nicht im Stich gelassen, Paula", sagte ich, aber sie tat, als hätte sie meine Bemerkung nicht gehört, und sprach weiter. „Nach diesem Workshop war ich am Boden zerstört. Als ich Dr. Lee ansah, der da vorn stand und das Stück Kreide in die Luft warf und mich ebenso ignorierte wie die Sorgen aller Patientinnen, hatte ich das Gefühl, als würde mir der Boden unter den Füßen weggezogen. Patientinnen sind Menschen. Sie kämpfen. Wir kämpfen mit großem Mut gegen den Krebs. Oft sprechen wir darüber, ob wir unseren Kampf gewinnen oder verlieren – denn es *ist* ein Kampf. Manchmal werden wir in Verzweiflung gestürzt, manchmal in schiere körperliche Erschöpfung, und manchmal erheben wir uns über unseren Krebs. Wir sind *keine* ‚Bewältigungsstrategien'. Wir sind viel, viel mehr als das."

. . .

„Nach dem Workshop, Irv', habe ich vierundzwanzig Stunden lang geweint. Ich habe Sie angerufen, Sie haben an dem Tag nicht zurückgerufen. Als Sie es später taten, boten Sie mir keinen Trost. Ich ging in die Kirche, um zu beten, und führte ein dreistündiges Gespräch mit Pater Elson. *Er* hörte mir zu. Er hört mir immer zu. Ich glaube, er hat mich gerettet."

. . .

Nach diesem Treffen verdrängte ich viele Monate jeden Gedanken an Paula, bis Dr. Kingsley, die junge Psychologin, gegen die sie so eine gereizte Abneigung empfunden hatte, mir von einer unangenehmen Begegnung mit Paula erzählte. Paula war in die von Dr. Kingsley geleitete Gruppe zurückgekehrt und hatte die Sitzung mit einer Ansprache völlig beherrscht. Sie habe sich angehört wie „Madame Krebs persönlich", wie die Psychologin es ausdrückte. Ich rief sofort Paula an und lud sie erneut zum Lunch ein.
Es überraschte mich, wie sehr sich Paula über meine Einladung zu freuen schien, doch kaum hatten wir uns getroffen, … wurde klar, was sie auf dem Herzen hatte. Sie sprach von nichts anderem als von Dr. Kingsley. … „Sie müssen ihr einen Verweis erteilen", sagte Paula energisch. … Langsam, viel zu langsam dämmerte mir, dass Paula eifersüchtig war: eifersüchtig auf die Aufmerksamkeit und Zuneigung, die ich Dr. Kingsley entgegenbrachte; eifersüchtig auf mein Bündnis mit ihr und allen anderen Mitgliedern des Forschungsstabs. Natürlich hatte sich Paula dem Konsultations-Workshop widersetzt; natürlich hatte sie von jeder Zusammenarbeit mit anderen Forschern abgeraten. Sie würde sich jeder Änderung widersetzen. Sie wollte nur eins: zu der Zeit zurückkehren, in der sie und ich mit unserer kleinen Herde allein gewesen waren.

. . .

Und so sangen wir unsere Lieder getrennt. Meine Karriere machte Fortschritte: Ich widmete mich der Forschung, schrieb viele Bücher und erhielt akademische

Auszeichnungen und Beförderungen, die ich so begehrte. Zehn Jahre vergingen. Das Brustkrebs-Projekt, das Paula mit auf den Weg gebracht hatte, war längst vollendet. Die Erkenntnisse daraus waren schon lange veröffentlicht. Wir hatten fünfzig Frauen mit metastasierendem Brustkrebs eine Gruppentherapie angeboten und herausgefunden, dass die Gruppe beim Vergleich mit sechsunddreißig Kontrollpatientinnen die Qualität der den Patientinnen noch verbleibenden Lebensspanne stark verbessert hatte. (Jahre später, in einer in der Ärztezeitschrift *Lancet* veröffentlichten Anschlussstudie, wies mein Kollege Dr. David Spiegel, den ich viele Jahre zuvor gebeten hatte, das Projekt als leitender Berater zu überwachen, endgültig nach, dass die Gruppe die Lebensspanne der Mitglieder signifikant verlängert hatte) [vgl. auch ausführlich in Kapitel I und II (d. Verf.)]. Doch die Gruppe war jetzt Geschichte; alle dreißig Frauen in der ursprünglichen Brücken-Gruppe und die sechsundachtzig Frauen der Studie über metastasierenden Brustkrebs waren gestorben.

Alle bis auf eine. Eines Tages hielt mich eine junge Frau mit rotem Haar und gerötetem Gesicht im Krankenhausflur an und sagte: „Ich soll Sie von Paula West grüßen."

Paula! Wie war es möglich! Paula noch am Leben! Und ich hatte es nicht gewusst. Mich überlief es kalt bei dem Gedanken, dass ich zu einem Menschen geworden war, dem nicht bewusst war, ob ein Geist wie ihrer noch auf Erden lebte.

„Paula? Wie geht es ihr?", stammelte ich.

„Als man vor zwei Jahren bei mir die Hautkrankheit Lupus [Lupus erythematodes; d. Verf.] diagnostizierte, besuchte mich Paula und machte mich mit ihrer Selbsthilfegruppe für Lupuskranke bekannt. Seit dieser Zeit kümmert sie sich um mich – ja sogar die ganze Lupusgemeinde."

. . .

Organisieren, weiterbilden, pflegen, agitieren, Selbsthilfegruppen für Lupuspatienten gründen, ihre Ärzte kritisieren – o ja, das hörte sich schon nach Paula an. Ich dankte der jungen Frau und wählte später am Tag Paulas Telefonnummer, die ich immer noch auswendig kannte, obwohl mein letzter Anruf zehn Jahre zurücklag. ... Sie schien sich über meinen Anruf zu freuen und lud mich bei sich zu Hause zum Essen ein; der Lupus, sagte sie, habe sie zu empfindlich gegenüber Sonnenlicht gemacht, so dass sie tagsüber kein Restaurant besuche. Ich nahm freudig an.

[In dem ausgiebigen Gespräch geht es noch einmal um die Kränkung und Enttäuschung, wie sie Paula durch Ärzte erlebt hat, ihren neuerlichen Feldzug gegen die Ärzte, den Vorwurf, als „Objekt" behandelt worden zu sein und eine Verschwörung der Ärzte gegen sich erlebt zu haben. Ihre Beschwerdeabsicht bei der Ärztekammer. Yalom soll ihr diesbezüglich raten. Ihm wird klar, dass er sie „als hochgradig gestörtes Individuum ansehen und sie behandeln" muss, wogegen er sich immer gewehrt habe. Er rät ihr ab wegen Aussichtslosigkeit der Beschwerde. Sie scheint seine Sorge um sie gespürt zu haben und bedankt sich für den Rat. Danach trennen sie sich.]

Trotz ihrer Sonnenempfindlichkeit bestand Paula darauf, mich zu meinem Wagen zu bringen. Sie setzte ihren Sonnenhut auf, hüllte sich in ihren Schleier und in

Leinentücher, und als ich den Zündschlüssel drehte, beugte sie sich durch das Seitenfenster, um mich ein letztes Mal zu umarmen. Als ich wegfuhr, blickte ich in den Rückspiegel. Paulas Hut und Leinentücher glitzerten im Sonnenlicht, und ihre Silhouette schien vor dem Hintergrund der Sonne zu leuchten. Eine Brise kam auf. Ihre Kleider flatterten. Sie wirkte wie ein Blatt, das in der Luft zittert und sich an seinem Stiel dreht und für den Fall bereit macht.

. . .

[Mehrere Monate später stirbt Irvin Yalom's Mutter, und während des Fluges zu ihrer Beisetzung fällt ihm Paula ein. Er zieht Verbindungen zu seinem Paula-Verhältnis. Eine im Grunde tief gehende menschliche Liebe, ohne offen miteinander darüber gesprochen zu haben. Er träumt in der Nacht nach der Beerdigung der Mutter von seiner Tante Minny (die ein Jahr zuvor gestorben war), die sich immer hektischer zu bewegen beginnt. Er schließt aus dem Traumtempo, dass der Traum sein Duell mit dem Tode abbildet: Erst wurde er von seiner Mutter gerufen und sah dann alle die Toten seiner Familie in unheimlicher Stille auf der Treppe sitzen, während er versuchte, die Stille zu leugnen, indem er den Toten Bewegung einflößte.]

Teilt der Traum mir nicht mit, es langsamer angehen zu lassen und mich um die Dinge zu kümmern, die mir wirklich am Herzen liegen?
Dieser Gedanke rief mir Paula ins Gedächtnis zurück. Warum hatte sie nicht angerufen? ... Auf dem Rückflug von der Beerdigung meiner Mutter beschloss ich, meine Freundschaft mit ihr zu erneuern.
Doch ich kam nie dazu. Zu viel zu tun: Frau, Kinder, Patienten, Studenten, Schriftstellerei. Ich schrieb meine Seite pro Tag und ignorierte alles andere – Freunde, Post, Anrufe, Einladungen zu Vorträgen. Alles, alle anderen Teile meines Lebens, mussten warten, bis das Buch fertig war. Und auch Paula würde warten müssen.
Paula wartete natürlich nicht. Einige Monate später erhielt ich einen Brief von ihrem Sohn. ... Er schrieb einfach: „Meine Mutter ist gestorben, und sie hätte sicher gewollt, dass ich es Ihnen mitteile.“

Epilog VI

Was kann man am Ende eines solchen Buches über ein vergleichsweise neues, sich rapide entwickelndes Fachgebiet wie die *Psychoonkologie* zusammenfassend und integrierend sagen? Zumal es sich bei der *Psychoonkologie* um ein extrem heterogenes wissenschaftliches Terrain handelt, auf dem versucht wird, hoch komplexe Vorgänge im menschlichen Organismus zu beschreiben, um sie für die Behandlung von an Krebs erkrankten Menschen zu nutzen.
Nun, es zeichnen sich einige Entwicklungslinien ab, die recht vielversprechend zu sein scheinen.
Zunächst einmal kann festgestellt werden, dass der Gegenstandsbereich der *Psychoonkologie* zumindest im wissenschaftlichen Diskurs inzwischen eindeutig etabliert ist. Es gibt mittlerweile eine Vielzahl von wissenschaftlich hochkarätigen Fachzeitschriften im internationalen Raum, die psychoonkologische Forschungsergebnisse publizieren, psychosomatische und psychiatrische Fachzeitschriften haben sich dem Themenkomplex geöffnet und selbst in sehr konservativen onkologischen Fachblättern erscheinen zunehmend Arbeiten aus dem psychoonkologischen Bereich. Es erscheinen weiterhin Bücher über das Thema *Psychoneuroimmunologie* im deutschen und im englischen Sprachraum, dokumentierend, dass die Integration von Wissen aus der Endokrinologie, der Immunologie, der Neurologie, Neurophysiologie, Psychobiologie und Psychologie schnell voran schreitet. In den erwähnten Entwicklungen spiegelt sich der Erkenntnisfortschritt wider: wo mehr publiziert wird, muss mehr geforscht worden sein, wo mehr geforscht wurde, sind auch mehr Erkenntnisse entstanden über Zusammenhänge zwischen Erkrankungsentstehung und -progression bzw. durch Überwindung der Krankheit.
Kapitel 1 weist die in der Allgemeinbevölkerung weit verbreitete These der Entstehung einer Krebserkrankung aufgrund psychosozialer Faktoren zurück. Es gibt kein einheitliches Ergebnis, Studien mit positiven Beziehungen stehen gleich viele Studien mit negativen Ergebnissen gegenüber. Aufgrund der potenziell sehr langen Vorlaufzeit für das Ausbrechen einer Erkrankung von 15 oder mehr Jahren und der enormen innerorganismischen Komplexität, die einer Proliferation neoplastischer Prozesse zu Grunde liegt, kann es aussagekräftige Studien zur Inzidenz von Krebs auch kaum geben. Es wären riesige repräsentative Stichproben von Personen über Jahre hinweg permanent zu begleiten, um die Verhaltensgewohnheiten, die mit Krebsentstehung – oder -verhinderung – interferieren würden, kontrollieren zu können. Denn nur prospektive Studien erlauben kausale Schlüsse zu ziehen; aber genau hieran krankt die Inzidenzforschung bei Krebserkrankungen. Es gibt kaum repräsentative, aussagekräftige prospektive Studien, die in der Lage gewesen wären, möglichst umfassend Variablen zu kontrollieren, wie Risikoverhaltensweisen, genetische Faktoren, soziale Situation (einschl. Art und Ort der Berufstätigkeit) und psychologische Faktoren. Hinzu kommt noch, dass die meisten Studien in diesem Bereich schon deshalb nicht aussagekräftig sind, weil sie methodische Schwächen aufweisen (unzureichende Fragebögen oder Tests, wenig qualitative Interviews usw.).

Sehr viel besser sieht es dagegen in der Forschung zu den psychosozialen Variablen bei der Krankheitsprogression bei Krebs aus (vgl. **Kapitel II**). Hier schälen sich einzelne Variablen als den Krankheitsverlauf beeinflussend heraus. Gute *soziale und emotionale Unterstützung* hat zweifelsfrei günstige Auswirkungen, hier kann viel bewirkt werden über Aufklärung von Angehörigen sowie Ärzten und Pflegepersonal. Onkologen erkennen zunehmend die Bedeutung einer explizit guten Betreuung und Zuwendung auf onkologischen Stationen und in der Nachsorge. Bestimmte Coping-Fertigkeiten auf Seiten der Patienten, wie z. B. *Fighting Spirit* oder die Ermöglichung von *Affektausdruck* stehen immer dann in zweifelsfreiem Zusammenhang mit besseren Überlebenschancen, wenn eine ausreichend *gute Methodik* in den Studien eingesetzt wurde, z. B. qualitativ-quantitative Interviews.

Sehr große Erwartungen versprechen gezielte, maßgeschneiderte psychologische bzw. psychotherapeutische Interventionsmaßnahmen **(Kapitel III)**. Die wenigen guten interpretierbaren Studien, die es gibt, lassen hoffen, dass über den Weg einer gezielten psychologisch-psychotherapeutischen Hilfe die Krankheit bzw. die Abwehrkräfte des Organismus vielleicht günstig beeinflusst werden können. Hier schließt sich nahtlos die Einbeziehung von immunologischen und endokrinen Erkenntnissen an **(Kapitel IV)**. Wenn psychosoziale Interventionsmaßnahmen die Krebserkrankung günstig beeinflussen, so müssen sich die Auswirkungen dieser Maßnahmen im Organismus in Stoffwechselprozessen umsetzen, die ihrerseits die Proliferation von malignen Zellen behindern bzw. sogar unterbinden. Hier verbleibt eine Sisyphus-ähnliche Aufgabe für weitere aufwendige, komplexe Forschungsstudien.

Die im Buch abschließend dargestellten **Kasuistiken** geben nur beispielhafte Einblicke in die Situation Betroffener und ihren Umgang mit der Bedrohung. Es gibt mittlerweile viele solcher Berichte Betroffener, die eindrucksvolles Zeugnis geben von den Ängsten und Nöten, aber auch von den Anstrengungen, die unternommen werden und zu denen Menschen in der Lage sind, wenn sie derart existenziell bedroht sind (Goldmann-Posch, 2000; Picardie, 1999; Spiegel, 1993; Yalom, 2000; Zorn, 1977). Diese Schicksale machen aber alle auf eine verblüffende Weise auch deutlich, wie die Bedrohung durch den Tod Lebenswillen, selbst eine vorher nicht gekannte Lebensintensität wecken kann.

Die drei hier geschilderten Schicksale Betroffener legen die Vermutung von irgendwie gearteten Beziehungen zwischen der Erkrankung und dem weiteren Verlauf derselben aufgrund von eigenen eingesetzten psychischen Ressourcen bzw. sozial-emotionaler Unterstützung nahe. Genau so, wie umgekehrt zahlreiche andere Schicksale, die Menschen zeigen, die zuweilen durchaus unerwartet schnell an ihrer Krankheit versterben, schneller als betreuende Ärzte dies vermutet hätten, und bei denen keine Anstrengung für hilfreiche Bewältigungsanstrengungen erkennbar wurde.

Die extrem komplexen Zusammenhänge zwischen physischer Substanz und physischen Prozessen und geistig-seelischer Haltung, die sich gleichwohl in organismisch wirksame Substanzen transformiert, überlassen der Zukunft die vielfältigsten Forschungsansätze und Erkenntnismöglichkeiten, die zum Wohle des Kampfes gegen die „Geißel Krebs“ genutzt werden können. Krebs und Krebs sind nicht dasselbe. Es gibt Krebserkrankungen, die auf genetische Defekte und Vererbung zurückgehen, andere resultieren aus Viren oder toxischen Einwirkungen und/oder vermutlich unerträglichen Stressoren und Persönlichkeitsmerkmalen und chronischen Fehlverhaltensweisen, die erst in komplexer Interaktion miteinander die Krankheit zum Ausbruch bringen lassen. Hinzu kommen die unzähligen unterschiedlichen Krebserkrankungsformen, die zudem noch in unterschiedlichen Stadien der Erkrankung unterschiedlich aggressiv werden, sodass insgesamt schnelle Forschungsfortschritte gar nicht zu erwarten sind.

Dennoch ist der psychoonkologische Ansatz sehr viel versprechend, einen weiteren Faktor gezielt ins Spiel zu bringen und ihn zu beachten, der zu lange völlig missachtet oder vernachlässigt wurde, der aber „im Konzert“ mit den anderen bekannten Faktoren der Krankheitsentstehung und Beeinflussung des Krankheitsverlaufs eine Rolle spielt: der psychosoziale und erlebensbezogene Bereich der betroffenen Person.

Natürlich muss und wird es vorrangig um Lebensqualität in der Onkologie – und damit auch in der *Psychoonkologie* – gehen, nicht um Leben um jeden Preis. Letztlich wird es jedem Individuum stets selbst überlassen bleiben müssen, ob es und wie weit es einen Sinn und eine Qualität für sich darin erkennt, Kräfte und Ressourcen zu aktivieren, um sein Leben zu verlängern. Wenn ein individueller Mensch für sich einen Sinn im Weiterleben erblickt, dann kann ihm niemand diesen Willen streitig machen. Ein unerträgliches Ausmaß an Schmerzen, weiter fortschreitende Behinderungen und weiterer Verfall werden Menschen demotivieren, für diese Art noch verbliebenen Lebens zu kämpfen. Hier gebührt es der Respekt vor jeder Person, die jeweils eigene Entscheidung zu akzeptieren. Der psychoonkologische Hilfeansatz ist gleichwohl eine Option für diejenigen Betroffenen, die diese Option nutzen wollen und können, ihre verbleibende Lebenszeit qualitativ zu optimieren oder sogar mit Hilfe besserer psychosozialer Bewältigung eine verbesserte Überlebenschance zu haben.

Literatur

Ader R. Psychoneuroimmunology. New York: Academic Press 1981

Ader R, Felten SL, Cohen N (Eds) Psychoneuroimmunology. 2nd ed. New York: Academic Press 1991

Ali NS, Khalil HZ. Effects of psychoeducational intervention on anxiety among Egyptian bladder cancer patients. Cancer Nurs 1989; 12: 236–42

Alter CL, Pelcovitz D, Axelrod A, et al. The identification of PTSD in cancer survivors. Psychosomatics 1996; 37: 137–43

Andersen BL, Farrar WB, Golden-Kreutz D, Kutz LA, MacCallum R, Courtney ME, Glaser R Stress and immune responses after surgical treatment for regional breast cancer. J Natl Cancer Inst 1998; 90: 30–6

Andrykowski MA, Altmaier EM, Barnett RL, Burish TG, Gingrich R, Henslee-Downey PJ. Cognitive dysfunction in adult survivors of allogeneic marrow transplantation: relationship to dose of total body irradiation. Bone Marrow Transplant 1990; 6: 269–76

Andrykowski MA, Brady MJ, Henslee-Downey PJ. Psychosocial factors of survival after bone marrow transplantation for leukemia. Psychosom Med 1994; 56: 432–9

Andrykowski MA, Greiner CD, Altmeier EM, et al. Quality of life following bone marrow transplantation: findings from a multicentre study. Br J Cancer 1995; 71: 1322–9

Andrykowski MA, Henslee PJ, Farrall MG. Physical and psychosocial functioning of adult survivors of allogeneic bone marrow transplantation. Bone Marrow Transplant 1989; 4: 75–81

Ansar Ahmed S, Dauphinee MJ, Montoya AI, Talal N. Sex hormones, immune responses, and autoimmune diseases. J Immunol 1989; 142: 2647–53

Antoni MH, Goodkin K. Host moderator variables in the promotion of cervical neoplasia, I: personality facets. J Psychosom Res 1988; 32: 327–38

Bahnson CB. Im Spannungsfeld der Aggression – der Tumor – der Patient – der Therapeut. In: Jahrbuch der Psychoonkologie. Österreichische Gesellschaft für Psychoonkologie (Hrsg.). Wien: Springer, 1997; 181–97

Baider L, Uziely B, De-Nour AK. Progressive muscle relaxation and guided imagery in cancer patients. Gen Hosp Psychiat 1994; 16: 340–7

Baker CA. Factors associated with rehabilitation in head and neck cancer. Cancer Nurs 1992; 15: 395–400

Balfour JL, Kaplan GA. Social class/socioeconomic factors. In: Psycho-oncology. Holland JC (Ed). New York: Oxford University Press 1998; 78–90

Barraclough J. Cancer and Emotion: A Practical Gide To Psycho-Oncology. 2nd ed. Chichester: Wiley 1994

Barraclough J, Pinder P, Cruddas M, Osmond C, Taylor I, Perry M. Life events and breast cancer prognosis. Br Med J 1992; 304: 1078–81

Bartrop RW, Lockhurst E, Lazarus L, Kiloh LG, Penny R. Depressed lymphocyte function after bereavement. Lancet 1977; 1: 834–6

Bartrop RW, Luckhurst E, Lazaraus L, Kiloh LG, Penny R. Depressed lymphocyte function after bereavement. Lancet 1977; 1: 834–6

Basedovsky HO, del Rey A. Das immuno-neuroendokrine Netzwerk. In: Psychoneuroimmunologie. Schedlowski M, Tewes U (Hrsg) Heidelberg: Spektrum Akademischer Verlag 1996; 289–304

Battegay R. Das Ich – Abwehrmechanismen und Coping. Z Psychosom Med 1989; 35: 220–40

Beck NC, Parker JC, Frank RG, Geden EA, Kay DR, Gamache M, Shiwers N, Smith E, Anderson S. Patients with rheumatoid arthritis at high risk for noncompliance with salicylate treatment regimes. J Rheum 1988; 15: 1081–4

Belec RH. Quality of life: perceptions of long-term survivors of bone marrow transplantation. Oncol Nurs Forum 1992; 19: 31–7

Bellinger DL, Felten SY, Lorton D, Felten DL. Origin of noradrenergic innervation of the spleen in rats. Brain Behav Immun 1989; 3: 291–311

Bellinger DL, Madden KS, Felten SY, Felten DL. Neural and endocrine links between the brain and the immune system. In: The Psychoimmunology of Cancer. Mind and Body in the Fight For Survival. Lewis CE, O'Sullivan C, Barraclough J (Eds). Oxford: Oxford Medical Publications 1994; 55–106

Benioff LR, Vinogradov S. Group psychotherapy with cancer patients and the terminally ill. In: Comprehensive Group Psychotherapy. 3rd ed. Kaplan HI, Sadock BS (Eds). Baltimore: Williams & Wilkins 1993; 477–89

Benschop RJ, Schedlowski M. Akute psychische Belastungen. In: Psychoneuroimmunologie. Schedlowski M, Tewes U (Hrsg). Heidelberg: Spektrum Akademischer Verlag 1996; 381–98

Berczi I, Nagy E. Effect of hypophysectomy on immune function. In: Psychoneuroimmunology. Ader R, Felten SL, Cohen N (Eds). 2nd ed. New York: Academic Press 1991; 339–75

Berczi I, Nagy E. The effect of prolactin and growth hormone on hemolymphopoietic tissue and immune function. In: Hormones and Immunity. Berczi I, Kovacs K (Eds). Lancaster: MTP Press 1987; 145-71

Berkman LF, Syme SL. Social networks, host resistance, and mortality: a nine-year follow-up study of Alameda County residents. Am J Epidem 1979; 109:186–204

Berglund G, Bolund C, Gustafsson U, Sjoden P. A randomized study of a rehabilitation program for cancer patients: the 'starting again' group. Psychooncology 1994; 3: 109–20

Bernhard J, Ganz PA. Psychosocial issues in lung cancer patients (part 1). Chest 1991; 99: 216–23

Besedovsky HO, del Rey A. Das Immuno-neuroendokrine Netzwerk. In: Psychoneuroimmunologie. Schedlowski M, Tewes U (Hrsg). Heidelberg: Spektrum Akademischer Verlag 1996; 289–304

Beutel M. Bewältigungsprozesse bei chronischen Erkrankungen. Weinheim: Edition Medizin, VCH 1988

Biondi M, Kotzalidis GD. Psychoneuroimmunology today: current concepts and relevance to human disease. In: The Psychoimmunology of Cancer. Mind and Body in the Fight For Survival. Lewis CE, O'Sullivan C, Barraclough J (Eds). Oxford: Oxford University Press 1994; 3–54

Blake-Mortimer J, Gore-Felton C, Kimerling R, Turner-Cobb JM, Spiegel D. Improving the quality and quantity of life among patients with cancer: A review of the effectiveness of group psychotherapy. Eur J Cancer 1999; 35: 1581–6

Block KI. The role of the self in healthy cancer survivorship: a view from the front lines of treating cancer. Advances: J Mind-Body Health 1997; 13: 6–23

Bloom JR, Ross RD, Burnell G. The effects of social support on patients' adjustment after breast surgery. Patient Couns Health Ed 1978; 1: 50–9

Bloom JR, Spiegel D. The relationship of two dimensions of social support to the psychological well-being and social functioning of women with advanced breast cancer. Soc Sci Med 1984; 19: 831–7

Bösel RM. Gehirn und Denken. 2. Aufl. Göttingen: Hogrefe-Verlag 2000
Bond M, Gardner ST, Christian J, et al. Empirical study of self-rated defense styles. Arch Gen Psychiatry 1983; 40: 333–8
Bottomley A, Pitketly M, Hunton S, Roberts G, Jones L, Bradley C. Social support and cognitive behavioural therapy with cancer patients: A pilot study of group interventions. J Psychosoc Oncol 1996; 14: 65–83
Bovbjerg DH. Psychoneuroimmunology and cancer. In: Handbook of Psychooncology: Psychosocial Care of the Patient With Cancer. Holland JC, Rowland JH (Eds). New York: Oxford University Press 1989; 727–54
Bovbjerg DH. Psychoneuroimmunology: a critical analysis of the implications for psycho-immunotherapy. In: The Psychoimmunology of Cancer. Mind and Body in the Fight For Survival. Lewis CE, O'Sullivan, C, Barraclough J (Eds). Oxford: Oxford Medical Publications 1994; 417–26
Bovbjerg, DH, Valdimarsdottir HB. Psychoneuroimmunology: Implications for Psycho-oncology. In: Psycho-oncology. Holland JC (Ed). New York: Oxford University Press 1998, 125–34
Broers S, Hengeveld MW, Kaptein A, Le Cessie S, van de Loo F, de Vriess Th. Are pretransplant psychological variables related to survival after bone marrow transplantation? A prospective study of 123 consecutive patients. J Psychosom Res 1998; 45: 341–51
Brooks WH, Cross RJ, Roszman TL, Markesberry WR. Neuroimmunomodulation: Neural anatomical basis for impairment and facilitation. Ann Neurol 1982; 12: 56-61
Buddeberg C. Brustkrebs. Stuttgart, New York: Schattauer 1992
Buddeberg C, Merz J, Frei R, Limbacher B, Brähler E. Paarkonflikte in Ehen krebskranker Frauen. Familiendyn 1986; 11: 109–23
Buddeberg C, Wolf C, Sieber M, et al. Coping strategies and course of disease of breast cancer patients. Psychother Psychosom 1991; 55: 151–7
Büntig WE. Das Werk von Wilhelm Reich und seinen Nachfolgern. In: Kindler's Psychologie des 20. Jahrhunderts: Tiefenpsychologie, Band 3. Die Nachfolger Freuds. Eicke D (Hrsg). Weinheim: Beltz-Verlag 1982; 254–96
Burgmeier R, Denzinger R, Körner M, Mishara A, Tschuschke V, Vauth R. Deutsche Übersetzung und Überarbeitung der „Klinischen Ratingskalen für Abwehrmechanismen" (Defense Mechanism Rating Scales – DMRS) von J. Ch. Perry. PPmP-Disk Journal Vol. 2/1. Psychother Psychosom Med Psychol 41: 243–4
Burish TG, Lyles JN. Effectiveness of relaxation training in reducing adverse reactions to cancer chemotherapy. J Behav Med 1981; 4: 65–78
Burish TG, Snyder SL, Jenkins RA. Preparing patients for cancer chemotherapy: effect of coping preparation and relaxation interventions. J Consult Clin Psychol 1991; 59: 518–25
Bush NE, Haberman M, Donaldson G, Sullivan KM. Quality of life of 125 adults surviving 6–18 years after bone marrow transplantation. Soc Sci Med 1995; 40: 479–90
Butow PN, Coates AS, Dunn SM. Psychosocial predictors of survival: metastatic breast cancer. Ann Oncol 2000; 11: 469–74
Cain EN, Kohorn DM, Quinlan DM, Latimer K, Schwartz PE. Psychosocial benefits of a cancer support group. Cancer 1986; 57: 183–9
Caplan G. An Approach to Community Mental Health. New York: Grune & Stratton 1961
Capone MA, Good RS, Westie KS, Jacobsen AF. Psychosocial rehabilitation of gynecologic oncology patients. Arch Physic Med Rehab 1980; 61: 128–32
Carey MP, Burish TG. Providing relaxation training to cancer chemotherapy patients: a comparison of three delivery techniques. J Consult Clin Psychol 1987; 55: 737–7
Carpenter PJ, Morrow GR, Schmale AH. The psychosocial status of cancer patients after cessation of treatment. J Psychosoc Oncol 1989; 7: 95–102
Carter BJ. Long-term survivors of breast cancer. Cancer Nurs 1993; 16: 354–61

Cassel J. The contribution of the social environment to host resistance. Am J Epidem 1976; 104: 107–23

Cassileth BR, Lusk EJ, Strouse TB, Miller DS, Brown LL, Cross PA. A psychological analysis of cancer patients and their next-of-kin. Cancer 1985; 55: 72–6

Cella DF, Sarafian B, Snider PR, Yellen SB, Winicour P. Evaluation of a community-based cancer support group. Psychooncology 1993; 2: 123–32

Cella DF, Tross S. Psychological adjustment to survival from Hodgkin's Disease. J Consult Clin Psychol 1986; 54: 616–22

Christensen AJ, Edwards DI, Wiebe JS, et al. Effect of verbal self-disclosure on natural killer cell activity: moderating influence of cynical hostility. Psychosom Med 1996; 58: 150–5

Classen C, Diamond S, Soleman A, Fobair P, Spira JL, Spiegel D. Brief Supportive-Expressive Group Therapy for Women With Primary Breast Cancer: A Treatment Manual. Psychosocial Treatment Laboratory. Breast Cancer Intervention Project, Stanford University School of Medicine, Department of Psychiatry and Behavioral Sciences. Standford, CA 1993

Cocker C, Bell R, Kidman A. Cognitive behaviour therapy with advanced breast cancer patients: a brief report of a pilot study. Psychooncology 1994; 3: 233

Cohen F, Lazarus RS. Coping with the stresses of illness. In: Stone GC, Cohen F, Adler NF. (Eds) Health Psychology – A Handbook. San Francisco: Jossey Bass 1982; 217–54

Cohen S, Rabin BS. Psychologic stress, immunity, and cancer. J Natl Cancer Inst 1998; 90: 3–4

Cohen S, Williamson GM. Stress and infectious disease in humans. Psychol Bull 1991; 109: 5–24

Colon EA, Callies AL, Popkin MK, et al. Depressed mood and other variables related to bone marrow transplant survival in acute leukemia. Psychosomatics 1991; 32: 420–5

Cooper CL, Farragher EB. Psychosocial stress and breast cancer: the interrelationship between stress events, coping strategies and personality. Psychol Med 1993; 23: 653–62

Cope CG. Functions of a breast cancer support group as perceived by the participants: An ethnographic study. Cancer Nurs 1995; 18: 472–8

Cordova MJ, Andrykowski MA, Redd WH, Kenady DE, McGrath PC, Sloan DA. Frequency and correlates of posttraumatic-stress-disorder-like symptoms after treatment for breast cancer. J Consult Clin Psychol 1995; 63: 981–6

Cotanch PH. Relaxation training for control of nausea and vomiting in patients receiving chemotherapy. Cancer Nurs 1983; 6: 277–83

Craig TJ, Comstock GW, Geiser PB. The quality of survival in breast cancer: a case-control comparison. Cancer 1974; 33: 1451–7

Cross RJ, Markesbery WR, Brooks WH. Roszman TL. Hypothalamic-immune interactions: Neuromodulation of natural killer cell activity by lesioning of the anterior hypothalamus. Immunology 1984; 51: 399–405

Cunningham A., Tocco EK. A randomized trial of group psychoeducational therapy for cancer patients. Pat Educ Couns 1989; 14: 101–14

Cunningham AJ, Lockwood GA, Edmonds CVI. Which cancer patients benefit most from a brief, group, coping skills program? Int J Psychiat Med. 1993; 23: 383–98

Cunningham AJ, Edmonds CVI, Jenkins GP, Pollack H, Lockwood GA, Warr D. A randomized controlled trial of the effects of group psychological therapy on survival in women with metastatic breast cancer. Psychooncology 1998; 7: 508–17

Cunningham AJ, Edmonds CVI., Phillips C, Soots KI, Hedley D, Lockwood GA. A prospective, longitudinal study of the relationship of psychological work to duration of survival in patients with metastatic cancer. Psychooncology 2000; 9: 323–39

Curbow B, Somerfield MR, Baker F, Wingard JR, Legro MW. Personal changes, dispositional optimism, and psychological adjustment to bone marrow transplantation. J Behav Med 1993; 16: 423–43

Dann JA, Wachtel SS, Rubin AL. Possible involvement of the central nervous system in graft rejection. Transplantation 1979; 27: 223–6

Dattore PJ, Shontz FC, Coyne L. Premorbid personality differentiation of cancer and noncancer groups: a test of the hypothesis of cancer proneness. J Consult Clin Psychol 1980; 48: 388–94

Davis H. Effects of biofeedback and cognitive therapy on stress in patients with breast cancer. Psychol Rep 1986; 59: 967–74

Dayal H, Chiu CY, Sharrar R, et al. Ecologic correlates of cancer mortality patterns in an industrialized urban population. J Nation Cancer Inst 1984; 73: 565–74

Dean C, Surtees PG. Do psychological factors predict survival in breast cancer? J Psychosom Res 1989; 33: 561–9

Denzinger R. Abwehr und Coping bei erwachsenen Leukämiepatienten unter Knochenmarktransplantation. Humanbiologische Dissertation, Universität Ulm 1994

Derogatis LR, Abeloff MD, Melisaratos N. Psychological coping mechanisms and survival time in metastatic breast cancer. J Am Med Ass 1979; 242: 1504–8

Devlen J, Maguire P, Phillips P, Crowther D, Chambers H. Psychological problems associated with diagnosis and treatment of lymphomas. Br Med J 1987; 295: 953–4

Dirksen SR. Perceived well-being in malignant melanoma survivors. Oncol Nurs Forum 1989; 16: 353–8

Doan B, Gray RE, Davis CS. Belief in psychological effects on cancer. Psychooncology 1993; 2: 139–50

Dörner K. Der gute Arzt. Lehrbuch zur ärztlichen Grundhaltung. Stuttgart: Schattauer 2000

Doll R, Peto R. Cigarette smoking and bronchial carcinoma: Dose and time relationships among regular smokers and lifelong non-smokers. J Epidem Commun Health 1981; 32: 303–13

Drever J. A Dictionary of Psychology. Harmondsworth/UK: Penguin Books 1952

Dunkel-Schetter C. Social support and cancer: Findings based on patient interviews and their implications. J Soc Iss 1984; 40: 77–98

Dunkel-Schetter C, Feinstein LG, Taylor SE, Falke RL. Patterns of coping with cancer. Health Psychol 1992; 11: 79–87

Edelman S, Lemon J, Bell D, Kidman A. Effects of group CBT on the survival time of patients with metastatic breast cancer. Psychooncology 1999; 8: 474–81

Edgar L, Rosberger Z, Nowlis D. Coping with cancer during the first year after diagnosis: assessment and intervention with cancer patients. Cancer 1992; 69: 817–28

Edmonds CVI, Lockwood GA, Cunningham AJ. Psychological response to long term group therapy: a randomized trial with metastatic breast cancer patients. Psychooncology 1999; 8: 74–91

Eidinger D, Garrett TJ. Studies of the regulatory effects of the sex hormones on antibody formation and stem cell differentiation. J Exp Med 1972; 136: 1098–116

Ell K, Nishimoto R, Mantell J, Hamovitch M. Longitudinal analysis of psychological adaptation among family members of patients with cancer. J Psychosom Res 1988; 32: 429–38

Epping-Jordan JE, Compas BE, Howell DC. Predictors of cancer progression in young adult men and women: Avoidance, intrusive thoughts, and psychological symptoms. J Psychosom Res 1994; 13: 539–47

Esterling BA, Antoni MH, Kumar M, Schneiderman N. Emotional repression, stress disclosure responses, and Epstein-Barr viral capsid antigen titers. Psychosom Med 1990; 52: 397–410

Ewertz M. Bereavement and breast cancer. Br J Cancer 1986; 53: 701–3

Faller H. Beeinflussen psychologische Faktoren die Überlebenszeit bei Krebskranken? I: Literaturübersicht. Psychother Psychosom Med Psychol 1997; 47: 163–9

Faller H. Krankheitsverarbeitung bei Krebskranken. Göttingen: Verlag für Angewandte Psychologie 1998

Faller H. Psychoonkologische Studien – ein Überblick. Vortrag auf der Jahrestagung der Deutschen Gesellschaft für Medizinische Psychologie (DGMP), Greifswald 7.–9.6.2001

Faller H, Bülzebruck H, Schilling S, Drings P, Lang H. Beeinflussen psychologische Faktoren die Überlebenszeit bei Krebskranken? II: Ergebnisse einer empirischen Untersuchung mit Bronchialkarzinomkranken. Psychother Psychosom Med Psychol 1997; 47: 206–18

Farish JL. Effects of counselling on resolution of loss and body image disturbance following mastectomy. Diss Abstr Intern 1979; 50: 1271 A (University Microfilms No. 05-65 827)

Fawzy IF. Psychosocial interventions for patients with cancer: what works and what doesn't? Eur J Cancer 1999; 35: 1559–64

Fawzy IF, Fawzy NW. Review. Group therapy in the cancer setting. J Psychosom Res 1998; 45: 191–200

Fawzy IF, Fawzy NW. Psychoedukative Interventionen bei Krebspatienten: Vorgehensweisen und Behandlungsergebnisse. In: Psychoonkologische Interventionen. Therapeutisches Vorgehen und Ergebnisse. Larbig W, Tschuschke V (Hrsg). München: Ernst Reinhardt-Verlag 2000; 151–81

Fawzy IF, Cousins N, Fawzy NW, Kemeny ME, Elashoff R, Morton D. A structured psychiatric intervention for cancer patients, I: Changes over time in methods of coping and affective disturbance. Arch Gen Psychiat 1990a; 47: 720–5

Fawzy IF, Kemeny ME, Fawzy NW, Elashoff R, Morton D, Cousins N, Fahey JL. A structured psychiatric intervention for cancer patients. II: Changes over time in immunological measures. Arch Gen Psychiat 1990b; 47: 729–35

Fawzy IF, Fawzy NW, Hyun C, Elashoff R, Guthrie D, Fahey J, Morton D. Malignant melanoma: effects of an early structured psychiatric intervention, coping, and affective state on recurrence and survival six years later. Arch Gen Psychiat 1993; 50: 681–9

Fawzy IF, Fawzy NW, Arndt LA, Pasnau RO. Critical review of psychosocial interventions in cancer care. Arch Gen Psychiat 1995; 52: 100–13

Fawzy IF, Fawzy NW, Wheeler JG. A post-hoc comparison of the efficiency of a psychoeducational intervention for melanoma patients delivered in group versus individual formats: an analysis of data from two studies. Psychooncology 1996; 5: 81–9

Feldman FL. Work an Cancer Health Histories: A Study of the Experiences of Recovered Patients (White Collar Study). Oakland/CA: American Cancer Society 1976

Feldman FL. Work and Cancer Health Histories: Study of Experiences of Recovered Blue-Collar Workers. Oakland, CA: American Cancer Society, California Division; September 1978

Ferguson K, Bole GG. Family support, health beliefs, and therapeutic compliance in patients with rheumatoid arthritis. Pat Couns Health Ed 1979; 1: 101–5

Ferlic M, Goldman A, Kennedy BJ. Group counseling in adult patients with advanced cancer. Cancer 1979; 43: 760–6

Ferrell B, Grant M, Schmidt GM, et al. The meaning of quality of life for bone marrow transplant survivors. Part I: The impact of bone marrow transplant on quality of life. Cancer Nurs 1992; 15: 153-60

Filipp S-H, Aymanns P. Die Bedeutung sozialer und personaler Ressourcen in der Auseinandersetzung mit kritischen Lebensereignissen. Z Klin Psychol 1987; 16: 1–14

Fobair P, Hoppe RT, Bloom J, Cox R, Varghese A, Spiegel D. Psychological problems among survivors of Hodgkin's Disease. J Clin Oncol 1986; 4: 805–14

Folkman S, Greer S. Promoting psychological well-being in the face of serious illness: When theory, research and practice inform each other. Psychooncology 2000; 9: 11–9

Folkman S, Lazarus R. An analysis of coping in a middle-aged community sample. J Health Soc Behav 1980; 21: 219–39

Forester B, Kornfeld DS, Fleiss JL. Psychotherapy during radiotherapy: effects on emotional and physical distress. Am J Psychiatry 1985; 142: 22–7

Forester B, Kornfeld DS., Fless JL, Thompson S. Group psychotherapy during radiotherapy. Effects on emotional and physical distress. Am J Psychiatry 1993; 150: 1700–6

Forsén A. Psychosocial stress as a risk for breast cancer. Psychother Psychosom 1991; 55: 176–85

Fournier D. Tumorwachstum als Kriterium der Malignität. In: Das Mammakarzinom. Frommhold W, Gerhard P (Hrsg). Stuttgart: Thieme 1982

Fox BH. Quandaries created by unlikely numbers in some of Grossarth-Maticek's studies. Psychol Inquiry 1991; 2: 242–7

Fox BH. Psychosocial factors in cancer incidence and prognosis. In: Psychooncology. Holland JC (Ed). New York: Oxford University Press 1998; 110–24

Freud A. Das Ich und die Abwehrmechanismen. Die Schriften der Anna Freud, Bd. I, 1936. München: Kindler 1980; 191–355

Freud S. Hemmung, Symptom und Angst. GW Bd. 14. London: Imago Publ. 1926; 111-205

Fritzsche K, Hammel A, Wirsching M. Bronchialkarzinom – psychosoziale Faktoren und Interventionsmöglichkeiten bei Entwicklung, Verlauf und Bewältigung. In: Psychoonkologische Interventionen. Therapeutisches Vorgehen und Ergebnisse. Larbig W, Tschuschke V (Hrsg). München: Reinhardt 2000; 182–210

Fuchs E, Flügge G. Psychosoziale Belastung hinterlässt Spuren im Gehirn. Z Med Psychol 2001; 10: 99–105

Funch DP, Marshall J. The role of stress, social support and age in survival from breast cancer. J Psychosom Res 1983; 27: 77–83

Garssen B, Goodkin K. On the role of immunological factors as mediators between psychosocial factors and cancer progression. Psychiatry Res 1999; 85: 51–61

Gerits P, De Brabander B. Psychosocial predictors of psychological, neurochemical and immunological symptoms of acute stress among breast cancer patients. Psychiatry Res 1999; 85: 95–103

Geyer S. Life events prior to manifestation of breast cancer: a limited prospective study covering eight years before diagnosis. J Psychosom Res 1991; 35: 355–63

Gilbar O. Women with high risk breast cancer: psychological symptoms. Psychol Rep 1997; 80: 800–2

Given BA, Given CW. Compliance among patients with cancer. Oncol Nurs Forum 1989; 16: 97–103

Glaser R, Kiecolt-Glaser JK, Stout JC, Tarr K, Speicher CE, Holliday J. Stress related impairments in cellular immunity. Psychiatry Res 1985; 16: 233–9

Glaser R, Rice J, Speicher CE, Stout JC, Kiecolt-Glaser JK. Stress depresses interferon production by leucocytes concomitant with a decrease in natural killer cell activity. Behav Neurosci 1986; 100: 675–8

Glaser R, Rice J, Sheridan J, et al. Stress-related immune suppression: Health implications. Brain Behav Immun 1987; 1: 7–20

Glass A, Wieand HS, Fisher B, Redmond C, Lerner H, Wolter J, Shibata H, Plotkin D, Foster R, Margolese R, Wolmark N. Acute toxicity during adjuvant chemotherapy for breast cancer: the National Surgical Adjuvant Breast and Bowel Project (NSABP) experience from 1.717 patients receiving single and multiple agents. Cancer Treat Rep 1981; 65: 363–76

Goldmann-Posch U. Der Knoten über meinem Herzen. Brustkrebs darf kein Todesurteil sein: Therapien und andere Hilfen. München: Karl Blessing 2000

Goodkin K, Antoni MH, Helder L, Sevin B. Psychoneuroimmunological aspects of disease progression among women with human papillomavirus-associated cervical dysplasia and human immunodeficiency virus type 1 co-infection. Int J Psychiat Med 1993; 23: 119–48

Goodwin JS, Hunt WC, Key CR, Samet JM. The effect of marital status on stage, treatment and survival of cancer patients. J Am Med Ass (JAMA) 1987; 258: 3125–30

Gordon WA, Freidenbergs I, Diller L, et al. Efficacy of psychosocial intervention with cancer patients. J Consult Clin Psychol 1980; 48: 743–59

Grassi L, Molinari S. Pattern of emotional control and psychological reactions to breast cancer: a preliminary report. Psychol Rep 1988; 62: 727–32

Greaves-Otte JGW, Greaves J, Kruyt PM, van Leeuwen O, van der Wouden JC, van der Does E. Problems at social reintegration of long-term cancer survivors. Eur J Cancer 1991; 27: 178–81

Green BL, Rowland JH, Krupnick JL, Epstein SA, Stockton P, Stern NM, Spertus IL, Steakley C. Prevalence of posttraumatic stress disorder in women with breast cancer. Psychosomatics 1998; 39: 102–11

Greenberg DB, Herndon JE, Kornblith AB, et al. Long-term psychosocial adaptation of survivors of acute leukemia (meeting abstract). Proc Am Soc Clin Oncol 1995; 14 (A1668): 508

Greer S. Psychological response to breast cancer and survival. Psychol Med 1991; 21: 43–9

Greer S, Morris T. Psychological attributes of women who develop breast cancer: a controlled study. J Psychosom Res 1975; 19: 147–53

Greer S, Morris T, Pettingale KW. Psychological response to cancer: effect on outcome. Lancet 1979; 2: 785–7

Greer S, Morris T, Pettingale KW. Psychological response to breast cancer and 15 year outcome. Lancet 1990; 335: 49–50

Greer S, Moorey S, Baruch JDR. Evaluation of adjuvant psychological therapy for clinically referred cancer patients. Br J Cancer 1991; 63: 257–60

Greer S, Moorey S, Baruch JD, Watson M, Robertson BM, Mason A, Rowden L, Law MG, Bliss JM. Adjuvant psychological therapy for cancer patients with cancer: a prospective randomized trial. Br Med J 1992; 301: 675–80

Gritz ER, Wellisch DK, Landsverk JA. Psychosocial sequelae in long-term survivors of testicular cancer. J Psychosoc Oncol 1988; 6: 41–63

Gritz ER, Wellisch DK, Wang HJ, Siau J, Landsverk JA, Cosgrove MD. Long-term effects of testicular cancer on sexual functioning in married couples. Cancer 1989; 64: 1560–7

Groddeck G. Von der psychischen Bedingtheit der Krebserkrankung. (Fragm. Mskr. Im Nachlass Groddeck) In: Psychoanalytische Schriften zur Psychosomatik. Groddeck G (Hrsg). 1934. Ausgewählt und herausgegeben von G. Clauser. Wiesbaden: Limes-Verlag 1966; 380–5

Grossarth-Maticek R, Schmidt P, Vetter H, Arundt S. Psychotherapy research in oncology. In: Health Care and Human Beavior. Steptoe A, Matthews A (Eds). London: Academic 1984; 325–41

Gruber B, Hall N, Hersh S, Dubois P. Immune system and psychological changes in metastatic cancer patients using relaxation and guided imagery: A pilot study. Scand J Behav Ther 1988; 17: 25–46

Gruber B, Hersh S, Hall N, Waletzky L, Kunz J, Carpenter J, Kverno K, Weiss S. Immunological responses of breast cancer patients to behavioral interventions. Biofeedb Self-Regul 1993; 18: 1–22

Grulke N, Bailer H, Tschuschke V, Bunjes D, Arnold R, Hertenstein B, Kächele H. Coping strategies, changes in coping intensity during bone marrow transplantation, and relationships with long-term survival results of a prospective study. Psychooncology 1998; 7 (Suppl): 4

Grunberger B, Chasseguet-Smirgel J. Freud oder Reich? Psychoanalyse und Illusion. Frankfurt/M.: Ullstein 1979

Haan N. Proposed model of ego functioning: coping and defense mechanisms in relationship to IQ change. Psychol Monogr 1963; 77: 1–23

Haan N. Coping and Defending. New York: Academic Press 1977

Habermann M, Bush N, Young K, Sullivan KM. Quality of life of adult long-term survivors of bone marrow transplantation: a qualitative analysis of narrative data. Oncol Nurs Forum 1993; 10: 1545–53

Hagnell O. The premorbid personality of persons who develop cancer in a total population investigated in 1947 and 1957. Ann N Y Acad Sci 1966; 125: 846–55

Hahn RC, Petitti DB. Minnesota Multiphasic Personality Inventory-rated depression and the incidence of breast cancer. Cancer 1988; 61: 845–8

Hall NR, McGillis JP, Spangelo BL, Henly DL, Chrousos GP, Schulte HM. Thymic hormone effects on the brain and neuro-endocrine circuits. In: Neural Modulation of Immunity. Guillemin R, Cohn M, Melnechuk T (Eds). New York: Raven Press 1985; 179–96

Halstead MT, Fernsler JI. Coping strategies of long-term cancer survivors. Cancer Nurs 1994; 17: 94–100

Hasenbring M, Schulz K-H. Onkologie. In: Lehrbuch der Medizinischen Psychologie: Grundlagen und Anwendung der Biologischen Psychologie in der Medizin. Gerber W, Basler H-D, Tewes U (Hrsg). München: Urban & Schwarzenberg 1994; 175–89

Hatch MC, Wallenstein S, Beyea J, Nieves JW, Susser M. Cancer rates after the Three Miles Island nuclear accident and proximity of residents to the plant. Am J Publ Health 1991; 81: 719–24

Heim E. Coping und Adaptivität: Gibt es geeignetes oder ungeeignetes Coping? Psychother Psychosom Med Psychol 1988; 38: 8–18

Heim ME, Schwarz R. Spontanremissionen bei Krebserkrankungen – ein aktuelles Thema? In: Spontanremissionen in der Onkologie. Theoretische Modelle und klinische Befunde. Heim ME, Schwarz R (Hrsg). Stuttgart: Schattauer 1998; 1–4

Heinrich RL, Schag CC. Stress and activity management: group treatment for cancer patients and spouses. J Consult Clin Psychol 1985; 33: 439–46

Helgeson VS, Schulz R, Yasko J. Group support interventions for women with breast cancer: who benefits from what? Health Psychol 2000; 19: 107–14

Helsing KJ, Comstock GW, Szklo M. Causes of death in a widowed population. Am J Epidemiol 1982; 116: 524–32

Herbert TB, Cohen S. Stress and immunity in humans: a meta-analytic review. Psychosom Med 1993; 55:364–379

Hilakivi-Clarke L, Rowland JH, Clarke R, Lippman ME. Psychosocial factors in the development and progression of breast cancer. Br Canc Res Treat 1993; 29: 141–60

Hilebrand U. Soziale Unterstützung bei Knochenmarktransplantation. Mediz. Dissertation Universität Ulm 1994

Hirshberg C. Spontanremissionen bei Krebs – eine unbekannte Epidemiologie. In: Spontanremissionen in der Onkologie. Theoretische Modelle und klinische Befunde. Heim ME, Schwarz R (Hrsg). Stuttgart: Schattauer 1998; 12–28

Hislop TG, Waxler NE, Coldman AJ, Elwood JM, Kan L. The prognostic significance of psychosocial factors in women with breast cancer. J Chron Dis 1987; 40: 729–35

Hoagland AC, Morrow GR, Bennett JM, Carnike CL Jr. Oncologists' views of cancer patient noncompliance. Am J Clin Oncol 1983; 6: 239–44

Hofman A. EMDR in der Therapie psychotraumatischer Belastungssyndrome. Stuttgart: Thieme 1999

Holland JC. Historical Overview. In: Handbook of Psychooncology. Psychological Care of the Patient With Cancer. Holland JC, Rowland JH (Eds). New York: Oxford University Press 1989; 3–12

Holland JC (Ed). Psycho-oncology. New York: Oxford Press 1998a

Holland JC. Societal views of cancer and the emergence of psycho-oncology. In: Psycho-oncology. Holland JC (Ed). New York: Oxford Press 1998b; 3–15

Holland JC, Rowland JH (Eds). Handbook of Psychooncology. Psychological Care of the Patient With Cancer. New York: Oxford University Press 1989

Holland JC, Korzun AH, Tross S, Cella DF, Norton L, Wood W. Psychosocial factors and disease-free survival in stage II breast cancer. Proc Am Soc Clin Oncol 1986; 5: 237

Hosaka T. A pilot study of a structured psychiatric intervention for Japanese women with breast cancer. Psychooncology 1996; 5: 59–64

House JS, Landis KR, Umberson D. Social relationships and health. Science 1988; 241: 540–5

Houts PS, Whitney CW, Mortel R, Bartholomew MJ. Former cancer patients as counsellors of newly diagnosed cancer patients. J Natl Cancer Inst 1986; 76: 793–6

Hulshol KF, Lowik MR, Kok FJ, et al. Diet and other life-style factors in high and low socioeconomic groups. Eur J Clin Nutr 1991; 45: 441–50

Hürny Ch. Psychische und soziale Faktoren in Entstehung und Verlauf maligner Erkrankungen. In: Psychosomatische Medizin. 5. Aufl.. Adler RH, Herrmann JM, Köhle K, Schonecke OW, Uexküll Th v, Wesiack W (Hrsg). München: Urban & Schwarzenberg 1996; 953–69
Hürny Ch, Adler R. Psycho-onkologische Forschung. In: Einführung in die Psycho-Onkologie. Meerwein F (Hrsg). 4. Aufl. Bern: Huber 1991; 13–57
Irwin M. Depression und Immunfunktion. In: Psychoneuroimmunologie. Schedlowski M, Tewes U (Hrsg). Heidelberg: Spektrum Akademischer Verlag 1996; 423–37
Irwin M, Daniels M, Bloom ET, Smith TL, Weiner H. Life events, depressive symptoms, and immune function. Am J Psychiat 1987; 144: 437–41
Itano J, Tanabe P, Lum J, Lamkin L, Rizzo E, Weiland M, Sato P. Compliance and noncompliance in cancer patients. Progr Clin Biol Res 1983; 120: 483–95
Jacobs C, Ross RD, Walker IM, Stockdale FE. Behavior of cancer patients: a randomized study of the effects of education and peer support groups. Am J Clin Oncol 1983; 6: 347–53
Jacobsen BS. The role of air pollution and othe factors in local variations in general mortality and cancer mortality. Arch Environ Health 1984; 39: 306–13
Jamison KR, Wellisch DK, Pasnau RO. Psychosocial aspects of mastectomy: I. The women's perspective. Am J Psychiat 1978; 135: 432–6
Jensen AB. Psychosocial factors in breast cancer and their possible impact upon prognosis. Cancer Treat Rev 1991; 18: 191–210
Johnson J. The effects of a patient education course on persons with a chronic illness. Cancer Nurs 1982; 4: 117–23
Jones DR, Goldblatt PO. Cause of death in widow(er)s and spouses. J Biosoc Sci 1987; 19: 107–21
Kächele H, Steffens W (Hrsg). Bewältigung und Abwehr. Beiträge zur Psychologie und Psychotherapie schwerer körperlicher Krankheiten. Heidelberg: Springer 1988
Kächele H. Die Knochenmarktransplantation – Langzeitstudie zur somatischen und psychosozialen Rehabilitation. Abschlussbericht zum DFG-Projekt KA 483/2-4 (Normalverfahren), Abteilung Psychotherapie und Psychosomatische Medizin der Universität Ulm 1998
Kaplan GA, Reynolds P. Depression and cancer mortality and morbidity: prospective evidence from the Alameda County Study. J Behav Med 1988; 11: 1–13
Kaplan GA, Roberts RE, Camacho TC, Coyne JC. Psychosocial predictors of depression. Prospective evidence from the human population laboratory studies. Am J Epidemiol 1977; 125: 206–20
Kappas A, Jones HES, Roitt IM. Effects of steroid sex hormones in immunological phenomena. Nature 1963; 198: 902–4
Kaprio J, Koskenvuo M, Rita H. Mortality after bereavement: a prospective study of 95.647 widowed persons. Am J Publ Health 1987; 77: 283–7
Katayama M, Kobayashi S, Kuramoto N, Yokoyama MM. Effects of hypothalamic lesions on lymphocyte subsets in mice. Ann N Y Acad Sci 1987; 496: 366–76
Keehn RJ, Goldberg ID, Beebe GW. Twenty-four year follow-up of army veterans with disability separations for psychoneurosis in 1944. Psychosom Med 1974; 36: 27–75
Kemeny MM, Wellisch DK, Schain WS. Psychosocial outcome in a randomized surgical trial for treatment of primary breast cancer. Cancer 1988; 62: 1231–7
Kennedy BJ, Tellegen A, Kennedy S, Havernick N. Psychological response of patients cured of advanced cancer. Cancer 1976; 38: 2184–91
Kiecolt-Glaser JK, Glaser R. Methodological issues in behavioral immunology research with humans. Brain Behav Immun 1988; 2: 67–78
Kiecolt-Glaser JK, Glaser R. Psychoneuroimmunology: Can psychological intervention modulate immunity? J Consult Clin Psychol 1992; 60: 569–75
Kiecolt-Glaser JK, Glaser R. Psychoneuroimmunology and cancer: fact or fiction? Eur J Cancer 1999; 35: 1603–7

Kiecolt-Glaser JK, Garner W, Speicher C, Penn GM, Holliday J, Glaser R. Psychosocial modifiers of immunocompetence in medical students. Psychosom Med 1984; 46: 7–14

Kissen DM. Relationship between lung cancer, cigarette smoking, inhalation and personality. Br J Med Psychol 1964; 37: 203–16

Koch U, Potreck-Rose F (Hrsg.) Krebsrehabilitation und Psychoonkologie. Berlin: Springer 1990

Kolb B, Whishaw IQ. Neuropsychologie. 2. Aufl. Heidelberg: Spektrum Akademischer Verlag 1996

Koopman Ch, Hermanson K, Diamond S, Angell K, Spiegel D. Social support, life stress, pain and emotional adjustment to advanced breast cancer. Psychooncology 1998; 7: 101–11

Kornblith AB. Psychosocial adaptation of cancer survivors. In: Psycho-oncology. Holland JC (Ed). New York: Oxford University Press 1998; 223–41

Kornblith AB, Anderson J, Cella DF, et al. Hodgkin's disease survivors at increased risk for problems in psychosocial adaptation. Cancer 1992a; 70: 2214–24

Kornblith AB, Anderson J, Cella DF, et al. Comparison of psychosocial adaptation and sexual function of survivors of advanced Hodgkin's disease treated by MOPP, ABVD, or MOPP alternating with ABVD. Cancer 1992b; 70: 2508–16

Korneva EA, Klimenko VM, Shkhinek EK. Neurohumoral Maintenance of Immune Homeostasis. Chicago: University of Chicago Press 1985

Kreitler S, Chaitchik S, Kreitler H. Repressiveness: cause or result of cancer? Psychooncology 1993; 2: 43–54

Krischke NR, Habermalz HJ, Hotop A, Petermann F. Helfen gern! Aber richtig. Forum DKG 1999; 14: 419-24

Kukull WA, McCorkle R, Driever M. Symptom distress, psychosocial variables, and survival from lung cancer. J Psychosoc Oncol 1986; 4: 29–41

Kune GA, Kune S, Watson LF, Bahnson CB. Personality as a risk factor in large bowel cancer: data from the Melbourne Colorectal Cancer Study. Psychol Med 1991; 21: 43–60

Lahita RG. Sex hormones and the immune system - part 1. Human data. Baillieres Clin Rheumatol 1990; 4: 1–12

Lambley P. The role of psychological processes in the aetiology and treatment of cervical cancer: a biopsychological perspective. Br J Med Psychol 1993; 66: 43–60

Larbig W. Psychoonkologische Interventionen – Kritisches Review. Psychother Psychosom Med Psychol 1998; 48: 381–9

Larbig W, Tschuschke V (Hrsg). Psychoonkologische Interventionen. Therapeutisches Vorgehen und Ergebnisse. München: Reinhardt 2000a

Larbig W, Tschuschke V. Psychologische Interventionseffekte bei Krebs – eine Einführung. In: Psychoonkologische Interventionen. Therapeutisches Vorgehen und Ergebnisse. Larbig W, Tschuschke V (Hrsg). München: Reinhardt 2000b; 12–20

Larbig W, Grulke N, Revenstorf D. Verhaltensmedizin bei Krebs: Psychosoziale Aspekte und psychologische Behandlungsmodelle. In: Psychoonkologische Interventionen. Therapeutisches Vorgehen und Ergebnisse. Larbig W, Tschuschke V (Hrsg). München: Reinhardt 2000; 21–110

Lasry JCM, Margolese RG, Poisson R, et al. Depression and body immage following mastectomy and lumpectomy. J Chron Dis 1987; 40: 529–34

Laszlo J, Lucas VS, Huang R. Emesis as a critical problem in chemotherapy. N Engl J Med 1981; 305: 948–9

Lazarus RS. Stress und Stressbewältigung – ein Paradigma. In: Kritische Lebensereignisse. Filipp SH (Hrsg). München: Urban & Schwarzenberg 1981; 198–232

Lazarus RS. The cost and benefits of denial. In: Stress and Coping. Monat A, Lazarus RS (Eds). Columbia: University Press 1985

Lazarus RS. Coping theory and research: Past, present and the future. Psychosom Med 1993; 55: 234–47

Lazarus RS, Folkman S. Stress, Appraisal, and Coping. New York: Springer 1984
Lazarus RS, Launier R. Stress-related transactions between person and environment. In: Perspectives in Interactional Psychology. Pervin LA, Lewis M (Eds). New York: Plenum Press 1978; 287–327
Lee YT. Adjuvant chemotherapy (CMF) for breast carcinoma: patient's compliance and total dose achieved. Am J Clin Oncol 1983; 6: 25–30
Lerman C, Rimer B, Blumberg B, Cristinzio S, Engstrom PF, MacElwee N, O'Connor Seay J. Effects of coping style and relaxation on cancer chemotherapy side effects and emotional responses. Cancer Nurs 1990; 13: 308–15
Lerman C, Miller SM, Scarborough R, Hanjani P, Nolte S, Smith D. Adverse psychologic consequences of positive cytologic cervical screening. Am J Obst Gyn 1991; 165: 658–62
Lerman C, Lustbader E, Rimer B, Daly M, Miller S, Sands C, Balshem A. Effects of individualized breast cancer risk counselling: A randomized trial. J Natl Cancer Inst 1995; 87: 286–92
Lermer S. Krebs und Psyche. München: Causa-Verlag 1982
Le Shan L. Psychotherapie gegen den Krebs. Stuttgart: Klett-Cotta 1982
Lesko LM. Psychiatric aspects of bone marrow transplantation. In: Handbook of Psychooncology – The Psychological Care of the Patient With Cancer. Holland JC, Rowland JH (Eds). Oxford: Oxford University Press 1989; 163–73
Lesko LM. Psychiatric aspects of bone marrow transplantation: part I. Special issues during pretransplant assessment and hospitalisation. Psychooncology 1993; 2: 161–83
Lesko LM, Ostroff JS, Mumma GH, Mashberg DE, Holland JC. Long-term psychological adjustment of acute leukemia survivors: impact of bone marrow transplantation versus conventional chemotherapy. Psychosom Med 1992; 54: 30–47
Leszcz M, Goodwin PJ. The rationale and foundations of group psychotherapy for women with metastatic breast cancer. Int J Group Psychother 1998; 48: 245–73
Levenson JL, Bemis C. The role of the psychological factors in cancer onset and progression. Psychosomatics 1991; 32: 124–32
Levenson JL, Bemis C, Presberg BA. The role of psychological factors in cancer onset and progression: a critical appraisal. In: The Psychoimmunology of Cancer. Mind and Body in the Fight For Survival. Lewis CE, O'Sullivan C, Barraclough J (Eds). Oxford: Oxford Medical Publications 1994; 246–64
Levenson RW, Carstensen LL, Gottman JM. The influence of age and gender on affect, physiology, and their interrelations: a study of long-term marriages. J Pers Soc Psychol 1994; 67: 56–68
Levy SM, Lee J, Bagley C, Lippman M. Survival hazards analysis in first recurrent breast cancer patients: seven-year follow-up. Psychosom Med 1988; 50: 520–8
Levy SM, Herberman RB, Whiteside T, Sanzo K, Lee J, Kirkwood J. Perceived social support and tumor estrogen/progesterone status as predictors of natural killer cell activity in breast cancer patients. Psychosom Med 1990; 52: 73–85
Lewine HB, Madin SH. Enhancement of experimental coccidiomycosis in mice with testosterone and estradiol. Sabouraudia 1962; 2: 47–52 (zit. n. Bellinger et al., 1994)
Lewis CE, O'Sullivan C, Barraclough J (Eds) The Psychoimmunology of Cancer. Mind and Body in the Fight for Survival. Oxford: Oxford University Press 1994
Lewis FM, Hammond MA. Psychosocial adjustment of the family to breast cancer: a longitudinal analysis. J Am Med Womens Assoc 1992; 47: 194–200
Lieberman MA. The effects of social support on responses to stress. In: Handbook of Stress. Theoretical and Clinical Aspects. Goldberger L, Bremitz S (Eds). New York: Free Press 1982; 764–83
Linkins RW, Comstock GW. Depressed mood and incidence of cancer. Am J Epidemiol 1990; 132: 962–72
Linn M, Linn BS, Stein SR. Beliefs about causes of cancer in cancer patients. Soc Sci Med 1982; 49: 1048–55

Loscalzo M, Brintzenhofeszoc K. Brief crisis counseling. In: Psycho-oncology. Holland JC (Ed). New York: Oxford University Press 1998; 662–75

Lyles JN, Burish TG, Krozely MG, Oldham RK. Efficacy of relaxation training and guided imagery in reducing the aversiveness of cancer chemotherapy. J Consult Clin Psychol 1982; 50: 509–24

Maguire P. Improving the detection of psychiatric problems in cancer patients. Soc Sci Med 1985; 20: 819–23

Maguire P, Tait A, Brooke M, Thomas C, Sellwood R. Effect of councelling on the psychiatric morbidity associated with mastectomy. Br Med J 1980; 281: 1454–6

Marcus AC, Crane LA, Kaplan CP, Reading AE, Savage E, Gunning J, Bernstein G, Berek JS. Improving adherence to screening follow-up among women with abnormal Pap smears: results from a large clinic-based trial of three interventions strategies. Med Care 1992; 30: 216–30

Margulies A, Fellinger K, Kroner Th, Gaisser A (Hrsg). Onkologische Krankenpflege. Berlin: Springer 1994

Massie M, Holland JC, Straker N. Psychotherapeutic interventions. In: Handbook of Psychooncology – Psychological Care of the Patient With Cancer. Holland JC, Rowland JH (Eds). New York: Oxford University Press 1989; 455–96

Maunsell E, Jacques, B, Deschenes L. Social support and survival among women with breast cancer. Presented at the annual Psycho-oncology meeting. New York: Memorial-Sloan Kettering Cancer Center, October 1993

McArdle J, George WD, McArdle CS, Smith DC, Moodie AR, Hughson AVM, Murray GD. Psychological support for patients undergoing breast cancer surgery: a randomised study. BMJ 1996; 312: 813–6

McCaul KD, Sandgren AK, King B, O'Donnell S, Branstetter A, Foreman G. Coping and adjustment to breast cancer. Psychooncology 1999; 8: 230–6

McCorkle R, Benoliel JQ, Donaldson G, Georgiadou F, Moinpour C, Goodell B. A randomized clinical trial of home nursing care for lung cancer patients. Cancer 1989; 64: 1375–82

McGrady A, Conran P, Dickey D. The effects of biofeedback-assisted relaxation on cell mediated immunity, cortisol, and white blood cell count in healthy adult subjects. Behav Med 1992; 15: 343–54

Meerwein F (Hrsg). Einführung in die Psycho-Onkologie. 4. Aufl. Bern: Huber 1991

Meinhold WJ. Krebs – eine mystifizierte Krankheit. Hintergründe und ganzheitliche Aufarbeitung. Olten: Walter-Verlag 1996

Menninger K. The Vital Balance. 2nd ed. New York: The Viking Press, 1963

Mermelstein HT, Holland JC. Psychotherapy by telefone. Psychosomatics 1991; 32: 407–12

Meyer L, Aspegren K. Long-term psychological sequelae of mastectomy and breast conserving treatment for breast cancer. Acta Oncol 1989; 28: 13–8

Meyer TJ, Mark MM. Effects of psychosocial interventions with adult cancer patients: A meta-analysis of randomized experiments. Health Psychol 1995; 14: 101–8

Moadel AB, Ostroff JS, Lesko LM, Bajorunas DB. Psychosexual adjustment among women receiving hormone replacement therapy for premature menopause following cancer treatment. Psychooncology 1995; 4: 273–82

Mollassiotis A. Psychosocial transitions in long-term survivors of bone marrow transplantation. Eur J Cancer Care 1997; 6: 100–7

Monjan AA. Stress and immunologic competence: studies in animals. In: Psychoneuroimmunology. Ader R (Ed). New York: Academic Press 1981; 185–228

Moorey S, Greer, S, Watson M, Baruch JDR, Robertson BM. Adjuvant psychological therapy for patients with cancer: outcome at one year. Psychooncology 1994; 3: 39–46

Moorey S, Greer S, Bliss J, Law M. A comparison of adjuvant psychological therapy and supportive counselling in patients with cancer. Psychooncology 1998; 7: 218–28

Moos RH, Schaefer JA. The crisis of physical illness: An overview and conceptual approach. In: Coping with Physical Illness 2: New Perspectives. Moos RH (Ed). New York: Plenum Press 1987

Morris TA. 'Type C' for cancer? Low trait anxiety in the pathogenesis of cancer. Cancer Detect Prev 1980; 3: 102

Morris T, Greer S. Psychological characteristics of women electing to attend a breast screening clinic. Clin Oncol 1982; 8: 113–9

Morris T, Greer S, White P. Psychological and social adjustment to mastectomy: a two-year follow-up study. Cancer 1977; 40: 2381–7

Morris T, Greer S, Pettingale KW, et al. Patterns of expressing anger and their psychological correlates in women with breast cancer. J Psychosom Res 1981; 25: 111–7

Morris TA, Pettingale KW, Haybittle J. Psychological response to cancer diagnosis and disease outcome in patients with breast cancer and lymphoma. Psychooncology 1992; 1: 105–14

Morrow GR, Morell C. Behavioral treatment for the anticipatory nausea and vomiting induced by cancer chemotherapy. N Engl J Med 1982; 307: 1476-80.

Mumma GH, Mashberg D, Lesko LM. Long-term psychosexual adjustment of acute leukemia survivors: impact of marrow transplantation versus conventional chemotherapy. Gen Hosp Psychiat 1992; 14: 43–55

Murcia A, Stewart B. Brustkrebs: In der Partnerschaft die Angst überwinden. Reinbek: Rowohlt 1990

Murphy KC, Jenkins PL, Whittaker JA. Psychosocial morbidity and survival in adult bone marrow recipients – a follow-up study. Bone Marrow Transplant 1996; 18: 199–201

Neale AV. Racial and marital status influences on 10 year survival from breast cancer. J Clin Epidemiol 1994; 47: 475–83

Neises M, Ditz S (Hrsg). Psychosomatische Grundversorgung in der Frauenheilkunde. Stuttgart: Thieme 2000

Northouse LL. Social support in patients' and husbands' adjustment to breast cancer. Nurs Res 1989; 37: 91–5

Omne-Ponten M, Holmberg L, Sjoden PO. Psychosocial adjustment among women with breast cancer stages I and II: six year follow-up of consecutive patients. J Clin Oncol 1994; 12: 1778–82

Parker JDA, Endler NS. Coping and defense: a historical overview. In: Handbook of Coping. Theory, Research, Applications. Zeidner M, Endler NS (Eds). New York: Wiley & Sons 1996; 3–23

Parkes CM. Accuracy of predictions of survival in later stages of cancer. Br Med J 1972; 2: 29–31

Pennebaker JW. Putting stress into words: health, linguistic, and therapeutic implications. Behav Res Ther 1993; 31: 539–48

Pennebaker JW, Kiecolt-Glaser JK, Glaser R. Disclosure of traumas and immune function: health implications for psychotherapy. J Consult Clin Psychol 1988; 56: 239–45

Penninx BWJH, Guralnik JM, Pahor M, Ferrucci L, Cerhan JR, Wallace RB, Havlik RJ. Chronically depressed mood and cancer risk in older persons. J Natl Cancer Inst 1998; 90: 1888–900

Perry JC. Klinische Ratingskalen zur Beurteilung von Abwehrmechanismen. PPmP-Disk-Journal 2/1. Psychother Psychosom Med Psychol 1991; 41: 243–4

Perry JC, Cooper SH. An empirical study of defense mechanisms. I. Clinical interview and life vignette ratings. Arch Gen Psychiatry 1989; 46: 444–52

Peters-Golden H. Breast cancer: Varied perceptions of social support in the illness experience. Soc Sci Med 1982; 16: 483–91

Pettingale KW. Coping and cancer prognosis. J Psychosom Res 1984; 28: 363–4

Pettingale KW, Morris T, Greer S, Haybittle JL. Mental attitudes to cancer: an additional prognostic factor. Lancet 1985; 30: 747–50

Picardie R. Es wird mir fehlen, das Leben. Reinbek: Wunderlich 1999

Piper WE, McCallum M, Azim HFA. Adaption to Loss Through Short-Term Group Psychotherapy. New York: Guilford Press 1992

Polinsky ML. Functional status of long-term breast cancer survivors: demonstrating chronicity. Health Soc Work 1994; 19: 165–73

Press Release. Breast cancer patients with abnormal stress hormone levels are more likely to die sooner. Stanford University 21. 06. 2000

Priestman TY, Priestman SG, Bradshaw C. Stress and breast cancer. Br J Cancer 1985; 51: 493-8

Pruitt BT, Waligora-Serafin B, McMahon T, Byrd G, Besselman L, Kelly GM, Drake DA, Cuellar D. An educational intervention for newly-diagnosed cancer patients untergoing radiotherapy. Psychooncology 1993; 2: 55–62

Pschyrembel. Klinisches Wörterbuch. 258. Aufl. Berlin: de Gruyter 1998

Pugh H, Power C, Goldblatt P, Arber S. Women's lung cancer mortality, socioeconomic status and changing smoking patterns. Soc Sci Med 1991; 32: 1105–10

Rad M von. Alexithymie. Berlin: Springer 1983

Rainey LC. Effects of preparatory patient education for radiation oncology patients. Cancer 1985; 56: 1056–61

Ramirez AJ, Craig TK, Watson JP, Fentiman IS, North WR, Rubens RD. Stress and relapse of breast cancer. Br Med J 1989; 298: 291–3

Rapoport Y, Kreitler S, Chaitchik S, Algor R, Weissler K. Psychosocial problems in head-and-neck cancer patients and their change with time since diagnosis. Ann Oncol 1993; 4: 69–73

Ratcliffe MA, Dawson AA, Walker LG. Eysenck Personality Inventory L-scores in patients with Hodgkin's Disease and Non-Hodgkin's Lymphoma. Psychooncology 1995; 4: 39–45

Reich W. Die Funktion des Orgasmus. Köln: Kiepenheuer und Witsch 1942

Renoux G, Biziere K, Renoux M, Guillaumin JM, Degenne D. A balanced brain asymmetry modulates T-cell-mediated events. J Neuroimmunol 1983; 5: 227–38

Renoux G, Renoux M, Biziere K, Guillaumin JM, Bardos P, Degenne D. Involvement of brain neocortex and liver in the regulationof T-cells: The mode of action of sodium diethyldithiocarbamate (Imuthiol). Immunopharmacology 1984; 7: 89–100

Renoux G, Biziere K, Renoux M, Bardos P, Degenne D. Consequences of bilateral brain neocortical ablation on imuthiol-induced immunostimulation on mice. Ann N Y Acad Sci 1987; 496: 346–53

Reynolds P, Kaplan GA. Social connections and risk for cancer: prospective evidence from the Alameda County Study. Behav Med 1990; 16: 101–10

Richardson JL, Shelton DR, Krailo M, Levine AM. The effect of compliance with treatment on survival among patients with hematologic malignancies. J Clin Oncol 1990; 8: 356–64

Richardson JL, Landrine H, Marks G. Does psychological status influence cancer patient survival? A case still in need of evidence. In: The Psychoimmunology of Cancer. Mind and Body in the Fight For Survival. Lewis CE, O'Sullivan C, Barraclough J (Eds). Oxford: Oxford Medical Publications 1994; 228–45

Rieker PP, Fitzgerald EM, Kalish LA, et al. Psychosocial factors, curative therapies, and behavioral outcomes: a comparison of testis cancer survivors and a control group of healthy men. Cancer 1989; 64: 2399–407

Rieker PP, Fitzgerald EM, Kalish LA. Adaptive behavioral responses to potential infertility among survivors of testis cancer. J Clin Oncol 1990; 8: 347–55

Ringler K, Whitman H, Gustafson J, Coleman F. Technical advances in leading a cancer patient group. Int J Group Psychother 1981; 31: 329–44

Rogentine N, van Kammen D, Fox BH, Docherty J, Rosenblatt J, Boyd S, Bunney W. Psychological factors in the prognosis of malignant melanoma: a prospective study. Psychosom Med 1979; 41: 647–55

Rosengren A, Tibblin G, Wilhemsen L. Self-perceived psychological stress and incidence of coronary artery disease in middle-aged men. Am J Cardiol 1991; 68: 1171–5

Rüger U, Blomert AF, Förster W. Coping. Theoretische Konzepte, Forschungsansätze, Messinstrumente zur Krankheitsbewältigung. Göttingen: Vandenhoeck & Ruprecht, Verlag für Medizinische Psychologie 1990

Schafft S, Töpfer S. Psychische und soziale Probleme krebserkrankter Frauen. Eine ethnographische Studie. Oldenburg: Institut für Soziologie 1984

Schag CAC, Ganz PA, Wing DS, Sim MS, Lee JJ. Quality of life in adult survivors of lung, colon and prostate cancer. Qual Life Res 1994; 3: 127–41

Schedlowski M, Benschop RJ. Neuroendokrines System und Immunfunktionen. In: Psychoneuroimmunologie. Schedlowski M, Tewes U (Hrsg). Heidelberg: Spektrum Akademischer Verlag 1996; 241–68

Schedlowski M, Tewes U (Hrsg). Psychoneuroimmunologie. Heidelberg: Spektrum Akademischer Verlag 1996a

Schedlowski M, Tewes U. Vorwort. In: Psychoneuroimmunologie. Schedlowski M, Tewes U (Hrsg). Heidelberg: Spektrum Akademischer Verlag 1996b; VII–VIII

Schedlowski M, Jungk C, Schimanski G, Tewes U, Schmoll H-J. Effects of behavioral intervention on plasma cortisol and lymphocytes in breast cancer patients. An exploratory study. Psychooncology 1994; 3: 181–7

Scherg H. Psychosocial factors and disease bias in breast cancer patients. Psychosom Med 1987; 49: 302–12

Schleifer SJ, Keller SE, Camerino M, Thornton JC, Stein M. Suppression of lymphocyte stimulation following bereavement. J Am Med Assoc (JAMA) 1983; 250: 374–7

Schmale AH, Iker H. Hopelessness as a mediator of cervical cancer. Soc Sci Med 1971; 5: 95–100

Schmale AH, Morrow GR, Schmitt MH, et al. Wellbeing of cancer survivors. Psychosom Med 1983; 45: 163–9

Schmidt GM, Niland JC, Forman SJ, et al. Extended follow-up in 212 long-term allogeneic bone marrow transplant survivors. Transplantation 1993; 55: 551–7

Schmidt-Rathjens C. Persönlichkeit und Krebs: Studien zur subjektiven und objektiven Relevanz von psychologischen Faktoren bei der Krebsentstehung. Lengerich: Pabst 1998

Schottenfeld D, Robbins GF. Quality of survival among patients who have had radical mastectomy. Cancer 1970; 26: 650–5

Schover LR, Yetman RJ, Tuason LJ, et al. Partial mastectomy and breats cancer reconstruction: a comparison of their effects on psychosocial adjustment, body image, and sexuality. Cancer 1995; 75: 54–64

Schulz H, Schulz K-H. Kurzfristige psychische Belastung und Immunfunktionen – eine metaanalytische Übersicht. In: Psychoneuroimmunologie. Ein interdisziplinäres Forschungsfeld. Schulz K-H, Kugler J, Schedlowski M (Hrsg). Bern: Hans Huber 1997; 21–39

Schulz K-H, Schulz H. Effekte psychologischer Interventionen auf Immunfunktionen. In: Psychoneuroimmunologie. Schedlowski M, Tewes U (Hrsg). Heidelberg: Spektrum Akademischer Verlag 1996; 477–500

Schüßler G. Neurobiologische Aspekte des Bewältigungsverhaltens (Coping). Z Psychosom Med 1988; 34: 247–58

Schwarz R. Die Krebspersönlichkeit. Mythos und klinische Realität. Stuttgart: Schattauer 1994

Schwarz R. Psychotherapie und Krebs. In: Krebs – Ein Handbuch für Betroffene, Angehörige und Betreuer. König W (Hrsg). Wien: Springer 1998, 79–95

Schwarz R. Seelische Krebsursachen – neue Variationen zu einem alten Thema. Forum DKG 1999; 14: 437–7

Selye H. Stress. Montreal: Acta 1950

Sephton SE, Sapolsky RM, Kraemer HC, Spiegel D. Diurnal cortisol rhythm as a predictor of breast cancer survival. J Natl Cancer Inst 2000; 92: 994–1000

Shekelle RB, Raynor WJ Jr, Ostfeld AM, Garron DC, Bieliauskas LA, Liu SC, Maliza C, Paul O. Psychological depression and 17-year risk of death from cancer. Psychosom Med 1981; 43: 117–25

Siegel BS. Prognose Hoffnung. Heilerfolge aus der Praxis eines mutigen Arztes. Düsseldorf: Econ 1988 (amerikanische Originalausgabe: Love, Medicine & Miracles. New York: Harper & Row 1986)

Sifneos PE. The prevalence of 'alexithymic' characteristics in psychosomatic patients. Psychother Psychosom 1973; 22: 255–63

Silberfarb PM, Philibert D, Levine PM. Psychosocial aspects of neoplastic disease II: affective and cognitive effects of chemotherapy in cancer patients. Am J Psychiatry 1980; 137: 597–601

Simonton OC, Metthews-Simonton S, Creighton J. Wieder gesund werden. Reinbek: Rowohlt 1982

Singh U. Sympathetic innervation of fetal mouse thymus. Eur J Immunol 1984; 14: 757–9

Smith EM. Epidemiology of oral and pharyngeal cancers in the United States: review of recent literature. J Natl Cancer Inst 1979; 63: 1189–98

Smith GR, McKenzie JM, Marmer DJ, Steele RW. Psychologic modulation of the human immune response to varicella zoster. Arch Intern Med 1985; 145- 2210-2

Smith MY, Redd WH, Peyser C, Vogl D. Post-traumatic stress disorder in cancer: a review. Psycho-Oncol 1999; 8: 521–37

Sneeuw KCA, Aaronson NK, Yarnold JR, et al. Cosmetic and functional outcomes of breast conserving treatment for early stage breast cancer. 2: Relationship with psychosocial functioning. Radiother Oncol 1992; 25: 160–6

Sobue H, Minagawa M, Inoue K, Ueki K, Tanaka R, Aoki T. Immune response influencing regions in the rat hypothalamus. In: Manipulation of Host Defense Mechanisms. Aoki T, Urushizaki I, Tsubura E (Eds). New York: Excerpta Medica 1981

Solomon GF, Moos RH. Emotions, immunity, and disease. A speculative theoretical integration. Arch Gen Psychiatry 1964; 11: 657–74

Somers S, Guillou PJ. Tumour cell strategies for escaping immune control: implications for psychoimmunotherapy. In: The Psychoimmunology of Cancer. Mind and Body in the Fight For Survival. Lewis CE, O'Sullivan C, Barraclough J (Eds). Oxford: Oxford Medical Publications 1994; 385–416

Sourkes BM, Massie MJ, Holland JC. Psychotherapeutic issues. In: Psycho-oncology. Holland JC (Ed). New York: Oxford Universities Press 1998; 694–700

Spencer SM, Carver CS, Price AA. Psychological and social factors in adaptation. In: Psycho-oncology. Holland JC (Ed). New York: Oxford Press 1998; 211–22

Spiegel D. Facilitating emotional coping during treatment. Cancer 1990; 66: 1422–6

Spiegel D. Psychosocial intervention in cancer. J Natl Cancer Inst 1993a; 85: 1198–205

Spiegel D. Living Beyond Limits. New Hope and Help for Facing Life-Threatening Illness. New York: Times Books, Random House 1993b

Spiegel D. Mind matters. Coping and cancer progression. J Psychosom Res 2001; 50: 287–90

Spiegel D, Classen C. Group Therapy for Cancer Patients. Basic Behavioral Sciences. New York: Basic Books 2000

Spiegel D, Glafkides MC. Effects of group confrontation with death and dying. Int J Group Psychother 1983; 33: 433–47

Spiegel D, Kato PM. Psychosoziale Einflüsse auf Inzidenz und Progression von Krebs. In: Psychoonkologische Interventionen. Therapeutisches Vorgehen und Ergebnisse. Larbig W, Tschuschke V (Hrsg). München: Reinhardt 2000; 111–50

Spiegel D, Spira JL. Supportive-Expressive Group Therapy: A Treatment Manual of Psychosocial Intervention for Treating Women With Recurrent Breast Cancer. Palo Alto, CA: Department of Psychiatry, Stanford University 1991

Spiegel D, Yalom ID. A support group for dying patients. Int J Group Psychother 1978; 28: 233–45

Spiegel D, Bloom JR, Yalom ID. Group support for patients with metastatic cancer: a randomized prospective outcome study. Arch Gen Psychiatry 1981; 38: 527–33

Spiegel D, Bloom JR, Kraemer HC, Gottheil E. Effect of psychosocial treatment on survival of patients with metastatic breast cancer. Lancet 1989; 2: 888–91

Spiegel D, Morrow GR, Classen C, Raubertas R, Stott PhB, Mudaliar N, Pierce HI., Flynn PJ, Heard L, Riggs G. Group psychotherapy for recently diagnosed breast cancer patients: a multicenter feasibility study. Psychooncology 1999; 8: 482–93

Spira JL (Ed). Group Therapy For Medically Ill Patients. New York: Guilford Press 1997

Stanton AL, Snider PR. Coping with a breast cancer diagnosis: a prospective study. Health Psychol 1993; 12: 16–23

Stavraky KM, Donner AP, Kincade JE, Stewart MA. The effect of psychosocial factors on lung cancer mortality at one year. J Clin Epidem 1988; 41: 75–82

Stecchi S, Marks L, Limmers P. Evaluation of the reach for recovery programme. J Psychosoc Oncol 1979; 1: 45–54

Steckel SB. Predicting, measuring, implementing and following up on patient compliance. Nurs Clin North Am 1982; 17: 491–8

Steiger R. A support group for women with breast cancer. Cancer Nurs 1981; 34: 79–81

Stein M, Schleiffer SJ, Keller SE. Hypothalamic influences on immune repsonses. In: Psychoneuroimmunology. Ader R (Ed). New York: Academic Press 1981; 429–47

Stein S, Linn MW, Stein EM. Psychological correlates of survival in nursing home cancer patients. Gerontol 1989; 29: 224–8

Stein S, Spiegel D. Psychoneuroimmune and endocrine effects on cancer progression. In: Psychoneuroimmunology. Stress, Mental Disorders, and Health. Goodkin K, Visser AP (Eds). Washington, DC: American Psychiatric Press 2000; 105–51

Stierlin H., Grossarth-Maticek R. Krebsrisiken – Überlebenschancen. Wie Körper, Seele und soziale Umwelt zusammenwirken. Heidelberg: Carl-Auer-Systeme Verlag 1998

Stroebe MS, Stroebe W. The mortality of bereavement: a review. In: Handbook of Bereavement: Theory, Research, and Interventions. Stroebe MS, Stroebe W, Hansson RO (Eds). New York: Cambridge University Press 1993; 175–95

Sugarbaker PH, Barofsky I, Rosenberg SA, Gianola FJ. Quality of life assessment of patients in extremity sarcoma clinical trials. Surgery 1982; 91: 17–23

Syrjala KL, Cummings C, Donaldson GW. Hypnosis or cognitive-behavioral training for the reduction of pain and nausea during cancer treatment: a controlled clinical trial. Pain 1992; 48: 137–46

Syrjala KL, Chapko MK, Vitaliano PP, Cummings C, Sullivan KM. Recovery after allogeneic marrow transplantation: prospective study predictors of long-term physical and psychosocial functioning. Bone Marrow Transplant 1993; 11: 319–27

Tausch AM. Gespräche gegen die Angst. Reinbek: Rowohlt 1981

Taylor SE, Lichtman RR, Wood JV. Attributions, beliefs about control, and adjustment to breast cancer. J Pers Soc Psychol 1984; 46: 489–502

Telch CF, Telch MJ. Group coping skills instruction and supportive group therapy for cancer patients: a comparison of strategies. J Consult Clin Psychol 1986; 54: 802–8

Temoshok L. Biopsychological studies on cutaneous malignant melanoma: psychosocial factors associated with prognostic indicators, progression, psychophysiology, and tumor-host-response. Soc Sci Med 1985; 20: 833–40

Temoshok L. Malignant melanoma, AIDS, and the complex search for psychosocial mechanisms. Symington Foundation Symposium: New directions in cancer care. Stanford, California 1990. Advances 1991; 7: 20–8

Temoshok L, Fox BH. Coping styles and other psychosocial factors related to medical status and to prognosis in patients with cutaneous malignant melanoma as a predictor of follow-up clinical status. In: Impact of Psychoendocrine Systems in Cancer and Immunity. Fox BH, Newberry BH (Eds). Toronto: Hogrefe 1984; 258–87

Temoshok L, Heller BW, Sagebiel RW, Blois MS, Sweet DM, Di Clemente RJ, Gold ML. The relationship of psychosocial factors to prognostic indicators in cutaneous malignant melanoma.. J Psychosom Res 1985; 29; 139–53

Terres G, Morrison SL, Habicht GS. A quantitative difference in the immune response between male and female mice. Proc Soc Exp Biol Med 1968; 127: 664–7

Thomas C, Turner P, Madden F. Coping and the outcome of stoma surgery. J Psychosom Res 1988; 32: 457–67

Thomas DB. Cancer. In: Maxcy-Rosenau-Last Public Health and Preventive Medicine. 13th ed. Last JM, Wallace RB (Eds). Norwalk, CT: Appleton & Lange 1987

Tjemsland L, Soreide JA, Malt UF. Posttraumatic distress symptoms in operable breast cancer III: status one year after surgery. Breast Cancer Res Treat 1998; 47: 141–51

Tornling G, Gustavsson P, Hogstedt C. Mortality and cancer incidence in Stockholm fire fighters. Am J Ind Med 1994; 25: 219–28

Tschuschke V. Wirkfaktoren stationärer Gruppenpsychotherapie. Prozess-Ergebnis-Relationen. Göttingen: Vandenhoeck & Ruprecht 1993

Tschuschke V. Gruppentherapeutische Interventionen bei Krebspatienten. Gruppenpsychother Gruppendyn 1996; 32: 185–204

Tschuschke V. Gruppentherapie versus Einzeltherapie. Gleich wirksam? Gruppenpsychother Gruppendyn 1999a; 35: 257–74

Tschuschke V. Therapieeffekte in ambulanter und stationärer Gruppenpsychotherapie mit schweren neurotischen und Persönlichkeitsstörungen. In: Psychotherapie von Persönlichkeitsstörungen. Beiträge zu einem schulenübergreifenden Vorgehen. Saß H, Herpertz SC (Hrsg). Stuttgart: Thieme 1999b; 88–97

Tschuschke V. Group therapy for cancer patients. A research review. Int J Group Psychother 2000; 50: 269–73

Tschuschke V. Ethisch-moralische Probleme und Qualitätssicherung in der Gruppenpsychotherapie. In: Praxis der Gruppenpsychotherapie. Tschuschke V (Hrsg). Stuttgart: Thieme 2001a; 12–20

Tschuschke V. Gruppentherapie mit onkologischen Patienten. In: Praxis der Gruppenpsychotherapie. Tschuschke V (Hrsg). Stuttgart: Thieme 2001b; 282–9

Tschuschke V. Wirkfaktoren der Gruppenpsychotherapie. In: Praxis der Gruppenpsychotherapie. Tschuschke V (Hrsg). Stuttgart: Thieme 2001c; 140–7

Tschuschke V, Dies RR. Intensive analysis of therapeutic factors and outcome in long-term inpatient groups. Int J Group Psychother 1994; 44: 185–208

Tschuschke V, Dies RR. The contribution of feedback to outcome in long-term group psychotherapy. Group 1997; 21: 3–15

Tschuschke V, Gaissmeier R, Denzinger R, Arnold R, Hertenstein B, Kächele H, Novak P. Psychosoziale Krankheitsbewältigung von knochenmarktransplantierten Leukämiepatienten. In: Praxis der psychosozialen Onkologie. Bd. 2: Versorgungsangebote für Klinik, Praxis und häusliche Pflege. Schwarz R, Zettl S (Hrsg). Heidelberg: Verlag für Medizin Dr. Ewald Fischer 1993; 217–30

Tschuschke V, Pfleiderer K, Denzinger R, Hertenstein B, Kächele H, Arnold R. Coping bei Knochenmarktransplantation. Ein Beitrag zur Frage des „geeigneten“ vs. „ungeeigneten Copings“. Psychother Psychosom Med Psychol 1994; 44: 346–54

Tschuschke V, Gaissmeier R, Denzinger R. Das Ulmer Coping-Manual (UCM). 4. rev. Fassung. Unveröffentl. Manuskr., Universitäten Ulm/Köln 1996

Tschuschke V, MacKenzie KR, Haaser B, Janke G. Self-disclosure, feedback, and outcome in long-term inpatient psychotherapy groups. J Psychother Pract Res 1996; 5: 35–44

Tschuschke V, Hertenstein B, Arnold R, Denzinger R, Bunjes D, Grulke N, Heimpel H, Kächele H. Beziehungen zwischen Coping-Strategien und Langzeitüberleben bei allogener Knochenmarktransplantation – Ergebnisse einer prospektiven Studie. In: Psychotherapeutische Interventionen in der Transplantationsmedizin. Johann B, Lange R (Hrsg). Lengerich: Pabst 1999; 80–104

Tschuschke V, Hertenstein B, Arnold R, Bunjes D, Denzinger R, Kächele H. Associations between coping and survival time of adult leukemia patients receiving allogeneic bone marrow transplantation. Results of a prospective study. J Psychosom Res 2001; 50: 277–85

Tschuschke V, Weber R, Oberegelsbacher H, Denzinger R, Anbeh T, Dirhold S, Kächele H. Abwehr und Coping bei unterschiedlichen Erkrankungen. Z Med Psychol 2002 (im Druck)

Tyrey L, Nalbandov AV. Influence of anterior hypothalamic lesions on circulating antibody titers in rats. Am J Physiol 1972; 222: 179–85

Vachon MLS, Lyall WAL, Rogers J, Cochrane J, Freeman SJJ. The effectiveness of psychosocial support during post-surgical treatment of breast cancer. Int J Psychiatry Med 1982; 11: 365–72

Vaillant GE. Theoretical hierarchy of adaptive ego mechanisms. Arch Gen Psychiat 1971; 24: 107–18

Vaillant, G. Adaptation to Life. Boston: Little & Brown 1977

Vaillant GE, Bond M, Vaillant CO. An empirically validated hierarchy of defense mechanisms. Arch Gen Psychiat 1986; 43: 786–94

Van der Ploeg HM. What a wonderful world it would be: a reanalysis of some of the work of Grossarth-Maticek. Psychol Inqu 1991; 2: 280–5

Van der Pompe G, Duivenvoorden HJ, Antoni MH, Visser AP, Heijnen CJ. Effectiveness of a short-term group psychotherapy program on endocrine and immune function in breast cancer patients: an exploratory study. J Psychosom Res 1997; 42: 453–66

Van Rood Y, Bogaards M, Goulmy E, van Houwelinger HC. The effects of stress and relaxation on the in vitro immune response in man: a meta-analytic study. J Behav Med 1993; 16: 163–81

Van Tulder MW, Aaronson NK, Bruning PF. The quality of life of long-term survivors of Hodgkin's disease. Ann Oncol 1994; 5: 153–8

Verres R. Die Kunst zu leben. Krebsrisiko und Psyche. München: Piper 1991

Vogt T, Pope C, Mullooly J, Hollis J. Mental health status as a predictor of morbidity and mortality: a 15-year follow-up of members of a health maintenance organization. Am J Publ Health 1994; 84: 227–31

Watson M, Greer S. Personality and Coping. In: Psycho-oncology. Holland JC (Ed). New York: Oxford University Press 1998; 91–8

Watson M, Haviland JS, Greer S, Davidson J, Bliss JM. Influence of psychological response on survival in breast cancer: a population-based cohort study. Lancet 1999; 354: 1331–6

Waxler-Morrison N, Hislop TG, Mears B, Kan L. Effects of social relationships on survival for women with breast cancer: a prospective study. Soc Sci Med 1991; 33: 177–83

Weinstock MA, Colditz GA, Willett WC, Stampfer MJ, Rosner B, Speizer FE. Recall (report) bias and reliability in the retrospective assessment of melanoma risk. Am J Epidemiol 1991; 133: 240–5

Weis J. Bedarf an psychosozialer Versorgung von Tumorpatienten. Theoretische Aspekte zum Begriff des Bedarfs und die Problematik der Bedarfsplanung. In: Krebsrehabilitation und Psychoonkologie. Koch U, Potreck-Rose F (Hrsg.) Berlin: Springer 1990; 113–23

Weis J, Koch U, Matthey K. Bedarf psychoonkologischer Versorgung in Deutschland – Ein Ist-Soll-Vergleich. Psychother Psychosom Med Psychol 1998; 48: 417–24

Weisman AD, Worden JW, Sobel HJ. Psychosocial screening and intervention with cancer patients. Research Report. Cambridge, Mass.: Shea Brothers 1980

Weisman AD, Worden JW. The existential plight in cancer: significance of the first 100 days. Int J Psychiatry Med 1976-77; 7: 1–15

Wellisch DK, Wolcott DL. Psychological issues in bone marrow transplantation. In: Bone Marrow Transplantation. Forman StJ, Blume KG, Thomas ED (Eds). Boston: Blackwell Scientific Publ. 1994; 556–71

Wellisch DK, DiMatteo R, Silverstein M, et al. Psychosocial outcomes of breast cancer therapies: lumpectomy versus mastectomy. Psychosomatics 1989; 30: 365–73

Wellisch DK, Centeno J, Guzman J, Belin T, Schiller GJ. Bone marrow transplantation vs. high-dose cytarabine-based consolidation chemotherapy for acute myelogeneous leukemia. Psychosomatics 1996; 37: 144–54

Wilcox PM, Fetting JF, Nettesheim KM, Abeloff MD. Anticipating vomitting in women receiving cyclophosphamide, methotrexate, and 5-FU (CMF) adjuvant chemotherapy for breast carcinoma. Cancer Treat Rep 1982; 66: 1601–4

Williams JM, Peterson RG, Shea PA, Schmedtje JF, Bauer DC, Felten DL. Sympathetic innervation of murine thymus and spleen: Evidence for a functional link between the nervous and the immune systems. Brain Res Bull 1981; 6: 81–94

Wingard JR, Curbow B, Baker F, Piantadosi S. Health, functional status, and employment of adult survivors of bone marrow transplantation. Ann Intern Med 1991; 114: 113–8

Wingard JR, Curbow B, Baker F, Zabora, J, Piantadosi S. Sexual satisfaction in survivors of bone marrow transplantation. Bone Marrow Transplant 1992; 9: 185–90

Wirsching M, Georg W, Hoffmann F, Riehl J, Schmidt P. Psychosocial factors influencing health development in breast cancer and mastopathia: a general system study. In: Stress and Breast Cancer. Cooper CL (Ed). Chichester: Wiley 1988; 97–107

Wolcott DL, Wellisch DK, Fawzy FI, Landsverk J. Adaptation of adult bone marrow transplant recipients. Transplantation 1986; 41: 478–84

Wood PE, Milligan M, Christ D, Liff D. Group counseling for cancer patients in a community hospital. Psychosomatics 1978; 19: 555–61

Worden JW, Weisman AD. Preventive psychosocial intervention with newly diagnosed cancer patients. Gen Hosp Psychiatry 1984; 6: 243–9

Wortman C, Dunkel-Schetter C. Interpersonal relationships and cancer. In: Conceptual and Methodological Issues in the Study of Social Support. Wortman C, Dunkel-Schetter C (Eds). Hillsdale, NJ: Erlbaum 1979

Wyszinski AA. Managing noncompliance in the „difficult“ medical patient: the contributions of insight. A case report. Psychother Psychosom 1990; 54: 181–6

Yalom ID. Die Reise mit Paula. München: btb-Wilhelm Goldmann-Verlag 2000

Yalom ID, Greaves C. Group therapy with the terminally ill. Am J Psychiatry 1977; 134: 396–400

Zachariae R, Bjerring P, Arendt-Nielsen L. Modulation of type I immediate and type IV delayed immunoreactivity using direct suggestion and guided imagery during hypnosis. Allergy 1989; 44: 537–42

Zonderman AB, Costa PT, McCrae RR. Depression as a risk for cancer morbidity and mortality in a nationally representative sample. J Am Med Assoc 1989; 262: 1191–5

Zorn F. Mars. 8. Aufl. München: Kindler, 1977

Stichwortverzeichnis

K

O

P

R

S

ONKOLOGIE/PSYCHOONKOLOGIE

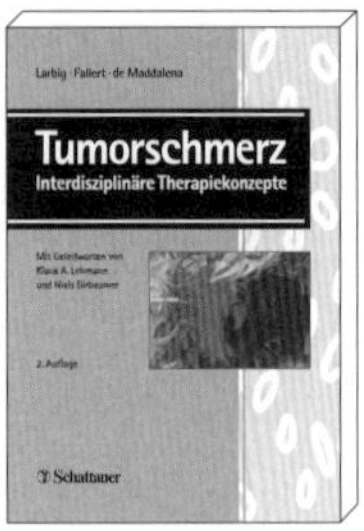

Larbig/Fallert/de Maddalena
Tumorschmerz
Interdisziplinäre Therapiekonzepte

2., überarbeitete und erweiterte Auflage 2002. 342 Seiten, 51 Abbildungen, 94 Tabellen, kart.
€ 54,95/CHF 87,90
ISBN 3-7945-2201-X

Das Buch stellt erstmals im Rahmen einer integrierten Monographie medizinische, psychologische und soziale Aspekte zum Tumorschmerz dar, um dem Leser ein ganzheitliches Verständnis der Patienten zu ermöglichen, die an Tumorschmerz leiden.

Die Autoren geben einen detaillierten Überblick über die medizinisch-psychologische Tumorschmerzdiagnostik sowie den neuen Forschungsstand palliativer Therapiekonzepte. In der zweiten Auflage wurde vor allem der raschen Entwicklung auf dem Gebiet der medizinischen Behandlung der Tumorschmerzen Rechnung getragen. Effektive pharmakologische Neuentwicklungen ergänzen das Kapitel der medizinischen Behandlung.

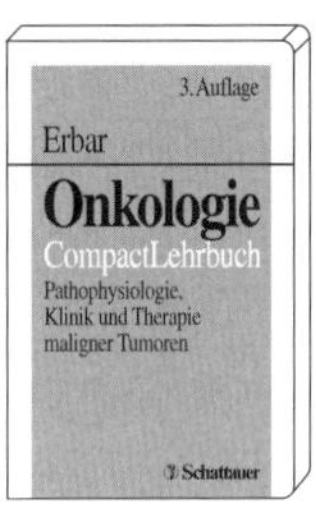

Erbar
Onkologie
CompactLehrbuch
Pathophysiologie, Klinik und Therapie maligner Tumoren

4., durchgesehene u. aktualisierte Auflage 2002. 540 Seiten, 71 Abbildungen, 101 Tabellen, 26 Nachsorgeschemata, kart.
€ 35,95/CHF 57,50
ISBN 3-7945-2205-2

Prägnant und gut verständlich führt das Taschenbuch zunächst in die biologischen, pathophysiologischen, diagnostischen und therapeutischen Grundlagen ein und berücksichtigt dabei alle neuen und praktisch anwendbaren Entwicklungen in der Diagnostik und Therapie. In einem speziellen Teil beschreibt der Autor Klinik und Therapie der am häufigsten vorkommenden malignen soliden Tumoren. Dieser Teil enthält auch die bewährten Chemotherapie-Protokolle. Ein eigenes Kapitel ist der Tumorschmerztherapie gewidmet, bei der in jüngster Zeit entscheidende Fortschritte erzielt wurden.

Internet: http://www.schattauer.de

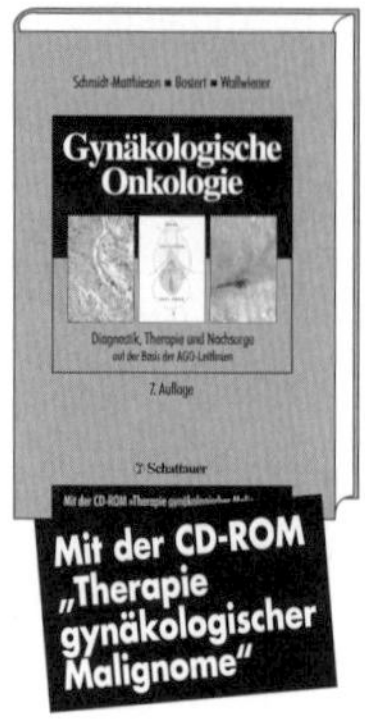

Schmidt-Matthiesen/Bastert/Wallwiener (Hrsg.)
Gynäkologische Onkologie
Diagnostik, Therapie und Nachsorge – auf der Basis der AGO-Leitlinien

7., überarbeitete und erweiterte Auflage 2002. 320 Seiten, 77 Abbildungen, davon 61 in Farbe, 61 Tabellen, geb.
€ 79,–/CHF 123,–
ISBN 3-7945-2182-X

Die „Gynäkologische Onkologie" umfasst Vorsorge, Diagnostik, operative und medikamentöse Therapie sowie die Nachsorge bösartiger gynäkologischer Tumoren und des Mammakarzinoms. Das Buch beschreibt neben den langfristig bewährten Standardmaßnahmen die aktuellen Empfehlungen zur individualisierten onkologischen Therapie, die durch Studienergebnisse abgesichert und auf das praktische therapeutische Handeln bezogen sind.

In der 7. Auflage haben die Autoren die chemotherapeutischen und endokrinologischen Therapiemethoden grundlegend überarbeitet und aktualisiert.

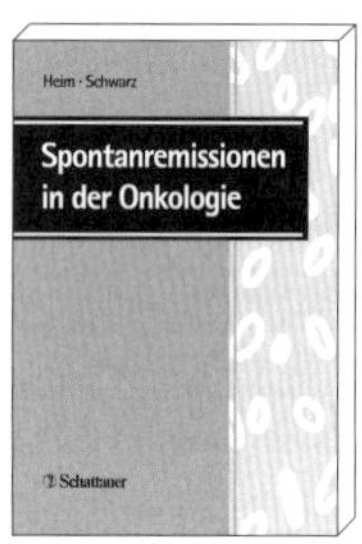

Heim/Schwarz (Hrsg.)
Spontanremissionen in der Onkologie
Theoretische Modelle und klinische Befunde

278 Seiten, 28 Abbildungen, davon 4 mehrfarbig, 20 Tabellen, kart.
€ 34,95/CHF 55,90
ISBN 3-7945-1813-6

Science oder Fiction?

Das Buch ist die erste und bislang einzige seriöse Auseinandersetzung mit einem Phänomen, das bisher eher die Sensationspresse als die Wissenschaft beschäftigt hat. Es bietet einen einmaligen Überblick über den derzeitigen Wissensstand zu diesem Thema.

Namhafte Wissenschaftler aus dem In- und Ausland tragen die bisher vorliegenden Ergebnisse zusammen: Definition, Dokumentation und Epidemiologie von Spontanremissionen, biomedizinische Befunde, psychosomatische Aspekte, klinische Relevanz.